Kompendium Kinderonkologie

Paul Imbach
Thomas Kühne
Robert J. Arceci
(Hrsg.)

Kompendium
Kinderonkologie

3., vollständig überarbeitete und
erweiterte Auflage 2014
Mit 2 Abbildungen

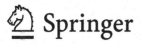 Springer

Prof. Dr. med. Paul Imbach
Universität Basel
Medizinische Fakultät
Uettligen, Schweiz

Prof. Dr. med. Thomas Kühne
Universitäts-Kinderspital beider Basel (UKBB)
Pädiatrische Onkologie/Hämatologie
Basel, Schweiz

MD Ph.D. Robert J. Arceci
Children's Center Cancer/Blood Diseases
Phoenix Children's Hospital
Hematology/Oncology
Phoenix, Arizona, USA

Ursprünglich erschienen bei Gustav Fischer, Taschenbücher, Stuttgart, 1987

ISBN 978-3-662-43484-0   ISBN 978-3-662-43485-7 (eBook)
DOI 10.1007/978-3-662-43485-7

Die Deutsche Nationalbibliothek verzeichnet diese Publikation in der Deutschen Nationalbibliografie; detaillierte bibliografische Daten sind im Internet über http://dnb.d-nb.de abrufbar.

Springer Medizin
© Springer-Verlag Berlin Heidelberg 1987, 2004, 2014

Planung: Dr. Sabine Höschele, Heidelberg
Projektmanagement: Hiltrud Wilbertz, Heidelberg
Lektorat: typoscriptum medicinae – Cornelia Caroline Funke M.A., Mainz
Projektkoordination: Eva Schoeler, Heidelberg
Umschlaggestaltung: deblik Berlin
Fotonachweis Umschlag: © Miredi / fotolia.com
Herstellung: Fotosatz-Service Köhler GmbH – Reinhold Schöberl, Würzburg

Gedruckt auf säurefreiem und chlorfrei gebleichtem Papier

Springer Medizin ist Teil der Fachverlagsgruppe
Springer Science+Business Media
www.springer.com

Geleitwort

Seit Sidney Farbers Publikation aus dem Jahr 1948[1] über die antileukämische Wirkung des Folsäureantagonisten Aminopterin, einem Vorläufer des Methotrexats, sind 66 Jahre vergangen. Die damals erreichbaren Remissionen der lymphatischen Leukämien von Kindern waren nur vorübergehend und von kurzer Dauer, was einerseits dazu ansporne, neue Zytostatika zu entwickeln und andererseits, deren Wirksamkeit durch Kombinationen und Dosisanpassungen zu erhöhen. Mit der von Donald Pinkel entwickelten »total therapy«[2] fanden sowohl pathophysiologische Zusammenhänge als auch das Konzept der Therapieoptimierungsstudien Eingang in die klinisch-wissenschaftliche Forschung. Nicht nur für die Behandlung der Leukämie, sondern für fast alle malignen Krankheitsentitäten des Kindesalters gab es alsbald Therapiestudien, die seither multimodal aufgebaut sind: sie bestehen aus Kombinationen medikamentöser Behandlungen, chirurgischer Interventionen bei soliden Tumoren und/oder Strahlentherapie. Der freiwillige Zusammenschluss der onkologisch tätigen Pädiater zu Studiengruppen innerhalb der nationalen pädiatrischen Fachgesellschaften war ein wesentlicher Garant für die rasch steigenden Chancen der Patienten auf ein »ereignisfreies« Überleben. Als ich vor etwa 40 Jahren meine Ausbildung zum Kinderarzt begann, starben drei Viertel der Kinder mit maligner Erkrankung, heute werden drei Viertel von ihnen gesund. Diese erstaunliche Feststellung soll nicht darüber hinwegtäuschen, dass es nach wie vor viele ungelöste Fragen gibt. Diese betreffen besonders die Minimierung unerwünschter Nebenwirkungen und Langzeitfolgen der Therapie.

Wir verstehen heute Dank des großen Erkenntnisgewinns der molekularbiologischen und molekulargenetischen Forschung die Mechanismen des malignen Wachstums besser. Diese Erkenntnisse gilt es künftig in eine individualisierte Therapie umzusetzen, und damit gezielt in die fehlgesteuerte Regulation pathologischen Wachstums maligner Zellen einzugreifen. Das haben wir bisher zwar noch nicht erreicht, die Richtung aber ist vorgegeben.

---

1 Farber S, Diamond LK, Mercer RD, Sylvester RF Jr, Wolff JA (1948) Temporary remissions in acute leukemia in children produced by folic acid antagonist, 4-aminopteroyl-glutamic acid (Aminopterin). New Engl J of Medicine 238(23):787–793
2 George P, Hernandez K, Hustu O, Borella L, Holton C, Pinkel D (1968) A study of »total therapy« of acute lymphocytic leukemia in children. J Pediatr 72(3):399–408

Die pädiatrische Onkologie wird zu Recht als ein klinisches und wissenschaftliches Spezialgebiet der Pädiatrie angesehen. Das heißt nicht, dass sie den Allgemeinpädiater oder den Pädiatern in anderen Spezialgebieten nichts anginge; zu vieldeutig sind die Symptome gerade am Beginn einer malignen Erkrankung. Oft muss differenzialdiagnostisch an eine Tumorerkrankung oder eine Leukämie gedacht werden, wenn auch andere Krankheiten in Betracht kommen. Aber häufig werden gerade die uncharakteristischen Allgemeinsymptome fehlgedeutet, die auch ein Malignom verursacht. Und noch etwas: Die Versorgung dieser Patienten muss durch ein ganzes Team erfolgen; pädiatrische Hämatologen/Onkologen, Kinder- bzw. Spezialchirurgen, Pflegefachpersonen, Laborfachärzte, Genetiker, Kinderradiologen, Strahlentherapeuten, Kinderpsychologen, Sozialarbeiter und Seelsorger. Trotz dieser breiten Auffächerung bedeutet Kinderonkologie ganzheitliche, integrierte Medizin, bei der das tumorkranke Kind im Zentrum des Bemühens steht. Die Onkologie gehört also zum festen Ausbildungsinhalt eines jeden Pädiaters. Umgekehrt halte ich – und das gilt im Prinzip für jedes Spezialgebiet – eine umfassende allgemeinpädiatrische Ausbildung für jeden zukünftigen Spezialisten für unumgänglich.

Für die Onkologie gibt es hervorragende, ausführliche, zumeist englischsprachige Lehrbücher, um die man in der Ausbildung nicht herumkommt. Aber es bedarf auch einer Leitlinie, die einem rasch Orientierung ermöglicht und die alle Mitarbeiterinnen und Mitarbeiter in der Kinderonkologie kennen müssen. Hier waren das »Berner Datenbuch« für die Kitteltasche des Pädiaters und Imbachs »Datenbuch der pädiatrischen Onkologie« lange Zeit Standardwerke. In dieser Tradition steht auch das vorliegende Buch von Paul Imbach, Thomas Kühne und Robert Arceci, dem ich von Herzen eine ähnlich weitreichende Verbreitung im deutschen Sprachraum wünsche.

Gerhard Gaedicke
Innsbruck, im April 2014
Department Kinder- und Jugendheilkunde der Medizinischen Universität Innsbruck

Vorwort

Der Heilungsprozess kinderonkologischer Erkrankungen hängt vom Wissen ab: Ärzte, Pflegefachpersonen, Psychoonkologen und pflegebegleitende Personen bestimmen durch ihr Wissen und ihre Erfahrung über das tägliche und langfristige Wohl des erkrankten Kindes; zu den pflegenden Begleitern gehören Eltern, Geschwister, Pädagogen sowie Personen des Labors, der Physiotherapie, der Seelsorge, des Sozialdienstes und andere Mitarbeiter, daneben in zunehmendem Maße Hausärzte/Kinderärzte und krankenhausexternes Pflegepersonal. Wissen ist Voraussetzung bei allen Personen des Gesundheitswesens für optimale Lebensqualität, für Forschung und Fortschritt. Ob ein Kind auf die Diagnose wartet, unter intensiver Therapie steht, eine Komplikation oder einen Rückfall erleidet, ob es weiß, dass die Krankheit mit großer Wahrscheinlichkeit geheilt ist oder dass sie fortschreitet und ein früher Tod wahrscheinlich sein wird – in jeder Situation sind gute Kenntnisse Grundlage für eine optimale Betreuung.

Das Buch »Kompendium Kinderonkologie« dient der grundlegenden Wissensvermittlung und ersetzt nicht die Standardwerke sowie die wissenschaftlichen Zeitschriften zur pädiatrischen Onkologie. In nunmehr dritter Auflage erscheint das vorliegende Kompendium gleichzeitig in deutscher und englischer Sprache.

In der Neuauflage hat die Pflegefachfrau Annette Schneider das Pflegekapitel überarbeitet. Die Psychoonkologin Kerstin Westhoff stellt zusammen mit Herrn Prof. Dr. Alain Di Gallo als Kinderpsychiater ihre Erfahrungen dar und trägt damit wesentlich zur ganzheitlichen Darstellung bei. Alle Kapitel wurden an die Neuerkenntnisse der letzten Jahre angepasst und beschreiben systematisch die einzelnen Krankheitsgruppen. Herr Prof. Dr. Robert Arceci, der an der Universität in Phoenix, Arizona, lehrt und Herausgeber des Journals »Pediatric Boold and Cancer« ist, steuerte seine umfängliche Erfahrung als externer Gutachter und Autor des Kapitels »Histiozytose« bei. Herr Prof. Dr. Thomas Kühne ergänzte das Kapitel »Seltene Tumore«.

Ich danke allen Koautoren wie auch den Verantwortlichen des Springer-Verlags herzlich für ihre engagierte Mitarbeit.

Ihnen allen, liebe Mitverantwortliche in der pädiatrischen Onkologie sowie die interessierten Leser, wünsche ich stets eine auf gegenseitigem Vertrauen basierende Zusammenarbeit zwischen Kind, Angehörigen und onkologischem Team.

Paul Imbach
Basel, im März 2014

Inhaltsverzeichnis

Autorenverzeichnis

Arceci, Robert J., Prof. Dr., MD, PhD
Children's Center for Cancer and Blood Disorders
Hematology/Oncology
Phoenix Children's Hospital
Universitiy of Arizona, College of Medicine Phoenix
445 N, 5th Street
TGen Building, 3rd Fl, Room 322
Phoenix, AZ 85004, USA
arcecro@gmail.com

Di Gallo, Alain, Prof. Dr.
Universitäre Psychiatrische Kliniken Basel
Kinder- und Jugendpsychiatrische Klinik
Schaffhauserrheinweg 55
4058 Basel, Schweiz
alain.digallo@upkbs.ch

Imbach, Paul, Prof. em. Dr. med.
Medizinische Fakultät der Universität Basel
Lindenstrasse 25
3043 Uettligen, Schweiz
paul.imbach@unibas.ch

Kühne, Thomas, Prof. Dr. med.
Pädiatrische Onkologie/Hämatologie
Universitäts-Kinderspital beider Basel (UKBB)
Spitalstrasse 33
4031 Basel, Schweiz
thomas.kuehne@ukbb.ch

Oeschger-Schürch, Franziska
Spitalfachfrau
Kantonsspital Aarau AG
Bereich Frauen und Kinder
5001 Aarau, Schweiz
franziska.oeschger-schuerch@ksa.ch

Schneider, Annette

Pflegefachfrau
Universitäts-Kinderspital beider Basel (UKBB)
Spitalstrasse 33
4031 Basel, Schweiz
annette.schneider@ukbb.ch

Verdan, Christine

Pflegeexpertin Höfa II; Supervisorin, Coach MAS
Hohbühlweg 11a
5103 Möriken, Schweiz
christine.verdan@hfgs.ch

Westhoff, Kerstin

Psychoonkologin
Universitätsspital beider Basel (UKBB)
Spitalstrasse 33
4031 Basel, Schweiz
kerstin.westhoff@ukbb.ch

Abkürzungsverzeichnis

acML	atypische chronische myeloische Leukämie
ADH	»antiduretic hormone«, antidiuretisches Hormon
AFP	Alphafetoprotein
ALCL	»anaplastic large cell lymphoma«, anaplastisches großzelliges Lymphom
ALL	»acute lymphoblastic leukemia«, akute lymphatische Leukämie
AMKL	»acute megakaryoblastic leukemia«, akute Megakaryoblasten-leukämie
AML	»acute myeloid leukemia«, akute myeloische Leukämie
AMMOL	»acute myelomonocytic leukemia«, akute Myelomonozytenleukämie
AMOL	»acute monocytic leukemia«, akute Monozytenleukämie
ANC	»absolute neutrophil count«, absolute Neutrophilenzahl
ANLL	»acute nonlymphatic leukemia«, akute nichtlymphatische Leukämie
APL	»acute promyelocytic leukemia«, akute promyeloische Leukämie
Ara C	»arabinoside cytosin«, Arabinosidzytosin
ATRA	»all trans-retinoid acid«, All-trans-Retinsäure
beta-HCG	»beta-human chorionic gonadotropin«, beta-humanes Choriongonado-tropin
BL	»Burkitt's lymphoma«, Burkitt-Lymphom
BLL	»Burkitt-like lymphoma«, Burkitt-ähnliches Lymphom
BWS	Beckwith-Wiedemann-Syndrom
CCC	»category, cytology, cytogenetic«, Kathegorie, Zytologie, Zytogentik
CD	»cluster determination«, Clusterdetermination
CEA	»carcinoembryonic antigen«, karzinoembryonales Antigen
CEL	»chronic eosinophilic leukemia«, chronische Eosinophilenleukämie
CGH	»comparative genomic hybridization«, komparative Genomhybridisierung
CIMF	»chronic idiopathic myelofibrosis«, chronische idiopathische Myelofibrose
CML	»chronic myeloid leukemia«, chronische myeloische Leukämie
CMML	»chronic myelomonocytic leukemia«, chronisch myelomonozytäre Leukämie
CT	Computertomografie
CTL	»cytotoxic t-cell-lymphocytes«, zytotoxische T-Zell-Lymphozyten
CVID	»common variable immune defect«, variabler Immundefekt
DI	DNS-Index
DIC	»disseminated intravascular coagulation«, disseminierte intravaskuläre Koagulopathie
DNS	Desoxynukleinsäure

EEG	Elektroenzephalografie
ET	essenzielle Thrombozytose

FEL	familiäre erythrozytenphagozytierende Lymphohistiozytose
FISH	»fluoreszenz in situ hybridization«, Fluoreszenz-in-situ-Hybridisierung
FSH	»follicle stimulating hormone«, follikelstimulierendes Hormon

G-GSF	»granulocyte growth stimulating factor«, Granulozytenwachstum-stimulierender Faktor
GM-GSF	»granulocyte monocyte growth stimulating factor«, Granulozyten-Monozytenwachstum-stimulierender Faktor
GVH	»graft versus host«, Transplantat-versus-Wirt-Reaktion
CVL	»graft versus leukemia«, Transplantat-versus-Leukämie-Reaktion
Gy	Gray, Einheit der Energiedosis
GZ	gemischtzellig

HES	»hypereosinophilic syndrome«, hypereosinophiles Syndrom
HLA	»humane leukocyte antigen«, humanes Leukozytenantigen
HSCT	»hematopoetic stem cell transplantation«, hämatopoetische Stammzelltransplantation
HVS	Homovanillinsäure

IAHS	»infection-associated hemophagocytic syndrome«, infektionsassoziiertes Hämophagozytose-Syndrom
ICE	Ifosfamid-Carboplatin-Etoposid
IL	Interleukin
IM	»idiopathic myelofibrosis«, idiopathische Myelofibrose

JMML	»juvenile myelomonocytic leukemia«, juvenile myelomonozytäre Leukämie

LA	Lymphozytenarm
LBCL	»large B-cell lymphoma«, großzelliges B-Zell-Lymphom
LCH	»Langerhans cell histiocytosis«, Langerhans-Zellhistiozytose
LDH	Laktatdehydrogenase
LH	»luteinizing hormone«, luteinisierendes Hormon
LI	»label index«, Labelindex
LL	»lymphoblastic lymphoma«, lymphoblastisches Lymphom
LOH	»loss of heterozygocity«, Verlust der Heterozygotie
LR	lymphozytenreich

MDS	»myelodysplastic syndrome«, myelodysplastisches Syndrom
MFH	malignes Fibrohistiozytom
MH	Morbus Hodgkin
MIBG	Methylisobenzylguanidin (diagnostische Szintigrafie oder Radioisotopentherapie)

MLL	»mixed-lineage leukemia«, Leukämie gemischter Linienzugehörigkeit
MPS	myeloproliferatives Syndrom
MRD	»minimal residual disease«, minimale Resterkrankung
MRI/MRT	»magnetic resonance imaging«, Magnetresonanztomografie
NHL	Non-Hodgkin-Lymphom
NLPHL	noduläres Lymphozyten-prädominantes Hodgkin-Lymphom
NS	nodulär-sklerotisch
NSE	neuronenspezifische Enolase
PAC	»port-à-cath«, Port-Katheter
PET	Positronenemissionstomografie
PNET	primitiver neuroektodermaler Tumor
PV	Polycythaemia vera
RA	»refractory anemia«, refraktäre Anämie
RAEB	»refractory anemia with excess blasts«, refraktäre Anämie mit Blastenexzess
RAEB-T	»refractory anemia with excess blasts in transformation to leukemia«, refraktäre Anämie mit Blastenexzess und Transformation in Leukämie
RARS	»refractory anemia with ringed sideroblasts«, refraktäre Anämie mit Ringsideroblasten
RB	Retinoblastom (Gen)
RNS	Ribonukleinsäure
SCID	»severe combined (common) immunodeficiency«, schwerer kombinierter Immundefekt
SKY	Spektrokaryotypisierung
SR	Sternberg-Reed(-Zelle)
TdT	»terminale deoxynuklotidyl transferase«, terminale Deoxynukleotidyl-transferase
TGF	»transforming growth factor«, transformierender Wachsstumsfaktor
TMD	»transient myeloproliferative disorder (disease)«, passagere Myeloproliferationsstörung
TNF	Tumornekrosefaktor
TNM	»tumor, node, and metastasis classification«, Tumorbefall-Lymphknoten-befall-Metastasenbefall-Klassifikation
VMS	Vanillinmandelsäure
VOD	»veno-occlucive disease«, Venenverschlusskrankheit
WHO	World Health Organisation
ZNS	Zentralnervensystem

Einleitung

Paul Imbach

P. Imbach et al. (Hrsg.), *Kompendium Kinderonkologie*,
DOI 10.1007/978-3-662-43485-7_1, © Springer-Verlag Berlin Heidelberg 2014

Jedes Jahr erkranken 130–140 Kinder von einer Million unter 16-jähriger Menschen neu; kumulativ bedeutet dies, dass etwa jedes 500. Kind bis zum Alter von 16 Jahren an einer malignen Neoplasie erkrankt. In den ersten fünf ist die **Erkrankungsrate** doppelt so hoch wie in den folgenden 10 Lebensjahren.

Die **Überlebenswahrscheinlichkeit** hat sich in den letzten 40 Jahren erheblich verändert: Neuerkenntnisse der Forschung, insbesondere der klinischen Forschung angesichts eines Netzwerks von international weltweit kooperierenden kinderonkologischen Zentren, erhöhten die Langzeitüberlebensrate von <20 % vor dem Jahr 1975 auf >70 bis 80 % im neuen Millenium.

Die internationale Kooperation trägt auch zur **Qualitätssicherung** bei, indem jedes Kind mit onkologischer Erkrankung nach Protokollrichtlinien behandelt wird, die das unterschiedliche individuelle Erscheinungsbild mitberücksichtigen. Referenzzentren übernehmen so die Zweitmeinungs- und Kontrollfunktion und werten die Daten jedes Kindes periodisch aus.

Die **Häufigkeit kindlicher Neoplasien** stellt sich, ausgehend von internationalen Inzidenzvergleichen, durchschnittlich wie in ◘ Tab. 1.1 beschrieben dar.

Etwa 80 % der onkologischen Erkrankungen beim Erwachsenen treten im Bereich der Atmungs-, Verdauungs- und Reproduktionsorgane auf; im Gegensatz dazu manifestiert sich die kinderonkologische Erkrankung nur zu weniger als 5 % in diesen Organsystemen. Auch das **histopathologische Bild** der kindlichen Neoplasie unterscheidet sich markant von demjenigen des Erwachsenen: Beim Kind sind es Vorläuferzellen, die sich in sehr unterschiedlichem Entwicklungsstadium perpetuierend vermehren und kaum ausreifen.

Die Unterschiede innerhalb der einzelnen Krankheitseinheiten und der Prognosen sind vielfältig. Die **diagnostischen Abklärungen** und die **therapeutischen Folgerungen** müssen aufgrund der klinischen Manifestation und der Ausdehnung des Tumors bei jedem einzelnen erkrankten Kind angepasst erfolgen.

Die Behandlung dauert in der Regel 1–3 Jahre. Nachkontrollen und Nachsorge umfassen weitere 3–7 Jahre. Das erkrankte Kind ist während der ersten 2–6 Monate somatisch schwer krank, danach geht das Leben wie bei anderen nicht erkrankten Kindern weiter – abgesehen davon, dass periodische Kontrollen und Therapieanpassungen notwendig sind. Die initiale Behandlung geschieht im Wechsel zwischen Intensivpflege/Krankenhauspflege und Pflege zu Hause, letztere unter Einbezug von Hausarzt und Kinderarzt sowie krankenhausexterner Pflege unter Leitung des kinderonkologischen Zentrums.

Das **Kind mit einem Rückfall** bedarf besonderer Aufmerksamkeit und Betreuung. Besonders intensive Therapien, wie beispielsweise die Stammzelltransplantation oder experimentelle Therapien bilden die Hoffnungsträger, und schließlich bedarf das Kind mit nur einem kurzen Leben einer qualitativ hochwertigen palliativen Betreuung durch erfahrene Personen des kinderonkologischen Teams.

◻ **Tab. 1.1** Häufigkeitsverteilung kindlicher Tumoren sowie Inzidenz und kumulative Inzidenz

	Anteil [%]	Inzidenz [pro Jahr und 1 Million Kinder]	Kumulative Inzidenz [unter 16-Jährige]
Akute lymphatische Leukämie	28	38	604
Akute myeloische Leukämie	5	7	108
Myelodysplastisches/myelo-proliferatives Syndrom	2	3	44
Non-Hodgkin-Lymphom	5	7	108
M. Hodgkin	5	7	108
Histiozytose	3	4	65
Hirntumoren	19	26	410
Retinoblastom	2	3	44
Neuroblastom	8	11	172
Nierentumor (Wilms-Tumor)	6	8	129
Weichteiltumoren	6	8	129
Osteogenes Sarkom	3	4	65
Ewing-Sarkom	2,5	3,5	54
Keimzelltumoren	2,5	3,5	54
Lebertumoren	1	1,4	22
Seltene Tumoren	2	3	44

Die **Therapie** gliedert sich in:

— Führung von Kind und Eltern

— Therapie von Komplikationen und Nebenwirkungen (▶ Kap. 20 und ▶ Kap. 21),

— spezifische Therapie des Grundleidens, aufgeteilt in Remissionsinduktion sowie Konsolidierungs- mit Intensivierungsphasen und der Erhaltungsphase.

Nach Sicherung der Diagnose und während des Verlaufs ist die offene Darstellung aller Aspekte durch **Gespräche** sicherzustellen, wobei folgende Punkte zu beachten sind:

- Aufforderung zur engen Kooperation von Kind und Familie
- Erläuterung von Diagnose, Prognose und Verlauf
- abschnittsweise Darstellung der Therapie, inklusive Wirkung, Nebenwirkungen und Komplikationen
- Betonung des Ziels, den Patienten in ein normales kindliches Leben zurückzuführen
- bei Wunsch nach paramedizinischer Begleitung und Zweitmeinung kritische Offenheit zugunsten des erkrankten Kindes zeigen
- Art der Orientierung des kindlichen Patienten festlegen: altersangepasst, ehrlich, offen, einfach und ohne angsterzeugende Begriffe; das Kind will den Plan der nächsten Stunden und Wochen kennen, es will sich auf das nächste Fest (Geburtstag, Weihnachten, Ferien) freuen
- Beachtung der psychosozialen Gesundheit der ganzen Familie – Schwester(n) und Bruder/Brüdern, Eltern, Großeltern und anderen Mitgliedern im weiteren Umkreis wird alles empfohlen, was das erkrankte Kind wesentlich unterstützt
- Langzeitprognosen interessieren in erster Linie die nächsten Angehörigen
- Weitere Informationsvermittlung ▶ Kap. 22

Leukämien im Kindesalter – Allgemeines

Paul Imbach

P. Imbach et al. (Hrsg.), *Kompendium Kinderonkologie*,
DOI 10.1007/978-3-662-43485-7_2, © Springer-Verlag Berlin Heidelberg 2014

2.1   Definition

- Unkontrollierte Proliferation unreifer und abnormer Leukozyten in verschiedenen Differenzierungsstufen, welche ohne Therapie innerhalb von 1–6 Monaten mit dem Tod des Kindes endet
- Beginn der Krankheit im Knochenmark, wo normale Zellen durch unreife, undifferenzierte Zellen verdrängt werden
- Morphologische, immunologische, zytogenetische, biochemische und molekulargenetische Faktoren charakterisieren die unterschiedliche Untergruppen mit unterschiedlichem therapeutischem Ansprechen

Gebräuchliche Abkürzungen
- ALL: akute lymphatische Leukämie (▶ Kap. 3)
- AML: akute myeloische Leukämie (▶ Kap. 4)
- CML: chronische myeloische Leukämie (▶ Kap. 6)

2.2   Häufigkeit und Vorkommen

- 33 % aller Neoplasien des Kindesalters sind Leukämien
- 45 Neuerkrankungen pro Jahr pro 1 Mio. Kinder
- Altersgipfel: 2–5 Jahre
- In allen Altersgruppen während der Kindheit vorkommend, davon
  - 75 % akute lymphatische Leukämien (ALL)
  - 20 % akute myeloische Leukämien (AML)
  - 5 % undifferenzierte akute und chronische myeloische Leukämien (CML)

2.3   Ätiologie und prädisponierende Faktoren

Die Ätiologie der Leukämie beim Menschen ist weitgehend unbekannt. Prädisponierende Faktoren werden im Folgenden erläutert (gilt auch für andere onkologische Erkrankungen).

2.3.1   Genetik

- Geschwistererkrankung 2- bis 4-mal häufiger als erwartet (1:720–1000)
- Risiko eines eineiigen Zwillings, auch an Leukämie zu erkranken: 20 % oder höher, zeitlich innerhalb Monaten nach der Erkrankung des zweiten Zwillings

— Erhöhte Inzidenz bei kongenitalen Erkrankungen:
  — Trisomie 21 (14-mal häufiger)
  — Monosomie 7
  — Neurofibromatose Typ 1 (Morbus Recklinghausen)
  — Fanconi-Anämie (erhöhte Chromosomenfragilität)
  — Bloom-Syndrom
  — Kostmann-Syndrom
  — Shwachman-Diamond-Syndrom (exokrine Pankreasinsuffizienz und Knochenmarkdysfunktion)
  — Poland-Syndrom (Fehlen des M. pectoralis major und andere ipsilaterale Defekte)
  — kongenitale Agammaglobulinämie (Typ Bruton)
  — Ataxia teleangiectatica (erhöhte Chromosomenfragilität)
  — Wiskott-Aldrich-Syndrom
  — Andere Knochenmarkstörungen mit angeborener Translokation
  — Syndrome und angeborene Mutationen von CEBP-Alpha

2.3.2 Ionisierende Strahlen

— Bei **Atombombenkatastrophen** (Hiroshima, Nagasaki) betrug die Leukämieinzidenz von Überlebenden innerhalb eines Radius von 1000 m um das Epizentrum nach 1–2 Jahren (Gipfel nach 4–8 Jahren) 1:60
— Bei Erwachsenen traten vorwiegend AML, bei Kindern vorwiegend ALL auf. Letzteres spiegelt die unterschiedliche Empfänglichkeit für Leukämie in verschiedenen Altersgruppen wider
— Ionisierende Strahlen: höhere Inzidenz für AML, Ovarialkarzinom und andere solide Tumoren

2.3.3 Chemische Substanzen und Medikamente

— Benzen (AML)
— Chloramphenicol (vorwiegend ALL)
— Kampfgase, z. B. Stickstoff-Mustard (AML)
— Zytotoxische Medikamente, z. B. nach Gabe alkylierender Substanz bei Morbus Hodgkin und anderen Malignomen

2.3.4 Virale Infektionen

Ein Zusammenhang zwischen Viren und Leukämieentstehung wird beobachtet:
- Tierstudien zeigen einen ursächlichen Zusammenhang zwischen bestimmten RNS-Viren und einer Leukämieentstehung bei Spezies wie Katze, Maus, Geflügel, Rind, nicht aber beim Menschen
- Humanes T-Leukämie-Virus (HTLV) wurde beim T-Zell-Lymphom des Erwachsenen gefunden
- Assoziation zwischen Epstein-Barr-Virus (EBV) und Burkitt-Lymphom
- Humanes Immundefizienz-Virus (HIV): Infektion und/oder Immundefizienz verursachen erhöhte Malignomrate, speziell NHL
- keine vertikale oder horizontale Transmission bei menschlicher Erkrankung feststellbar; seltene Ausnahmen bei Müttern mit Leukämie und Übertragung auf das Neugeborene oder bei eineiigen Zwillingen mit pränataler Leukämie

2.3.5 Immunabwehr

- Ein Zusammenhang zwischen Immundefizienz und Entwicklung von Lymphomem und ALL ist erwiesen (z. B. kongenitale Hypogammaglobulinämie, Wiskott-Aldrich-Syndrom, HIV-Infektion)

2.3.6 Sozioökonomische Verhältnisse

- Höhere Inzidenz in gutsituierter Bevölkerung; statistische Studien zur Bestätigung sind notwendig
- Selbe Häufigkeit in städtischer und ländlicher Umgebung

2.4 Pathogenese

Die Ätiologie und/oder eine Prädisposition (▶ Abschn. 2.3) erbringen Hinweise für einen Zusammenhang der **Leukämogenese** und verschiedenen Faktoren, wie:
- erhöhte Instabilität/Fragilität der Chromosomen
- gestörte immunologische Abwehrlage
- bestimmte Expositionen (ionisierende Strahlen, exogene Substanzen, Viren)

Pathogenetisch bleibt die leukämische Zelle auf einer bestimmten **Differenzierungsstufe der Hämatopoese** stehen (◘ Abb. 2.1).

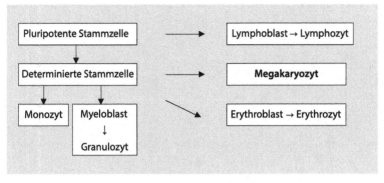

⬛ Abb. 2.1 Differenzierungsstufen der Hämatopoese

Die **molekulare Pathogenese** beinhaltet folgende Aspekte:
— Viele der zytogenetischen Veränderungen erfolgen im Bereich der Gene wie chromosomale Deletionen, Mutationen oder chemische Veränderungen (z. B. Methylierung) der DNS können ein Tumorsuppressorgen (z. B. p53) inaktivieren oder Protoonkogene aktivieren
— Punktmutationen führen zu Nonsens-Mutationen
— Andere molekulare Veränderungen verhindern die normale Apoptose (programmierter Zelltod), z. B. das Bcl-2-Protein oder p53

2.5 Neue Entwicklung: Bestimmung der Restleukämie

Mit neuen Techniken (»polymerase chain reaction«, PCR; »fluorescence-activated cell sorting«, FACS) können Leukämiezellen mit Translokationsmarker, mit klonalem Antigenrezeptor oder mit Immunglobulingen-Rearrangement mit hoher Spezifität und Sensitivität (eine Leukämiezelle auf 10^4–10^5 normale Zellen) erkannt werden. Ein frühes Verschwinden während der Therapie bzw. kein Nachweis von Restleukämiezellen (»minimal residual disease«, MRD) (negative MRD) gehen mit einer *guten Prognose* einher. Abhängig vom Typ der Leukämie sind die MRD-Bestimmungen und die Zeitintervalle unterschiedlich.

Akute lymphatische Leukämie

Paul Imbach

P. Imbach et al. (Hrsg.), *Kompendium Kinderonkologie*,
DOI 10.1007/978-3-662-43485-7_3, © Springer-Verlag Berlin Heidelberg 2014

3.1 Häufigkeit und Vorkommen

- Die akute lymphatische Leukämie (ALL) macht 75 % aller kindlichen Leukämien aus
- 38 Kinder mit Neuerkrankung pro 1 Mio. Kinder pro Jahr
- Verhältnis Jungen zu Mädchen = 1:1,2
- Altersgipfel für Kinder weißer Hautfarbe: 2–5 Jahre
- Zweimal häufiger bei Kindern weißer Hautfarbe (Rasse)

3.2 Klinische Manifestation

3.2.1 Allgemeine Symptome

- Anamnestische Angaben und Symptome (◨ Tab. 3.1) spiegeln den Grad der Knochenmarkinfiltration mit leukämischen Zellen und die extramedulläre Ausdehnung der Krankheit wider
- Symptomdauer: Tage bis wenige Wochen, selten mehrere Monate
- Gelegentlich Zufallsdiagnose bei Blutbilduntersuchung
- Oft anamnestischer Beginn mit Müdigkeit, Infektion, Blutung
- Generelle Symptome: Müdigkeit, Blässe, subfebrile Temperaturen

Die Symptome sind abhängig vom Grad der **Zytopenie**:
- Hämoglobinverminderung:
  - Blässe
  - rasche Ermüdung
  - Tachykardie
  - Dyspnoe bis kardiovaskuläre Dekompensation
- Leukozytopenie:
  - Fieber
  - Infektion
- Thrombozytopenie:
  - Petechien
  - Hämatome
  - allgemeine Blutungsneigung
  - Mukosablutung
  - Epistaxis
  - verlängerte Menstruationsblutung

◨ Tab. 3.1 Übersicht der Charakteristika und Symptome bei 724 Kindern mit ALL (nach Children's Cancer Study Group, CCSG)

Parameter		Häufigkeit [%]
Alter [Jahre]	<1	6
	1–3	18
	3–10	54
	>10	22
Geschlecht und Hautfarbe	Jungen	57
	Mädchen	43
	Weiße Kinder	59
	Nichtweiße Kinder	41
Allgemeinsymptome	Fieber	61
	Blutung	48
	Knochenschmerz	23
Lymphadenopathie	keine	50
	mäßig	43
	ausgeprägt	7
Splenomegalie	keine	37
	mäßig	49
	stark	14
Hepatosplenomegalie	keine	32
	mäßig	55
	stark	13
Mediastinalverbreitung		7

3.2.2 Spezielle Symptome und Befunde

Haut

Hier finden sich neben thrombozytopenischen Blutungszeichen, v. a. bei Neugeborenenleukämie, makulopapulöse Effloreszenz mit folgenden Merkmalen: meist tiefrot, auspressbar (Farbwechsel zu weiß: wichtiges Zeichen für aktive Krankheit).

Zentrales Nervensystem

- Initial zu <5 % ZNS-Leukämie (Meningeosis leucaemica) mit Hirndruckzeichen, Kopfschmerzen, Meningismus, Lähmungen von Hirnnerven, Krampfanfall bis Koma, oft aber asymptomatisch (Diagnose bei Liquoranalyse)
- *Fundoskopie:* unscharfe Papillen, gestaute Gefäße, eventuell Retinablutung, extrem: N.-opticus-Atrophie
- Diagnose gesichert bei >5 Blasten/mm^3 und/oder Hirnnervenbefall
- Bei traumatischer Liquorpunktion höheres Risiko für ZNS-Leukämie, weshalb die intrathekale Therapie intensiviert werden muss

Auge

- *Retinablutung:* lokale Gefäßinfiltrate, Ruptur, Blutung
- Blutung bei hoher Leukozytenzahl oder bei Thrombozytopenie

HNO-Bereich

- Adenopathie durch Leukämieinfiltrate, gelegentlich massive zervikale Lymphome
- *Mikulicz-Syndrom:* leukämische Speichel- und/oder Tränendrüseninfiltration

Herz

- Tachykardie sowie weicher Pulsschlag bis Herzinsuffizienz
- Bei ausgeprägter Anämie Herzvergrößerung
- Gelegentlich Herztamponade bei perikardialer Infiltration

Mediastinum

Es findet sich eine Mediastinalverbreiterung durch leukämische Infiltrate von Lymphknoten und/oder Thymus, manchmal massiv mit lebensbedrohlicher oberer Einflussstauung (▶ Kap. 20.6), v. a. bei T-Zell-ALL

Pleura/Perikard

- Pleura- und/oder Perikarderguss

Abdominalbereich

– Meist mäßig bis stark ausgeprägte Hepato- und/oder Splenomegalie
– Häufig ein- oder beidseitige Nierenvergrößerung
– Häufig gastrointestinale leukämische Infiltrate, meist asymptomatisch; selten Manifestation als Typhlitis
– *Perirektale Entzündung*: Schmerz und Fieber, oberflächliche Ulzeration

Hoden

– Häufigkeit: heute <5 %, vor 1980 etwa 10–23 %, selten initial, oft okkult
– Klinische Manifestation: schmerzlose Vergrößerung des Hodens, palpatorisch steinhart, einseitiger oder beidseitiger Befall
– Bei Manifestation als isoliertes Hodenrezidiv oft Knochenmarkbefall innerhalb von 1–6 Monaten

Penis

– Priapismus tritt bei Befall von sakralen Nervenwurzeln oder mechanischer Obstruktion der Corpora cavernosa auf, ist beim Kind jedoch selten

Ovar

– Ovarialbefall ist seltener als ein Hodenbefall und meist okkult

Skelett- und Gelenkbereich

– Knochenschmerz initial bei 25 % der Patienten
– Migrierende Knochen-/Gelenkschmerzen mit gelegentlichen Schwellungen; Spannungen (Differenzialdiagnose: Rheumatismus) initial häufig, verursacht durch leukämische Infiltrate des Periosts oder durch Periostabhebung durch darunter liegende Infiltrate/Blutung
– Radiologische Veränderungen (vorhanden oder fehlend): diffuse Demineralisation, Osteolyse, transversale Aufhellungsbänder oder Verdichtungen (Linie), subperiostale Knochenneubildung

3.3 Labordiagnostik und Klassifizierung

3.3.1 Hämatologie

Hämoglobin

– Hämoglobin normal bis extrem vermindert; die Retikulozytenzahl vermindert (◻ Tab. 3.2)

Leukozyten

- Zahl normal, erniedrigt oder erhöht (◘ Tab. 3.2)
- Bei Leukozytopenie: oft wenige bis keine atypische Lymphoblasten
- Bei erhöhter Leukozytenzahl (>10 × 10^9/l): meist leukämische Zellen sichtbar
- Bei sehr hoher Leukozytenzahl (>100 × 10^9/l): überwiegend leukämische Zellen, meist auch starke Organomegalie

Thrombozyten

- Verminderte Thrombozytenwerte bei 90 % der Kinder (◘ Tab. 3.2)
- Bei über der Hälfte der Patienten mit ALL Thrombozytenwerte von <50 × 10^9/l
- Verstärkte Blutungsneigung bei Thrombozytenwerten von <20–30 × 10^9/l, insbesondere bei Infektion und/oder Fieber

◘ **Tab. 3.2** Hämatologische Befunde

	Absoluter Wert	Anteiliger Wert [%]
Hämoglobin (g/dl)	<7	43
	7–11	45
	>11	12
Leukozyten (×109/l)	<10	53
	10–49	30
	>50	17
Thrombozyten (×109/l)	<20	28
	20–99	47
	>100	25

3.3.2 Koagulopathie

- Bei ALL mit Hyperleukozytose: Mangel an den Faktoren V, IX, X, Fibrinogen und/oder Prothrombin
- Klinisches Bild entspricht einer disseminierten intravaskulären Koagulopathie (»disseminated intravascular coagulation«, DIC)
- Häufiger bei Kindern mit akuter Promyelozytenleukämie vorkommend

3.3.3 Klinische Chemie und assoziierte Symptomatologie

- Harnsäurekonzentration initial oder nach Therapiebeginn oft erhöht
- Hyperkaliämie als Komplikation von zytotoxischer Wirkung massiver Zelllyse, zusammen mit Harnsäurenephropathie
- Hypokaliämie
  - häufig beobachtet
  - Vorkommen bei tubulärem Verlust von Kalium, inadäquater Ernährung, Kachexie, rascher Kaliumaufnahme durch Zellen, iatrogen (Überwässerung)
- Hypokalzämie
  - Vorkommen zusammen mit Niereninsuffizienz oder durch Phosphatausschüttung von Leukämiezellen (Phosphat bindet Kalzium)
  - Symptome: Hyperventilationssyndrom, Verwirrtheit, Appetitlosigkeit, Schwindel, Erbrechen, Schwäche, Photophobie
- Hyperkalzämie bei Kindern mit starker Knocheninfiltration von Leukämiezellen
  - Symptome: Schwindel, Erbrechen, Muskelschmerz, Polyurie und Blutdruckerhöhung
- Leberfunktion
  - verändert, entweder durch Leukämie selbst oder durch Therapie
  - Symptome: leichte Transaminasenerhöhung, leichter Ikterus, Hepatomegalie, selten Entwicklung zu Leberfibrose bis -zirrhose
  - Differenzialdiagnose: Hepatitis (nach Bluttransfusion, aber auch durch Infektion bei immungeschwächten Patienten)
- Immunglobulinspiegel: bei 20 % der Kinder mit ALL erniedrigt

3.3.4 Knochenmarkuntersuchung

- Diese Untersuchung dient der näheren Charakterisierung der Blasten und gibt Informationen über den Grad der Verdrängung der normalen Hämatopoese durch die Leukämie
- Detaillierte Untersuchungen des Knochenmarks erfolgen morphologisch, immunologisch, biochemisch und zytogenetisch
- Etwa 10 % der Kinder mit ALL weisen ein normales peripheres Blutbild auf, aber ein für die ALL charakteristisches Knochenmark
- Gewöhnlich ist bei Diagnosestellung die normale Hämatopoese zu 80–100 % mit Blasten durchsetzt; Megakaryozyten fehlen meist
- Meist ist das Knochenmark hyperzellulär, die Blasten von einförmiger Zytomorphologie, die Megakaryozyten fehlen

━ Knochenmark gelegentlich hypozellulär, Differenzialdiagnose zu aplastischer Anämie oder myelodysblastischem Syndrom schwierig
━ Diagnosesicherung:
  ═ Knochenmarkbiopsie
  ═ immunologische Markeranalyse
  ═ Zytochemie und zytogenetische Analysen
  ═ Leber- oder Lymphknotenbiopsie bei Verdacht auf entsprechende Infiltration

3.4 Typisierung

3.4.1 Morphologie

━ Leukämiezelle charakterisiert durch geringe bis keine Differenzierungszeichen, Kern mit diffus verteiltem Chromatin und einem bis mehreren Nukleoli, basophiles Zytoplasma
━ Unterscheidung zwischen myeloischen und lymphatischen Blasten eventuell schwierig; Kriterien sind:
  ═ Zellgröße: Myeloblasten größer als Lymphoblasten
  ═ Kernchromatinstruktur: fein bei Lymphoblasten, heterogen
  ═ Nukleoli: mindestens zwei bei Myeloblasten
  ═ Kern-Zytoplasma-Verhältnis: höher bei Lymphoblasten
  ═ Zytoplasma: stark blau und homogen bei Lymphoblasten

Klassifizierung der Lymphoblasten nach der Französisch-Amerikanisch-Britischen (FAB) Gruppe

Diese Klassifikation wurde lange angewandt und ist jetzt durch die WHO-Klassifizierung ersetzt (s. »WHO classification of lymphoid neoplasms and beyond« aus dem Jahr 2008). Die FAB-Klassifikation wird hier dennoch aus historischem Interesse dargestellt.

L1: (85 % der Kinder mit ALL)
━ Charakteristisch: große Homogenität von überwiegend kleinen lymphoiden Zellen
━ Regelmäßige Form des Zellkerns, gelegentlich mit Einkerbungen und Einbuchtungen; Chromatin homogen strukturiert, manchmal schollig; Nukleoli kaum vorhanden oder sehr klein und unauffällig

▼

- Wenig Zytoplasma, schwache bis mäßig ausgeprägte Basophilie des Zytoplasmas
- Vakuolen variabel

L2: (14 % der Kinder mit ALL)
- Charakteristisch: große Variabilität der einzelnen Zellen
- Größer als L1
- Kernform unregelmäßig, häufig Einbuchtungen und Einkerbungen, variable heterogene Kernchromatinstruktur, einer bis mehrere, oft große Nukleoli
- Zytoplasma variabel, meist reichlich vorhanden
- Vakuolen variabel
- Abgrenzung gegen myeloblastische Leukämie ggf. schwierig; hilfreich: immunologische Markerdiagnostik

L3: (1 % der Kinder mit ALL)
- Charakteristisch: große Homogenität zwischen den Einzelzellen, hoher Mitoseindex
- Burkitt-Typ = »B-Lymphozyten«
- Regelmäßiger ovaler bis runder Zellkern
- gleichmäßiges, fein und dicht getüpfeltes Kernchromatin
- einer bis mehrere Nukleoli von vesikulärem Charakter
- Zytoplasmaanteil reichlich, mit sehr intensiver Basophilie und oft auffallender Vakuolisierung

3.4.2 Zytochemie

- Peroxidase: Nachweis von zytoplasmatischen Granula der Myeloblasten (◘ Tab. 3.3)
- Esterase (a-Naphthyl-Azetat-Esterase, ANAE): intensive Färbung bei mono-/histozytären Elementen
- Saure Phosphatase: 90 % der T-Lymphozyten sind positiv, inklusive Vorläuferzellen
- Alkalische Leukozytenphosphatase: wenig bis keine Aktivität bei CML
- PAS-Färbung:
  - Mehrzahl der zirkulierenden Leukozyten PAS-positiv, PAS reagiert mit Glykogen und Glykoproteinen der Zelle
  - stark PAS-positive Zellen = langsame Proliferation, Glykogenspeicherung

	Lymphatische Zellreihe	Myeloische Zellreihe
Tab. 3.3 Zytochemische Reaktion		
Peroxidase	–	+
Sudanschwarz	–	+
PAS (»periodic acid Schiff«)	++	±
Esterase	–	±**
TdT (»terminale deoxynuklotidyl transferase«)	+*	–

* In L3-Morphologie oft negativ; ** stark positiv bei akuter Monozytenleukämie

- PAS-negative Zellen = Zellen mit hoher Wachstumsrate, Glykogen wird rasch metabolisiert
- Sudanschwarzfärbung: färbt primäre Granula unreifer myeloischer Zellen

3.4.3 Immunophänotypisierung

Die Entwicklung monoklonaler Antikörper, die gegen leukämieassoziierte Antigene gerichtet sind, lässt die ALL via FACS-Analytik in **Untergruppen** einteilen:

- Untergruppen stellen Zellpopulationen aufgrund von Immunophänotypisierung durch FACS (»fluorescence-activated cell sorting«) in verschiedenen Reifestadien dar
- Vorläufer-B-Zellen sind meistens positiv für CD19, CD22, manchmal auch CD24 und CD10
- Vorläufer-T- und reife T-Zellen sind vorwiegend positiv für CD3, CD7, CD5, CD2

Die **klinische Bedeutung** der immunologischen Charakterisierung ist im Folgenden dargestellt:

- 85 % der Kinder mit »common« ALL (normalerweise Vorläufer-B-ALL-Zellen) sind HLA-DR- und CD10-positiv, mit günstiger Prognose
- Kinder mit T-Zell-ALL sind charakterisiert durch:
  - Altersgipfel bei über 8-jährigen Kindern
  - Verhältnis Jungen zu Mädchen = 4:1
  - hohe initiale Leukozytenzahl (oft <100 × 10^9/l)

- Mediastinalverbreiterung
- hohe Proliferationsrate
- häufige extramedulläre Rezidive (ZNS, Hoden)
- Bei Standardtherapie ungünstige Prognose, deshalb aggressive Chemotherapie notwendig
- Frühe Vorläufer-T-Zell-ALL (»early T-cell precursors«, ETP) stellen eine Hochrisikogruppe dar und exprimieren auch Stammzellen und myeloide Marker (d. h. CD34, CD117); sie sind negativ für CD1a, CD8 und zeigen schwache CD5-Expression
- Bei **ALL-Rückfall** wird fast immer der gleiche immunologische Phänotyp festgestellt wie bei der Initialdiagnose

3.4.4 Biochemische Charakterisierung

Einige zelluläre Enzyme bestimmen zusätzlich die Differenzierung zwischen ALL und AML wie nachfolgend dargestellt.

Terminale Desoxynukleotidyltransferase
- DNS-Synthese-Enzym (DNase)
- In allen zirkulierenden ALL-Zellen vorhanden, mit Ausnahme der reifen B-Zell-ALL
- Normale Lymphozyten sind TdT(terminale Desoxynukleotidyltransferase)-negativ.

5-Nukleotidase
- Bei T-Lymphoblasten gegenüber B-Lymphoblasten niedrigere Werte

Glukokortikoidrezeptoren
- Anzahl an Glukokortikoidrezeptoren auf Leukämiezellen unterschiedlich, am höchsten bei früher B-Vorläufer-ALL, deutlich geringer bei T-Zell-ALL
- Anzahl an Rezeptoren korreliert mit dem Ansprechen auf eine Steroidtherapie: bei geringer Anzahl an Glukokortikoidrezeptoren Risiko für Therapieversagen, bei hoher Anzahl günstiger Therapieverlauf

3.4.5 Zytogenetische Charakterisierung

- Bei 85 % der Kinder mit Leukämie ist im malignen Zellklon ein abnormer Karyotyp feststellbar (◨ Tab. 3.4)

- Die Analysetechnik kombiniert Chromosomenbanden mit Fluoreszenz-in-situ-Hybridisierung (FISH), mit Spektrokaryotypisierung (SKY) sowie mit komparativer Genomhybridisierung (CGH)
- Die zytogenetischen Abnormitäten (❏ Tab. 3.5) betreffen Chromosomenanzahl (Ploidie) und Chromosomenstrukturanordnung (»rearrangement«)
- Der DNS-Gehalt der Metaphasezellen wird flowzytometrisch mit dem DNS-Index (DI) bestimmt (❏ Tab. 3.6)

❏ Tab. 3.4 Prozentuale Verteilung bei ALL (ausgenommen seltene Formen)

	Chromosomenanzahl	Anteil [%]	Prognose
Hypodiploid	41–45	6	Ungünstig
Pseudodiploid	46	41,5	Unterschiedlich
Hyperdiploid	47–50	15,5	Günstig
	>50	27,0	
Normal	46	8,0	

❏ Tab. 3.5 Strukturelle chromosomale Abnormitäten

Immunophänotyp/ Translokation	Onkogen/Hybrid-fusionsgen	Bemerkungen hinsichtlich ALL
t(12;21) Vorläufer-B/T-Zell-ALL	TEL-AML-1	25 % gute Prognose
t(9;22) = Philadelphia-Chromosom	BCR-ABL	3–5 % ungünstige Prognose
t(1;19)	TCF3-PBXI	Säuglinge 25% mit mittlerer Prognose, oft hohe Leukozytenzahl
t(4;19;11)(11q23)	AF4-MLL	Vorwiegend Säuglinge mit schlechter Prognose, 3 % bei anderer ALL
T-Zell-ALL t(11;14)	LMO1	Überwiegend Jungen, extramedulläre ALL
B-Zell-ALL t(8;14) t(8;22)	MYC-IGH Fusion	Vorwiegend Jungen, L3-Morphologie mit intensiver Therapie meist günstige Prognose

□ Tab. 3.6 DNS-Gehalt der Metaphasezellen

	DI	
Normo- oder pseudodiploide Zellen	1,0	(normaler DNS-Gehalt)
Hyperdiploid	>1,0	(>1,1 = >53 Chromosomen/Zelle)
Hypodiploid	<1,0	

Einige **Beispiele** sind im Folgenden dargestellt:
— Die t(9;22)-Translokation (auch »Philadelphia-Chromosom« oder »BCR-ABL-Fusionsprotein« genannt) tritt bei 3–5 % der Kinder mit ALL auf und bewirkt eine Expression von Tyrosinkinaseaktivität, welche die Zelllinien immortalisiert. Tyrosinkinasehemmer (z. B Imatinib) führen zu günstiger Prognose
— Die Strukturabnormität des Chromosomenbands 11q23 ist mit einer schlechten Prognose assoziiert und kommt bei 5–10 % der kindlichen Leukämien, 60–70 % der Säuglingsleukämien (ALL und AML) und 85 % der sekundären Leukämien vor; die 11q23-Abnormität (auch »Mixed-lineage-leukemia-« bzw. »MLL-Protein« genannt) ist ein wichtiger Entwicklungsregulator der pluripotenten hämatologischen Zellen; Fusionspartner mit 11q23/MLL werden auch auf den Chromosomen 4, 6, 9 und 19 der B-Vorläufer-ALL gefunden, z. B. t(4;11)(q21;q23)
— Während der Remission sind die Chromosomenanomalitäten nicht mehr feststellbar (▶ Kap. 2.5), treten aber bei Rezidiv häufig wieder in Erscheinung.

3.5   Prognostische Faktoren

Die vorbestehenden Analysen von prognostischen Faktoren bei Diagnosestellung und Symptomen der Patienten wird nun ergänzt durch die Bestimmung der minimalen Resterkrankung (»minimal residual disease«, MRD) während der Therapie, welche die Therapieintensität stratifiziert (□ Tab. 3.7).
   Prognose und Charakteristika der **Säuglings-ALL**:
— Initiale Manifestation häufig durch:
  — hohe Leukozytenzahl
  — ausgeprägte Organomegalien
  — ausgeprägte Thrombozytopenie
  — relativ häufig durch eine ZNS-Beteiligung
  — hohe Rate an Therapieversagern
  — hohe Rezidivrate

☐ Tab. 3.7 Die individuelle Therapie bestimmende prognostische Faktoren

Faktoren*	Prognose	
	Günstig	Ungünstig
Leukozytenzahl (<10^9/l)	<10	>50 (etwa 20 %)
Alter (Jahre)	2–7	<2, >10 (besonders ungünstig: Säuglinge)
Geschlecht	Mädchen	Jungen
Ansprechen auf Steroid-therapie	+	–
Ansprechen auf Therapie	<4 Wochen	>4 Wochen
MRD	Negativ an Tag 15 und 33	Positiv am Tag 33+
Zeitpunkt des Rückfalls	6 und mehr	Vor Ablauf von 6 Monaten
nach Therapieende	Monate	6 Monaten
Oberflächenmarker	Vorläufer B ALL	T-/B-Zell-ALL
Zytogenetik – Zahl – Struktur	Hyperdiploid	Pseudodiploid, hypodi-ploid 11q23/MLL-ALL-Gen-Rearrangement Ph+
FAB	L1	L2/L3
Mediastinaltumor	–	+
Organomegalie	+ bis ++	+++
LDH	Bis mäßig hoch	Sehr hoch
Hautfarbe (Rasse)	Weiß	Schwarz**

* Geordnet nach Stellenwert; ** geringer Unterschied

— Die Leukämiezelle ist durch ein Frühstadium der Differenzierung charakterisiert (häufig HLA-DR-Antigen-positiv, CD10-negativ); die Chromosomenanomalien betreffen vorwiegend Chromosom 11: 11q23/MLL/AF4ALL1 Gen-Rearrangement, t(4;11); es werden gelegentlich parallel-myeloide Marker (CD15) beobachtet.

3.6 Differenzialdiagnose

— Leukämoide Reaktion:
  — bakterielle Infektion, akute Hämolyse, granulomatöse Erkrankungen, wie Tuberkulose, Sarkoidose, Histoplasmose oder ein metastasierender Tumor
  — Leukozytose bis $<50 \times 10^9$/l und/oder unreife Granulozyten im peripheren Blut
  — Fehlen von »Hiatus« im peripheren Blut: praktisch nur normale reife und blastäre Elemente ohne Zwischenstufen, spricht für leukämoide Reaktion
  — Vorkommen häufig bei Neugeborenen (speziell bei Trisomie 21)
— Lymphozytose:
  — Pertussis und andere virale Erkrankungen
  — bei Kleinkindern oft physiologische Lymphozytose (bis zu einem Anteil von 85 %)
— Mononucleosis infectiosa oder andere Virusinfektionen
— *Aplastische Anämie:* Panzytopenie und hypoplastisches Knochenmark
— *Immunthrombozytopenie:* keine Anämie, außer bei vorausgehender schwerer Blutung; keine Auffälligkeiten der Leukozytenmorphologie, also isolierte Thrombozytopenie
— Knochenmarkinfiltration durch soliden Tumor (Metastasierung):
  — *Neuroblastom:* die seltene Form des »zirkulierenden Neuroblastoms« kann differenzialdiagnostisch schwierig sein (Katecholaminausscheidung im Urin bestimmen)
  — Non-Hodgkin-Lymphom (bei <25 % Blasten im Knochenmark als »leukämisierendes Non-Hodgkin-Lymphom« bezeichnet)
  — Rhabdomyosarkom und Retinoblastom können eine leukämieähnliche Knochenmarkinfiltration vortäuschen (Zellverbände suchen!)
— *rheumatisches Fieber* und *juvenile rheumatoide Arthritis:* initiale Symptome können ähnlich sein; Blutbild- und Knochenmarkuntersuchung notwendig: Keine Auffälligkeiten

3.7 Therapie

— Aufgrund der unterschiedlichen Biologie der ALL ist das therapeutische Vorgehen nach Risikogruppen unterteilt
— Die Behandlung wird von anerkannten qualitätsgeprüften kinderonkologischen Zentren mit allen Subspezialitäten der Kinderheilkunde geleitet
— Kooperative internationale Protokolle mit risikoadaptierten unterschiedlichen Therapiearmen, die ständig an neue Erkenntnisse angepasst werden, stehen akkreditierten Zentren zur Verfügung

- Die Therapie der ALL gliedert sich in Remissionsinduktions- und Konsolidierungsphase mit ZNS-Prophylaxe sowie Erhaltungstherapie
- Eltern und Patienten sollen die Behandlungsphasen und die Nebenwirkungen klar verstehen

3.7.1 Remissionsinduktion

- *Elimination der leukämischen Zellen durch:* Kombination von Vincristin, Prednison und zusätzlichen Zytostatika (Daunorubicin, Adriamycin, L-Asparaginase u. a.)
- Während den letzten Jahren wurde L-Asparaginase oder Polyethylen-Glykol(PEG)-konjugierte L-Asparaginase mit längerer Halbwertzeit und weniger häufigen Verabreichungen als Schlüsselmedikation während der Induktions- und Konsolidierungsphase der ALL erkannt
- Induktionsdauer 4–5 Wochen
- Bereits in ersten Wochen Rückgang von Organomegalien
- Hohe Remissionsrate der ALL: 90–95 %
- Bei Remission verschwinden alle pathologischen Befunde bei der klinischen Untersuchung und im der peripheren Blutanalyse, normale Hämatopoese im Knochenmark (normale Zellularität mit <5 % Blasten) wird wieder etabliert
- Viel empfindlichere Analysemethoden zur Erkennung von persistierenden leukämischen Zellen (MRD) definieren die Remission neu
- Stratifikation mithilfe der MRD-Methode:
    - Niedrigrisiko für ALL bei negativer MRD am Ende der Induktion: Möglichkeit der Anwendung einer reduzierten Therapie
    - Mittleres Risiko der ALL bei positiver MRD am Ende der Induktion: intensivierte Konsolidation
    - Hochrisiko für ALL mit länger positiven MRD: reintensivierte Therapieblöcke
- *Prophylaktische ZNS-Behandlung:* vor, während und nach Remissionsbeginn intrathekale Verabreichung von Methotrexat manchmal auch von Arabinosidzytosin; die prophylaktische Kombinationstherapie mit einer Bestrahlung ist nur bei Kindern mit langsamem Ansprechen bei der T-Zell-ALL indiziert

3.7.2 Konsolidierungsphase

- Ohne Fortsetzung der Behandlung erscheint die Leukämie innerhalb von Wochen oder Monaten wieder

- Bei Wiederbeginn der normalen Hämatopoese ist eine intensive Chemotherapie notwendig, um eine komplette Remission zu erreichen
- Andere Zytostatikakombinationen (gegenüber der Induktionstherapie) reduzieren die restlichen Leukämiezellen weiter und vermindern die Resistenzentwicklung gegen einzelne Zytostatika
- Hochdosierte Gaben von Methotrexat mit unterschiedlichen Dosen, gefolgt von einer obligaten Leukovorin-Gabe (»rescue«), reduzieren besonders in den Organen verbleibende Leukämiezellen und sind Bestandteil der Rezidivprophylaxe (ZNS, Hoden, Lymphknoten u. a.) bei allen Risikogruppen

3.7.3 Erhaltungstherapie

- Zur effizienten Rückfallverhinderung benötigen die Kinder eine risikoadaptierte, unterschiedlich lang andauernde Erhaltungstherapie
- Die Dauer der Erhaltungstherapie ist abhängig vom individuellen Charakter der Leukämie; die Protokolle empfehlen eine zweijährige Erhaltungstherapie, vorwiegend mit Methotrexat (einmal wöchentlich) und 6-Mercaptopurin (Puri-Nethol) täglich, mit oder ohne Intensivierungsphasen
- Die Dosierung der Zytostatika muss andauernd durch periodische Kontrollen von Allgemeinzustand und Blutbild individuell angepasst werden
- Während der Erhaltungstherapie soll ein Lebensstil so normal wie vor der ALL-Diagnose angestrebt werden

3.7.4 Prognose

- ▶ Abschn. 3.5
- Annähernd 80 % der Kinder mit ALL bleiben rezidivfrei innerhalb von 7–10 Jahren (Langzeitheilung)
- 15–20 % der Kinder erleiden während der Erhaltungstherapie oder innerhalb der ersten 6–18 Monate nach Absetzen der Therapie ein Rezidiv; nach 7–10 Jahren ist das Rückfallrisiko gering
- Die Prognose von Kindern, die innerhalb der Therapiephase bis 6 Monate nach Absetzen der Therapie ein erstes Rezidiv erleiden, ist ungünstig
- Kinder mit Spätrezidiv (<6 Monate nach Absetzen der Ersttherapie) haben eine unterschiedliche Prognose

3.8 Therapie von Komplikationen und Nebenwirkungen

- Prophylaxe von Tumorlysesyndrom, Hyperleukozytose und Harnsäure-nephropathie (▶ Kap. 20)
- Behandlung von Dehydratation, eingeschränkte Leber- und Nierenfunktion, Anämie, Blutung sowie Infektion sind während der ganzen Behandlung kontinuierlich zu korrigieren/behandeln
- *Anämie*
  - Erythozytentransfusion initial erst bei Hämoglobinwerten <6 g/l und/oder klinischen Anämiesymptomen (10–15 ml Erythrozytenkonzentrat/kgKG pro Transfusion)
- Blutungen, Koagulopathien
  - verursacht durch Thrombozytopenie (Produktionsstörung, Suppression durch Zytostatika, eventuell Thrombozytenfunktionsstörung durch Salizylate) und/oder Koagulopathie
  - *Therapie:* Thrombozytentransfusion, Faktorensubstitution, antileukämische Therapie
- Infektion
  - verursacht durch verminderte humorale und zellgebundene Immunabwehr
  - bedrohliche Infektionen vorwiegend während aktiver Krankheitsphase, Induktion und bei Neutropenie (ANC)von <0,5 × 10^9/l
  - atypische Symptomatologie von Infektionskrankheiten bei Neutropenie
  - *Fieber und Neutropenie* (<0,5 × 10^9/l): Blutkultur und Breitspektrumantibiose
  - Infektion durch Pseudomonas, Kolibakterien, opportunistische Organismen, wie Pneumocystis carinii, und Herpesviren (z. B. Zytomegalie-, Herpes-Zoster-Virus u. a.) und systemische Mykose ausschließen
  - Therapie entsprechend der Antibiotikaresistenzprüfung des verursachenden Mikrobs
  - *Virusinfektion:* antivirale Therapie, eventuell zusätzliche intravenöse Applikation von Immunglobulinen, falls niedrige Serum-IgG-Konzentration
  - *interstitielle Pneumonie:* Trimethoprim/Sulfamethoxazol in hoher Dosierung: 20 mg Trimethoprim/kgKG. Eventuell vorausgehend Dokumentation durch Bronchoskopie oder Lungenbiopsie

3.9 Rezidiv

- Rezidiv bei 10–15 % der Kinder mit systemischer oder extramedullärer ALL (ZNS, Hoden, andere)

- Meist wieder ursprünglicher Phäno- und Genotyp der ALL feststellbar, selten andere Leukämiezelllinie (»switch«), v. a. bei ursprünglich biklonaler oder biphänotypischer Leukämie; Differenzialdiagnose: Zweitleukämie, die früh oder erst Jahre nach Erstdiagnose auftritt
- Intensive Therapie notwendig, die auch eine hämatologische Stammzelltransplantation einschließt; Stammzelltransplantation ist nicht indiziert bei isoliertem Rückfall (ZNS, Hoden, andere) und späten Rezidiven
- Mitoxantron und Idarubizin sind zusätzliche Medikamente, die die Überlebensrate beeinflussen – ZNS-Leukämieprophylaxe mit Chemotherapie und eventuell ZNS-Radiotherapie
- Zweitremissionsrate nach intensiver Reinduktion: 90 %
- Bei Frührezidiv während der Erstbehandlung oder innerhalb der ersten 6 Monate nach Therapieende ungünstige Prognose: Zweitremission nach Frührezidiv zu 10–30 %, nach Spätrezidiv zu 40–50 %
- Bei Frührezidiv und HLA-DR-kompatiblem Familienspender, Fremdspender oder Nabelschnur-Stammzellenspende sowie haploidentische Stammzellen: Transplantation mit höherer Überlebensrate

3.10   Spezielle Formen

3.10.1 Leukämie und Rezidiv im Bereich des zentralen Nervensystems

- ZNS-Leukämien bei <10 % der Kinder, meist subklinisch bei initialer Routineliquoranalyse, während Erhaltungstherapie oder später,
- häufiger auftretend bei Kindern mit T- oder reifer B-ALL
- *Definition der ZNS-Leukämie:* <5 leukämische Zellen/mm^3 mit uniformen Blasten im Zytozentrifugenpräparat
- Auftreten des ZNS-Rezidiv isoliert oder kombiniert (mit Knochenmark- und/oder Hodenrezidiv)
- *Therapie:* initial intrathekale Chemotherapie bis zum Erreichen einer ZNS-Remission bei gleichzeitiger systematischer Induktionschemotherapie, anschließend oft Ganzachsenradio- und systemische Chemotherapie
- *Dosisabhängige Nebenwirkungen der Radiotherapie:* intellektuelle Einschränkung (Konzentrationsschwäche), Wachstumseinschränkung, Neurotoxizität
- Mögliche Applikationsvariante für intratheakale Medikamente via Rickham-/Ommaya-Reservoir mit dem Vorteil der guten Liquormischung von Zytostatika und entsprechend längerer Remissionsdauer/verminderter Rückfallsrate

- *Prognose:* 90 % initiale Remission. Rezidive <18 Monate nach Erstdiagnose: 45 %, Rezidive >18 Monaten nach Erstdiagnose: etwa 80 % Überleben nach 4 Jahren

3.10.2 Hodenleukämie

- Häufigkeit 2 %
- Präventive Hodenbiopsie (okkulter Hodenbefall) nicht indiziert
- Isoliertes Hodenrezidiv oft als Vorläufer eines systemischen Rückfalls, daher intensive systemische Chemotherapie notwendig
- *Therapie:* lokale Radiotherapie beider Hoden
- *Nebenwirkungen:* Sterilität und verminderte testikuläre Funktion; oft Hormonsubstitution notwendig
- *Prognose:* 90 % initiale Remission. Rezidive <18 Monate nach Erstdiagnose: 40 %, Rezidive >18 Monate nach Erstdiagnose: etwa 85 % Überleben nach 4 Jahren

3.10.3 Philadelphia-positive ALL

Bei der seltenen Philadelphia-positiven (Ph+) ALL werden Tyrosin-Kinase-Inhibitoren (z. B. Imabinab, Dasatinib) während den verschiedenen Therapiephasen der ALL eingesetzt (▶ Abschn. 3.4.3: Glykokortikoidrezeptoren)

Akute myeloische Leukämie

Paul Imbach

P. Imbach et al. (Hrsg.), *Kompendium Kinderonkologie*,
DOI 10.1007/978-3-662-43485-7_4, © Springer-Verlag Berlin Heidelberg 2014

Der Begriff »akute myeloische Leukämie« (AML) umfasst eine **heterogene Gruppe hämatologischer Vorläuferzellen** der myeloischen, monozytären, erythrozytären und megakaryozytären Zelllinie (► Kap. 2).

4.1 Häufigkeit und Vorkommen

- *Inzidenz:* 15–20 % aller kindlichen Leukämien
- 7 Kinder mit Neuerkrankung pro 1 Mio. Kinder pro Jahr
- Gleichmäßige Verteilung bezüglich des Alters, leicht erhöhte Frequenz bei <2-jährigen Kindern und während der Adoleszenz; die Inzidenz erhöht sich stark nach dem 55. Lebensjahr
- Kein Geschlechtsunterschied
- Leicht höhere Inzidenz bei weißhäutigen (kaukasischen) Kindern im Vergleich zu anderen Gruppen

4.2 Prädisponierende Faktoren

Zu den prädisponierenden Faktoren ► Kap. 2.3

4.3 Differenzialdiagnose

- Infektiöse Mononukleose (Pfeiffer-Drüsenfieber)
- Juvenile rheumatoide Arthritis
- Aplastische Anämie
- Erworbene Neutropenie
- Megaloblastäre Anämie
- Autoimmune Zytopenie(n)
- Leukämoide Reaktion
- Transientes myeloproliferatives Syndrom bei Säuglingen mit Trisomie 21
- Akute gemischte Leukämie (»acute mixed lymphoblastic leukemia«, AMLL): sowohl ALL- als auch AML-Anteile bei Kindern mit ALL oder AML
- Metastasierendes Neuroblastom, Rhabdomyosarkom, Retinoblastom, Non-Hodgkin-Lymphom
- Myelodysplastisches Syndrom (MDS)
- Myeloproliferatives Syndrom (MPS)
- Juvenile myelomonozytäre Leukämie (JMML)
- Chronische myeloide Leukämie (CML)

Bei schwieriger **Knochenmarkaspiration** (»trockenes Mark«) empfiehlt sich die **Knochenmarkbiopsie**.

4.4 Klassifizierung

Die AML ist heterogen hinsichtlich Ursache, Pathogenese, Immunophänotyp, Mutation oder Genomanalysen sowie therapeutischem Ansprechen. Die Prognose ist abhängig vom Alter, von der initialen Präsentation und vom Zelltyp.

4.4.1 Französisch-Amerikanisch-Britische Nomenklatur

Diese Nomenklatur basiert auf der morphologischen und histochemischen Charakterisierung (◘ Tab. 4.1). Das FAB (Französisch-Amerikanisch-Britisches)-Klassifizierungssystem wurde durch das WHO-System ergänzt (▶ Abschn. 4.4.3), welches immunophänotypische, zytogenetische und molekulare Charakteristika einschließt (◘ Tab. 4.3).

◘ **Tab. 4.1** FAB-Nomenklatur der Myeloblastenklassifizierung

Myeloblast	Leukämieform
M0	Unreife Myeloblastenleukämie
M1	Myeloblastenleukämie – Blasten mit wenig azurophilen Granula oder Auer-Stäbchen – Hilfreich ist die positive Peroxidasereaktion oder die Sudan-schwarzfärbung (>5 % der Blasten)
M2	Myeloblastenleukämie mit Reifungszeichen – Myeloblasten und leukämische Promyelozyten stellen die Mehrheit der kernhaltigen Knochenmarkzellen dar – Auer-Stäbchen meist vorhanden
M3	Promyelozytenleukämie (»acute promyelocytic leukemia«, AProl) – Massive Granulationen der überwiegenden Zahl abnormer Promyelozyten, teilweise mit Auer-Stäbchen
M4	Myelomonozytäre Leukämie (»acute myelomonocytic leukemia«, AMMoL) – Granulozytäre und monozytäre Differenzierung der überwiegenden Zahl an Myeloblasten und Promyelozyten bzw. Promonozyten und monozytoiden Zellelementen

◘ Tab. 4.1 (Fortsetzung)

Myeloblast	Leukämieform
M5	Monozytenleukämie (»acute monocytic leukemia«, AMoL) – Wenig differenzierte oder gut differenzierte monozytoide Zellen – Stark positive Esterasefärbung hilfreich
M6	Erythroleukämie – Erythroblasten bilden >50 % der kernhaltigen Zellen im Knochenmark – Erythroblasten meist mit bizarrer Morphologie
M7	Megakaryozytenleukämie

4.4.2 Histochemische Charakterisierung

Zur histochemischen Charakterisierung und Häufigkeit der verschiedenen Myeloblasten s. ◘ Tab. 4.2.

◘ Tab. 4.2 Histochemische Charakterisierung und Häufigkeit der verschiedenen Myeloblasten

Myelo-blast	Histochemische Charakterisierung						Anteil [%]
M0	–	SB	–	–	–	–	<3
M1	MPO	SB	–	–	–	–	20
M2	MPO	SB	–	–	–	–	25
M3	MPO	SB	–	–	(NSE)	–	5–10
M4	MPO	–	–	NASD	NSE	–	25–36
M5	MPO	–	–	NASD	–	–	15
M6	–	–	PAS	–	–	Glyko-phorin A	<5
M7	–*	–	–	NASD	NSE	–	5–10

* Nur intrazytoplasmatisch mit Elektronenmikroskop nachweisbar; *MPO* Myeloperoxidase; *SB* »sudan black« (Sudanschwarz); *NASD* Naphtol-ASD; *NSE* nichtspezifische Esterase; *PAS* »periodic acid schiff«; (*unterstrichen*) pathognomonisch; (*in Klammern*) variabel; – keine Expression

4.4.3 WHO-Klassifikation

Die immunophänotypischen, zytogenetischen und molekularen Charakteristika der WHO-Klassifikation finden sich in ◻ Tab. 4.3.

◻ **Tab. 4.3** WHO-Nomenklatur der Myeloblastenklassifizierung

Krankheitsbild	Beschreibung
AML mit genetischen Mutationen und Abnormitäten	– AML mit t(8;21)(q22;q22), RUNX1-RUNX1T1 (CBFA/ETO) – AML mit inv(16)(p13;q22) oder t(16;16)(p13;q22), CBFB-MYH11 – APL mit t(15;17)(q22;q11-12), PML-RARA – AML mit t(9;11)(p22;q23), MLLT3-MLL – AML mit t(6;9)(p23;q34), DEK-NUP214 – AML mit inv(3)(q21;q26.2) oder t(3;3)(q21;q26.2), RPN1-EVI1 – AML (megakaryoblastisch) mit t(1;22)(p13;q13), RBM15-MKL1 – AML mit mutierter NPM1 – AML mit mutierter CEBPA
AML mit Myelodysplasiechararakteristik	
Therapiebezogene myeloische Neoplasie	
Nicht anderweitig spezifizierbare AML	– AML mit minimaler Differenzierung – AML ohne Reifungszeichen – AML mit Reifungszeichen – Akute myelomonozytäre Leukämie – Akute monoblastische und monozytäre Leukämie – Akute Erythroleukämie – Akute megakaryoblastische Leukämie – Akute basophile Leukämie – Akute Panmyelose mit Myelofibrose
Myeloides Sarkom	
Myeloide Proliferationen bei Down-Syndrom	– transient anormale Myelopoiese – myeloide Leukämie bei Down-Syndrom – blastäre plasmazytoide dendritische Zellneoplasie

AML akute myeloische Leukämie; *APL* akute promyeloische Leukämie

■ Tab. 4.4 CD-Klassifizierung

Myeloblast	Cluster determination											B-Zellen	T-Zellen			
	13	11b	15	33	34	(36)	(31/61)	42	65	117*	HLA-DR	19	2	(4)	(7)	(56)
M0	13	–	15	33	34	(36)	(31/61)	42	65	117*	HLA-DR	19	2	(4)	(7)	(56)
M1	13	+	15	33	34	+	+	+	65	117	HLA-DR	–	2	–	(7)	(56)
M2	13	+	15	33	34	+	+	+	65	117	HLA-DR	–	2	–	7	(56)
M3	13	<u>11b</u>	15	33	34	–	–	–	65	117	(HLA-DR)	–	2	–	7	(56)
M4	13	11b	15	33	34	36	+	+	65	117	HLA-DR	–	2	4	7	56
M5	13	11b	15	33	34	36	–	–	65	(117)	<u>HLA-DR</u>	–	2	4	7	56
M6	13	–	–	33	–	–	–	–	65	(117)	–	–	–	–	7	–
M7	13	–	–	–	34	36	<u>41/61</u>	42	65	117	<u>HLA-DR</u>	–	2	4	7	56

* c-kit; *HLA* Humanes Leukozytenantigen; (*unterstrichen*) pathognomonisch; (*in Klammern*) variabel; + Expression; – keine Expression

4.4.4 Immunologische Typisierung

Die **CD(»cluster determination«)-Klassifizierung** (◘ Tab. 4.4) hat eine hohe Spezifität und Sensitivität bezüglich der Unterscheidung von ALL und AML sowie von normalen hämatopoetischen Vorläuferzellen.

Die **biphänotypische Leukämie** exprimiert myeloische und lymphatische Marker. Voraussetzung ist, dass mehr als ein Marker der anderen Linie vorhanden ist. Davon zu unterscheiden sind die **gemischtlinigen Leukämien**, die Blasten mit mehr als einem Phänotyp aufweisen. Ferner gibt es Leukämien, die sowohl M6- als auch M7-Marker aufweisen und als **Erythromegakaryozytenleukämie** bezeichnet werden.

4.4.5 Zytogenetische Typisierung

FISH- und PCR-Technik (► Abschn. 3.4.5) führen zur Subtypisierung der AML nach spezifischen **chromosomalen Abnormitäten** (◘ Tab. 4.5), die mit verschiedenen Variabilitäten von Zellüberleben, Zelldifferenzierung, Zellzyklusregulation und Zellstabilität korrelieren.

◘ **Tab. 4.5** Zytogenetische Abnormitäten beim Kind mit AML und deren Häufigkeit

FAB	Häufig-keit [%]	Chromosomen-abnormität	Betroffenes Gen	Bemerkungen
M1/ M2	20–30	t(8;21)	ETO-AML 1	Auer-Stäbchen bei M1
M3	15–18	t(15;17)	PML-RARA	Promyelozytenleukämie mit Koagulopathie; Ansprechen auf ATRA
	<1	t(11;17)	RARA	Koagulopathie, kein Ansprechen auf ATRA
M4 oder M5	14–32	t(9;11)	AF9-MLL	Säuglinge, hohe initiale Leukozytenzahl
M5	<1	t(11q23)	MLL	Säuglinge, hohe initiale Leukozytenzahl
M5	<1	t(1b;11)	AF10-MLL	Säuglinge, hohe initiale Leukozytenzahl

◘ **Tab. 4.5** (Fortsetzung)

FAB	Häufig-keit [%]	Chromosomen-abnormität	Betroffenes Gen	Bemerkungen
M5	<1	t(11;17)	A17-MLL	Säuglinge, hohe initiale Leukozytenzahl
M6	<6			Glykophorinnachweis
M7	3	t(1;22)		Säuglinge mit Down-Syndrom

ATRA »all trans retinoid acid«

- Die Kombination der beschriebenen Charakteristika bildet die Grundlage für eine relevante Therapie und Prognose der AML-Subtypen. Der FLT3-Tyrosin-kinaserezeptor wird von Myoblasten in hoher Konzentration exprimiert.
- FLT-ITD (»internal tandem duplication«, interne Tandemduplikation) wird bei 16–18 % der Kinder mit AML exprimiert und ist charakterisiert durch eine normale Zytogenetik und eine ungünstige Prognose. FLT-ITD wird selten bei Säuglings-AML beobachtet sowie bei Kleinkindern, mit zunehmendem Lebensalter steigt die Häufigkeit jedoch.

4.5 Klinische Manifestation

Neben den allgemeinen Symptomen der Leukämie (► Kap. 2) werden bei der AML die im Folgenden beschriebenen Symptome gehäuft beobachtet.

4.5.1 Blutungen

- Neben thrombozytopenischen Blutungen tritt gehäuft eine Koagulopathie auf, mit Mukosablutung (Epistaxis, Gingivablutung) sowie Magen-Darm- oder ZNS-Blutungen
- Die Koagulopathie geht mit einer disseminierten intravasalen Gerinnungs-aktivierung einher, mitbedingt durch Infektion und/oder erhöhte gerinnungsfördernde zytoplasmatische Proteine der myeloischen Zellen (z. B. Thromboplastin), besonders ausgeprägt bei akuter Promyelozytenleukämie (M3)

- Therapie:
    - Thrombozytensubstitution bei einer Thrombozytenzahl $<20 \times 10^9/l$ (Substitution von Gerinnungsfaktoren umstritten)
    - Leukapherese bei hoher initialer Leukozytenzahl (verringert auch Prokoagulanzien der Blasten)
- Bei schwerer Anämie erfolgt die Korrektur des Hämoglobinwerts durch Erythrozytentransfusion

4.5.2 Leukostase

- Eine Leukozytenzahl $>200 \times 109/l$ geht mit intravaskulären Verklumpungen einher; kleine Gefäße verstopfen, es kommt zu Hypoxie, Infarkt und Blutungen in Geweben, besonders in Lungen und ZNS
- Bei M5-AML tritt infolge der Größe der Monozyten eine Leukostase bereits bei Leukozytenkonzentrationen $>100 \times 109/l$ auf
- Therapie:
    - rasche Zytoreduktion bei einer Leukozytenzahl $>100–200 \times 109/l$ durch Leukapherese oder Austauschtransfusion
    - Hydroxyurea zur Prävention des Rebound-Phänomens nach Leukapherese
    - Verhinderung des Tumorlysesyndroms (► Kap. 20.1).

4.5.3 Tumorlysesyndrom

► Kap. 20.1

4.5.4 Infektion

- Die Anzahl von funktionstüchtigen Neutrophilen (absolute Neutrophilenzahl; »absolute neutrophil count«, ANC) beträgt oft $<1 \times 109/l$, und die Häufigkeit von Fieber und Bakteriämie ist hoch
- Das Risiko für Pilzinfektion ist infolge lang andauernder Neutropenie/Aplasie während der Initialtherapie besonders hoch
- Eine Lymphozytopenie führt zu opportunistischen Infektionen

4.6   Therapie

Vor 1970 starben alle Kinder mit AML. Seither führen kooperative Therapieopti-
mierungsstudien mit verschiedenen Zytostatikakombinationen bei 50–60 % der
Kinder zu **Langzeitremissionen**. Die Einführung der autologen und allogenen
Stammzelltransplantation erhöht die Rate für ein ereignisfreies Überleben auf
>50 %. Parallel zur spezifischen Leukämietherapie erfolgt die Behandlung der
Komplikationen und der Morbidität.

4.6.1   Induktionstherapie

 — Zytosinarabinosid(Ara C)- und Anthrazykline (z. B. Daunorubicin oder
   liposomales Daunomycin-L-DNR, reduziert die Kardiotoxizität), Nukleo-
   sidinhibitoren und gezielte monoklonale Antikörper-Toxin-Fusionen (z. B.
   Anti-CD33-Calicheamin, Gemtuzubab, Ozogamicin oder Mylotarg) führen
   zu einer etwa 85-%igen Remission (bei <5 % Blasten im Knochenmark)
   innerhalb von 8 Wochen nach Therapiestart.
 — .Andere Kombinationen von 6-Thioguanin oder Etoposide in Kombination
   mit Daunorubicin oder anderen Anthrazyklinen wie Idarubicin, Rubido-
   mycin, Mitoxanthron oder Fludaranin, Zytarabin und Idarubicin führen zu
   ähnlichen Remissionsraten von etwa 85 %. Wegen der hohen Toxizität trotz
   supportiver Therapie und Prophylaxe (antibakteriell, antiviral, antimyko-
   tisch) sowie dem Einsatz von hämatopoetischen Wachstumsfaktoren wird
   das Überleben kaum verbessert.
 — Anti-CD33-monoklonale Antikörper (Gemtuzumab, Ozogamin) erhöhen
   die Remissionsraten und die Überlebensraten nur bei gewissen Subtypen
 — Tyrosinkinaseinhibitoren oder gegen Proteasom gezielte Medikamente sind
   in klinischer Evaluation
 — Eine **ZNS-Prophylaxe** erfolgt mittels intrathekaler Ara-C-Gabe, allein oder
   kombiniert mit Methotrexat und Prednison, aber nicht zusammen mit
   systemischen Hochdosis-Ara-C-Kuren. Es ergeben sich vergleichbare Resultate wie bei einer prophylaktische ZNS-Radiotherapie. Die ZNS-Rezidiv-
   rate ist damit dramatisch vermindert (<5 %). Gewisse Subtypen der AML
   sind prognostisch ungünstiger (z. B. AML mit Monosomie 7 oder sekundäre
   AML).
 — Bei noch positiver MRD am Ende der Induktionstherapie oder in der Post-
   remissionsphase ist die Prognose ungünstig

4.6.2 Remissions-/Erhaltungstherapie

Nach 6- bis 12-monatiger Konsolidierungs-/Intensifikations- und Erhaltungstherapie beträgt das Langzeitüberleben zwischen 50 und 60 %.

4.6.3 Allogene hämatopoetische Stammzelltransplantation

— Die allogene hämatopoetische Stammzelltransplantation (»hematopoetic
  stem cell transplantation«, HSCT) zeigte in vielen Studien ein verbessertes
  Überleben
— Bei Patienten mit AML, günstiger Prognose und in erster Remission scheint
  die HSCT keinen Vorteil aufzuweisen, wogegen Patienten mit mittelhohem
  Risiko einen Vorteil haben
— Bei Patient mit hohem Risiko wird die HSCT wegen der ungünstigen Prog-
  nose durchgeführt, obwohl ein Vorteil unklar ist

◼ Tab. 4.6 Prognostische Faktoren bei AML

	Günstig	Ungünstig
Leukozytenzahl (× 109/l)	<100 000	>100 000
FAB-Klasse	M1 mit Auerstäbchen	Säuglinge mit 11q23
	M3 (APL)	Sekundäre AML
	M4 mit Eosinophilie	ZNS-Befall
Chromosomen-abnormität	t(8;21) und t(15;17)	T(9;22), FLT3/ITD
	inv(16), t(9;11)	Monosomie 5 und 7(5q) und (3q)
Ethnie	Weiße Hautfarbe	Dunkle Hautfarbe
Therapieansprechen	Rasches Ansprechen, MRD negativ am Ende der Induktionstherapie	MRD positiv
Dauer der Remission	>1 Jahr	<1 Jahr

AML akute myeloische Leukämie; *APL* akute promyeloische Leukämie; *MRD* »minimal residual disease«

- Die Möglichkeit des antileukämischen Effekts durch das Spenderimmunsystem (»graft vs. leukemia«, GVL) führt zusammen mit der supportiven Therapie und der gegen die Abstoßungsreaktionen gerichteten Therapie (»graft vs. host«, GVH) bei gewissen Subtypen der AML zu prognostisch besseren Langzeitresultaten
- Der GVL-Effekt ist bei Transplantation von Stammzellen eines identischen Zwillingen auf den anderen oder nach extensiver T-Zell-Depletion der Spenderstammzellen vor Transplantation geringer
- Langzeitprobleme nach Transplantation sind, neben der chronischen Abstoßungsreaktion, Knochmarksuppression, Lungeninsuffizienz, Wachstumsretardierung, Sterilität und Zweittumorrisiko
- Der Anteil des leukämiefreien Überlebens beträgt nach Transplantation 50–70 %, wobei auch prognostische Faktoren der AML berücksichtigt werden müssen. Bei Fehlen eines HLA-identischen Familienspenders, wird eine identische oder nicht vollkommen identische Fremdspende oder eine Nabelschnurspende verwendet; in ausgewählten Situationen muss eine haploidentische Verwandtenspende in Betracht gezogen werden (◘ Tab. 4.6).

4.7 Charakteristika und Therapie einzelner AML-Subtypen

Der **therapeutische Index** bei AML-Erkrankung, die notwendige Zytostatikadosierung gegen die leukämischen Zellen und die Toxizitätsgrenze für normale Vorläuferzellen des Knochenmarks sind eng.

4.7.1 Akute Promyelozytenleukämie

- Akute Promyelozytenleukämie (AProl, M3) ist charakterisiert durch Hauptanteil von malignen Zellen im promyelozytären Stadium
- Vorwiegend bei jungen Erwachsenen auftretend
- Oft im Vordergrund Blutungssymptome: Purpura, Epistaxis, Gingivablutung
- Häufig hämorrhagische Komplikationen mit hohem Letalitätsrisiko
- Hoher Hirndruck als Manifestation einer intrakraniellen Blutung
- Hepatosplenomegalie und/oder Lmyphadenopathie eher selten
- Labordiagnostik:
  - Thrombozytopenie ausgeprägt, Leukozytenzahl variabel hoch
  - *Knochenmark:* vorwiegend Promyelozyten mit azurophilen Granula, oft Auer-Stäbchen, Peroxidase positiv, Sudanschwarzfärbung positiv, Esterase positiv, PAS negativ

- Immunophänotypisch charakterisiert durch niedriges bis negatives HLA-DR und hohe Werte von CD13, CD15 und CD33
- oft Prothrombinzeit und Thrombinzeit verlängert, Mangel an Fibrinogen, Faktor V und VII
- Fibrinogenspaltprodukte/D-Dimere erhöht als Ausdruck der disseminierten intravaskulären Gerinnung, hervorgerufen durch Gewebefaktoren aus leukämischen Promyelozyten
- Chromosomale t(15;17) ist pathognomisch
- Therapie:
    - Anthrazykline, gelegentlich kombiniert mit Ara-C
    - Zusätzlich ATRA (»all trans retinoid acid«) während Induktion und Erhaltung
    - Erhaltungstherapie mit 6-Mercaptopurin und Methotrexat oder wie bei AML vor allem bei Patienten mit Hochrisiko-APL
    - Arseniktrioxid und ATRA während der Induktion und gleicher Erhaltungstherapie für Patienten mit Standardrisiko erweist sich als effektiv
- *Prognose:* Langzeitüberleben 70–75 %

4.7.2 Akute myelomonozytäre und akute monozytäre Leukämie

- Akute myelomonozytäre (»acute myelomonocytic leukemia«, AMMOL, M4) und akute monozytäre Leukämie (»acute monocytic leukemia«, AMOL M5) 5–10 % aller AML beim Kind
- Symptome ähnlich wie bei anderen akuten Leukämien
- Gingivahyperthrophie und Schleimhautulzera bei etwa 50 % der Kinder
- Häufig Hautinfiltrate
- Oft ausgeprägte Lymphadenopathie und Infiltration der Haut
- Labordiagnostik:
    - Anämie und Thrombozytopenie regelmäßig vorhanden, Leukozytenwerte variabel
    - *disseminierte intravaskuläre Gerinnung:* Freiwerden von Gewebefaktoren/Proteasen bei Monozytenzerfall

4.7.3 Erythroleukämie

Die **klinische Manifestation** einer Erythroleukämie (DiGuglielmo-Syndrom, M6) besteht in Müdigkeit, unerklärtem Fieber, Petechien und Splenomegalie.

=== Laborbefunde
  === *Initiale Phase:* makrozytäre Anämie, kernhaltige (2- bis 3-kernige) Erythroblasten mit Reifestörung, Anisozytose und Poikilozytose, Elliptozyten
  === Retikulozyten in unterschiedlichem Ausmaß vorhanden
  === oxyphile Normoblasten und häufig Elliptozyten und Makrozyten im peripheren Blut
  === Thrombozytopenie nicht immer vorhanden
  === megaloblastäre Hyperplasie der Erythropoese im Knochenmark
  === Glykophorinanalyse: schwach bis stark positiv
  === *Intermediäre Phase:* gemischte erythromyeloblastäre Proliferation
  === *Spätphase:* AML-ähnlich
  === Therapie wie bei anderen Patienten mit AML

4.7.4 Megakaryozytenleukämie

=== Klinisches Bild und Laborbefunde entsprechen anderen AML-Formen
=== Häufig bei Säuglingen mit Down-Syndrom mit günstiger Prognose nach weniger als die Standardtherapie
=== Ohne Down-Syndrom hat M7 eine schlechte Prognose
=== Immunophänotypisierung mit positivem CD41/61- und CD42-Nachweis
=== Therapie wie bei andern Patienten mit AML

4.7.5 Myelodysplastisches Syndrom

► Kap. 5

4.7.6 Eosinophilenleukämie

=== Seltene Variante der AML
=== *Symptome:* Übelkeit, Fieber, Schwitzen, Husten, Dyspnoe, Thoraxschmerz, Gewichtsverlust und Pruritus, Urtikaria
=== *Klinische Befunde:* oft kardiale Arrhythmie, Kardiomegalie, Hepatomegalie, in 50 % der Fälle Lymphadenopathie, oft neurologische Auffälligkeiten (ohne Meningeosis)

- *Labordiagnostik:* regelmäßig Anämie und Thrombozytopenie; Leukozyten-zahl meist hoch, oft >100 × 10^9/l mit Prädominanz von Eosinophilen mit großen Granula; chromosomale Abnormitäten möglich
- *Verlauf:* bei Fortschreiten der Krankheit kein Unterschied zur AML
- *Differenzialdiagnosen:* Hypereosinophilie bei Parasitose (Larva migrans, Toxocara canis), tropische Eosinophilie
- *Therapie:* transitorisches Ansprechen auf Kortikosteroide, Hydroxyurea, AML-Therapie, auch Tyrosinkinaseinhibitoren bei Patienten mit FGF/PDGF-Translokationen, kann Remission induzieren

4.7.7 Kongenitale Leukämie

- Bei Trisomie 21, Mosaik-Trisomie 9 und 7, Turner-Syndrom
- *Differenzialdiagnose:* transientes myeloproliferatives Syndrom bei Trisomie 21, Infektion, Hypoxie oder traumatischer Geburt
- Klinische Präsentation bei Säuglingen bis zu 6 Wochen postpartal: noduläre, blaue Hauteinfiltrationen (ALL kann ähnliche Infiltrate aufweisen), Purpura/Petechien, Blässe, Hepatomegalie, Lethargie, schlechte Nahrungsauf-nahme, respiratorischer Stress
- Vorwiegend monozytärer Phänotyp
- *Therapie und Prognose:* Intensive AML-Behandlung mit ähnlicher Prognose wie die älterer Kinder

4.7.8 Angeborene AML

- Diverse Syndrome mit Knochenmarkversagen zeigen ein erhöhtes Risiko der AML-Entwicklung wie
  - Fanconi-Anämie, Kostmann-Syndrom (Defekte bei der neutrophilen Elastase SL42)
  - Shwachman-Diamond-Syndrom (ribosomaler Prozessdefekt)
  - Diamond-Blackfan-Anämie (Defekt bei ribosomalen kleinen und großen Untereinheitproteinen)
  - Dyskeratosis congenita (X-linked Mutationen des Dykerins oder auto-somal-rezessive Form mit Mutationen bei Genen, die als Telomerase-Komplex den RNA-Prozess aufrechterhalten)
- Andere seltene angeborene Krankheiten mit der Neigung, eine AML zu ent-wickeln:
  - kongenitale amegakaryozytäre Thrombozytopenie (Defekt der CFFA2-Gene und des Thrombopoietinrezeptorgens, c-mpl)

- autosomal-dominante Makrothrombozytopenie (Fechtner-Syndrom, MYH9 Gen)
- familiäre Thrombozytenerkrankung mit Neigung zu myeloiden Neoplasien (FPD/AML, »germline mutation« beim RUNX1/CEPB-Alpha-Gen)
- Zusätzlich:
  - Mutationen des Neurofibromingens, das mittels RAS die GTPase inaktiviert, ist verantwortlich für die Neurofibromatose Typ 1 und eine erhöhte Inzidenz von JMML und AML
  - Mutationen des PTPN11-Gens, das eine SHP-2-Tyrosin-Phosphatase kodiert, führt zum Noonan-Syndrom und zu einer Prädisposition der JMML
  - Patienten mit Li-Fraumeni- und Bloom-Syndrom mit Beteiligung eines Defekts des p53 bzw. der BLM-Helikase scheinen eine Entwicklungsneigung zu Leukämie inklusive AML aufzuweisen
- Die erhöhte AML-Inzidenz bei einem Zwilling oder einem Geschwister eines Patienten mit AML (oder ALL) kann variieren zwischen nahe 100 % Konkordanz bei monozygoten, also identischen Zwillingen bis zu etwa 20 % bei nicht identischen Zwillingen bis zum Alter von 6 Jahren; nach diesem Zeitpunkt geht diese Inzidenz auf jene der normalen Population zurück
- Familiäre Erkrankungen an AML sind selten und oft assoziiert mit konstitutionellen Translokationen wie t(7;21) und inv(16)

4.8 Rezidiv der AML

- Das Überleben von Patienten mit einem AML-Rückfall ist gering mit Ausnahme jener, die initial eine günstige Zytogenetik aufwiesen wie t(8;21) und inv(16)
- Das Ansprechen auf eine Reinduktionstherapie ist weniger erfolgreich, Resistenzen gegen Zytostatika sind hoch
- Die Langzeit-Zweitremissionsrate ohne Transplantation liegt bei <20 % (Ausnahme: bei Erstremissionsdauer von >1 Jahr 5-Jahres-Überlebensrate von 30–40 %)
- Bei Patienten mit ZNS-Rezidiv zeigt sich meist auch ein systemisches Rezidiv
- Induktionstherapie mit hochdosiertem Ara C in Kombination mit Mitoxandrone, Etoposid, Fludarabine oder 2-Chlorodeoxyadenosin (Fludarabin, FLAG; HD-Ara C und G-CSF)
- Ohne Stammzelltransplantation (allogen, Fremdspender, Nabelschnurstammzellen oder haploidentische Transplantation) ist die Prognose ungünstig wegen hoher transplantationsbedingter Toxizität und Letalität (Letalität: 30–50 %)
- Spenderlymphozyteninfusionen zur Erhöhung des GVL-Effekts sind indiziert

- Eine höhere Zweitremissionsansprechrate besteht bei akuter Promyelozyten-leukämie (APL, M3) bei einer Rate von 80 %, vor allem nach autologer oder allogener HSCT von 70 %, daher bei M3 Einsatz der Transplantation fragwürdig.

Literatur

Arceci RJ et al (2011) Childhood Adolescent and Young Adult (CAYA) Acute Myeloid Leukemia. In: Saito MS, Parkins SL (eds): World Scientif Publishing Co. Inc: Hackensack

Myelodysplastisches Syndrom

Thomas Kühne

P. Imbach et al. (Hrsg.), *Kompendium Kinderonkologie*,
DOI 10.1007/978-3-662-43485-7_5, © Springer-Verlag Berlin Heidelberg 2014

5.1   Einführung

Die breite Definition des myelodysplastischen Syndroms (MDS; ▸ Abschn. 5.2) ist allgemein akzeptiert; sobald es jedoch um Details dieser heterogenen Gruppe von Krankheiten und um deren Therapie geht, schwindet die Harmonie. Zudem haben sich die traditionelle Klassifikation (FAB-System) und neuere Nomenklaturen (WHO-Klassifikation) sowie deren Modifikationen für Kinder weniger bewährt als für Erwachsene. Das MDS im Kindesalter unterscheidet sich von demjenigen im Erwachsenenalter in pathogenetischen und biologischen Eigenschaften. Die im Jahr 1983 publizierte **FAB-Klassifikation** (▸ Abschn. 5.3) konnte sich durchsetzen, wurde jedoch für Erwachsene entwickelt und hat sich im Kindesalter nicht bewährt. Das Fehlen eines adäquaten Klassifikationssystems verhindert eine angemessene Interpretation der vorhandenen Daten und eine systematische Erforschung der Krankheit.

5.2   Definition

Das MDS ist eine heterogene **Gruppe klonaler Knochenmarkerkrankungen**, das durch eine ineffektive Hämatopoese bei zunächst normo- bis hyperzellulärem Knochenmark zu unterschiedlich ausgeprägten peripheren Zytopenien führt und das mit einem unterschiedlichen Risiko einer Transformation in eine akute myeloische Leukämie (AML) einhergeht. Die Krankheitsdauer ist unterschiedlich und reicht von einem langsamen Verlauf über Jahre bis zur raschen Transformation in eine Leukämie, wobei letztere Dynamik bei Kindern überwiegt.

MPS oder chronische myeloproliferative Erkrankungen zeigen insbesondere proliferative, dagegen weniger oder keine dysplastischen Eigenschaften und werden seit Anfang der 1950er Jahre als nosologische Gruppe von Krankheiten mit klonalem Proliferationsmuster hämatologischer Vorläuferzellen und Tendenz zur Entwicklung einer akuten Leukämie beschrieben.

5.3   Terminologie und Klassifikation

Konzept und Definitionen der FAB-Klassifikation beinhalten morphologische Aspekte der Knochenmarkzellen und den Prozentsatz von atypischen Zellen im peripheren Blut und Knochenmark unter fünf diagnostischen Kategorien (◻ Tab. 5.1). Die Daten für dieses System stammen von erwachsenen Patienten. Nicht alle Kinder mit MDS passen in dieses System. Obwohl die FAB-Klassifikation und ihre Modifikationen, die das MDS von der akuten Leukämie unterscheiden und Risikogruppen definieren, allgemein anerkannt sind, finden sich auch Schwächen des Systems bei erwachsenen Patienten. Die neue, aktuell angewendete Nomenklatur ist die WHO-Klassifikation. Mit diesem System wurden manche Probleme der FAB-Klassifikation gelöst, allerdings stellt das pädiatrische MDS immer noch ein Problem dar, da es nicht adäquat durch die WHO-Klassifikation definiert ist. Die WHO-Klassifikation unterscheidet das MDS vom MPS, und schlägt als neue Kategorie die myelodysplastische/myeloproliferative Erkrankung vor. Die mit der WHO-Klassifikation (◘ Tab. 5.2) assoziierten Probleme sind:

- Nichtwürdigung konstitutioneller Erkrankungen und Knochenmarkinsuffizienz-Syndrome
- Unklare Definition des hypozellulären MDS im Kindesalter
- Fehlende Darstellung der Bedeutung des sekundären MDS
- Fehlende Darstellung der prognostischen Klassifikationswertigkeit bei Kindern

Primäres pädiatrisches MDS:
- Refraktäre Zytopenie (»refractory cytopenia of childhood«, RCC, periphere atypische Zellen <2 %, atypische Zellen im Knochenmark <5 %)
- Refraktäre Anämie mit Blastenexzess (»refractory anemia with excess blasts«, RAEB, periphere atypische Zellen 2–19 %, atypische Zellen im Knochenmark 5–19 %)
- Refraktäre Anämie mit Blastenexzess in Transformation (»refractory anemia with excess blasts in transformation«, RAEB-T, periphere atypische Zellen und/oder atypische Zellen im Knochenmark 5–19 %)

Kinder mit RAEB-T profitieren wahrscheinlich nicht von einer Therapie für akute myeloische Leukämie vor Stammzelltransplantation, deshalb wird »RAEB-T« im Kindesalter beibehalten.

Sekundäres pädiatrisches MDS nach:
- Vorhergehender Chemotherapie oder Strahlentherapie
- Vorhergehender erworbener aplastischen Anömie
- Angeborenen Knochenmarkinsuffizienz-Syndromen

Monosomie 7 ist die häufigste zytogenetische Abnormität bei Kindern mit MDS, gefolgt von Trisomie 8 und Trisomie 21. RCC ist der häufigste Subtyp des pädiatrischen MDS.

◘ **Tab. 5.1** FAB-Kriterien des pädiatrischen MDS. [Nach Bennett et al. (1976), Bennett et al. (1982), Bennett et al. (1994), Hasle (1994)]

Subtyp	Kinder [%]	Erwachsene [%]	Medianes Alter bei Diagnose	Blasten im peripheren Blut	Blasten im Knochenmark [%]
RA	20	28	6 Jahre	<1 %	<5
RARS	<1	24	–	<1 %	<5; Ringsideroblasten ≥15
RAEB	26	23	7 Jahre	<5 %	5–19
RAEB-T	28	9	26 Monate	≥5 % oder Auer-Stäbchen	20–29 oder Auer-Stäbchen
CMML	20	16	9 Monate	Monozyten 1×10^9/l	<20

CMML »chronic myelomonocytic leukemia«, chronische myelomonozytäre Leukämie; *RA* »refractary anemia«, refraktäre Anämie; *RAEB* »refractory anemia with excess blasts«, refraktäre Anämie mit Blastenexzess; *RAEB-T* «refractory anemia with excess blasts in transformation«, refraktäre Anämie mit Blastenexzess in Transformation zu Leukämie; *RARS* »refractory anemia with ringed sideroblasts«, refraktäre Anämie mit Ringsideroblasten

◘ **Tab. 5.2** WHO-Klassifikation und -Kriterien der MDS. [Nach Jaffe et al. (2001)]

Krankheit	Peripheres Blut	Knochenmark
RA	Anämie keine oder selten Blasten	Nur erythroide Dysplasie <5 % Blasten <15 % Ringsideroblasten
RARS	Anämie keine Blasten	Nur erythroide Dysplasie ≥5 % Ringsideroblasten <5 % Blasten
RCMD	Zytopenie (Bi- oder Panzytopenie) keine oder selten Blasten Monozyten <1 × 10^9/l	Dysplasie in ≥10 % der Zellen in zwei oder mehr myeloiden Zelllinien keine Auer-Stäbchen <15 % Ringsideroblasten

▢ Tab. 5.2 (Fortsetzung)

Krankheit		Peripheres Blut	Knochenmark
RCMD-RS		Zytopenie (Bi- oder Panzytopenie) keine Auer-Stäbchen Monozyten <1 × 10⁹/l	Dysplasie in ≥10 % der Zellen in zwei oder mehr myeloiden Zelllinien ≥15 % Ringsideroblasten <5 % Blasten keine Auer-Stäbchen
RAEB	1	Zytopenien <5 % Blasten keine Auer-Stäbchen Monozyten <1 × 10⁹/l	Ein- oder Mehrliniendysplasie 5–9 % Blasten keine Auer-Stäbchen
	2	Zytopenien 5–19 % Blasten ± Auer-Stäbchen Monozyten <1 × 10⁹/l	Ein- oder Mehrliniendysplasie 10–19 % Blasten ± Auer- Stäbchen
MDS-U		Zytopenie keine oder selten Blasten keine Auer-Stäbchen	Einliniendysplasie in Granulo- zyten oder Megakaryozyten <5 % Blasten keine Auer-Stäbchen
MDS, assoziiert mit isolierter del(5q)		Anämie <5 % Blasten Thrombozytenzahlen normal bis erhöht	Megakaryozytenzahlen normal oder erhöht mit hypolobulierten Kernen <5 % Blasten keine Auer-Stäbchen isolierte del(5q)

MDS myelodysplastisches Syndrom; *MDS-U* unklassifizierbares myelodysplastisches Syndrom; *RA* »refractary anemia«, refraktäre Anämie; *RAEB* »refractory anemia with excess blasts«, refraktäre Anämie mit Blastenexzess; *RARS* »refractory anemia with ringed sideroblasts«, refraktäre Anämie mit Ringsideroblasten; *RCMD* » refractory cytopenia with multilineage dysplasia«, Refraktäre Zytopenie mit Dysplasie mehrerer Zellllinien *RCMD-RS* »refractory cytopenia with multilineage dysplasia with ringed sideroblasts«, refraktäre Zytopenie mit Dysplasie mehrerer Zelllinien und Ringsideroblasten

WHO-Klassifikation der myelodysplastischen/myeloproliferativen Krankheiten. [Nach Jaffe et al. (2001)]
- Chronische myelomonozytäre Leukämie (CMML)
- Atypische chronische myeloische Leukämie (aCML)
- Juvenile myelomonozytäre Leukämie (JMML)
- Unklassifizierbare myelodysplastische/myeloproliferative Krankheiten

5.4   Häufigkeit

Angesichts der Seltenheit des MDS im Kindes- und Jugendalter, ist dessen exakte Inzidenz nicht bekannt. Oligo- bzw. asymptomatische Formen können zunächst unerkannt bleiben. Es wird eine Inzidenz von etwa 2 % aller malignen Blutkrankheiten im Kindesalter vermutet. Wenn das MDS als initiales Stadium einer AML betrachtet würde, steigt die Inzidenz auf 12–20 %. Die Häufigkeit der JMML wird auf 2,5–3 % aller Kinderleukämien geschätzt. Die Inzidenz muss hinsichtlich der verschiedenen Klassifikationen unterschiedlich beurteilt werden. Die Inzidenz des MDS bei Erwachsenen steigt mit zunehmendem Alter stark an, es kommt am häufigsten bei Männern und Weißen vor.

5.5   Prädisponierende Faktoren

- Familiäres MDS wesentlich häufiger als familiäre Leukämie
- Keine identifizierbaren Vererbungsmuster
- Bei Kindern und Erwachsenen auftretend
- Risiko für Verwandte 1. Grades von Erwachsenen mit MDS etwa 15-mal höher im Vergleich mit der Normalbevölkerung
- Obwohl sich bei Kindern mit familiärem MDS keine spezifischen morphologischen Formen beobachten lassen, wird die Monosomie 7 vermehrt diagnostiziert.

Prädisponierende Faktoren für das pädiatrische MDS
- Konstitutionelle Chromosomenaberrationen:
  - Mosaik-Trisomie 8
  - Mosaik-Trisomie 21 (Down-Syndrom)
  - Klinefelter-Syndrom
  - t(2;11), t(7;16), t(13;14), ins(16), Fragiles-X-Syndrom, Turner-Syndrom

▼

- Syndrome mit DNA-Repair-Veränderungen:
  - Fanconi-Anämie
  - Ataxia teleangiectatica
  - Bloom-Syndrom
  - Xeroderma pigmentosum
- Neurofibromatose Typ 1
- Konstitutionelle p53-Mutation (Li-Fraumeni-Syndrom)
- Aplastische Anämie
- Kongenitale Neutropenie (Shwachman-Diamond-Syndrom)
- Pearson-Syndrom
- Verwandte ersten Grades von Patienten mit MDS
- Zustand nach Behandlung mit alkylierenden Substanzen und/oder Strahlentherapie
- Verschiedene Syndrome:
  - Werner-Syndrom
  - Pierre-Robin-Syndrom
  - Adams-Oliver-Syndrom
  - kongenitale Herzfehler
  - Hypospadie
  - endokrine Dysfunktionen
  - Thrombozytenspeicherpoolkrankheiten
  - verschiedene physische und psychische Störungen

5.6 Ätiologie

Wie auch bei anderen malignen Tumoren wird ein Prozess aus mehreren Schritten vermutet, einhergehend mit einer Akkumulation genetischer Läsionen. Der Grund und die Art der initialen sowie der nachfolgenden Läsionen sind unbekannt. Es sind mehrere wiederkehrende genetische Veränderungen bekannt (z. B. Mutationen der RAS-Protoonkogenfamilie und deren Beeinflussung mit dem Tumorsuppressor-NF1).

5.7 Klinische Präsentation

- Keine spezifischen Krankheitsbilder mit den beschriebenen morphologischen Kategorien assoziiert
- Oft zufällig festgestellte Blutbildveränderungen
- Klinisches Bild häufig durch Knochenmarkunterfunktion erklärt
- Blässe, Hautblutungen

- Eventuell Hepato-/Splenomegalie, v. a. bei RAEB und RAEB-T
- Mit konstitutionellen genetischen Veränderungen assoziiertes MDS oft beim Kleinkind

5.8 Labordiagnostik

- Unterscheidung zwischen MDS und AML kann schwierig sein
- Morphologischer Befund aus peripherem Blut, Knochenmarkaspirat und Knochenmarkbiopsie; Beurteilung durch erfahrenes Referenzlabor
- Knochenmark meist hyperzellulär, nur in etwa 15 % der Fälle verminderte Zellularität
- Reifungsabnormitäten, assoziiert mit dysplastischen Eigenschaften einer oder mehrerer Zelllinien, müssen ein MDS vermuten lassen
- Häufig abnorme morphologische Eigenschaften der roten Zelllinie (megaloblastäre Reifung) mit nukleär-zytoplasmatischer Asynchronie (Diskrepanz zwischen zytoplasmatischer Reifung – Hämoglobinkonzentration – und nukleärer Reifung; Zellkernvermehrung und nukleärer Fragmentierung – Howell-Jolly-Körper)
- Unreife myeloische Zellen können vermehrt auftreten und dysplastische Zeichen aufweisen (z. B. hypogranulierte Granulozyten); Pelger-Huët-Anomalie; Prozentsatz von Myeloblasten spielt eine wichtige Rolle für FAB- und WHO-Klassifikation (◘ Tab. 5.1, ◘ Tab. 5.2)
- *Veränderungen der Megakaryozyten:* Mikromegakaryozyten, höheres Nukleus-Zytoplasma-Verhältnis, verschiedene Zellgrößen, Vermehrung oder Verminderung zytoplasmatischer Granula
- *Weitere Labordiagnostik:* Zytogenetik (abnormer Karyotyp kann bei >70 % der Patienten erwartet werden), molekulare Genetik (einzelne Genmutationen, klonale hämatopoetische Defekte), Zellkulturanalytik (oft leukämisches Muster der Vorläuferzellen, v. a. viele Mikro- und Makrocluster).

5.9 Differenzialdiagnose

- Anamnese, körperlicher Untersuchungsbefund, Blutbild sowie Knochenmarkzytologie und -histologie mit Beurteilung durch ein Referenzlabor ermöglichen in der Regel die Diagnose
- Abgrenzung zur akuten Leukämie gemäß FAB- und WHO-Klassifikation
- Vitamin-B12- und Folsäuremangel sowie Pyridoxin- und Riboflavinmangel sind vom MDS gut abgrenzbar

5.10   Therapie

━ Verschiedene Polychemotherapien werden versuchsweise eingesetzt, insbesondere AML-Induktionstherapien

━ Konventionelle Chemotherapie scheint jedoch nicht kurativ zu sein

━ Myeloablative Therapie und Stammzelltransplantation scheinen am wirksamsten zu sein

━ *Langzeitüberlebensrate bei Kindern mit MDS nach Stammzelltransplantation:* etwa 40 %.

━ Nationale und internationale Arbeitsgruppen sollten kontaktiert werden

Literatur

Bennett JM, Catkovsky D, Daniel MT et al (1976) Proposals for the classification of the acute leukaemias. French-American-British (FAB) Cooperative Group. Br J Haematol 33: 451–458

Bennett JM, Catkovsky D, Daniel MT et al (1982) Proposals for the classification of the myelodysplastic syndroms. Br J Haematol 51: 189–199

Bennett JM, Catkovsky D, Daniel MT et al (1994) The chronic myeloid leukaemias: guidelines for distinguishing chronic granulocytic, atypical chronic myeloid, and chronic myelomonocytic leukaemia. Proposals by the French-American-British Cooperative Leukaemia Group. Br J Haematol 87: 746–754

Germing U, Aul C, Niemeyer C, Haas R, Bennett JM (2008) Epidemiology, classification and prognosis of adults and children with myelodysplastic syndromes. Ann Hematol 87: 691–699

Hasle H (1994) Myelodysplastic syndromes in childhood – classification, epidemiology, and treatment. Leuk Lymphoma 13:11–26

Hasle H et al (2003) A pediatric approach to the WHO classification of myelodysplastic and myeloproliferative diseases. Leukemia 17:277–282

Jaffe ES, Harris NL, Stein H, Vardiman JW (eds) (2001) World Health Organization Classification of Tumours: Pathology and genetics of tumours of haematopoietic and lymphoid tissues. IARC Press, Lyon

Niemeyer CM, Baumann I (2011) Classification of childhood aplastic anemia and myelodysplastic syndrome. Hematology Am Soc Hematol Educ Program:84–89

Swerdlow SH et al (2008) WHO classification of tumours of haematopoietic and lymphoid tissues. IARC, Lyon

Vardiman JW (2010) The World Health Organization (WHO) classification of tumors of the hematiopoietic and lymphoid tissues: an overview with emphasis on the myeloid neoplasms. Chem Biol Interact 184:16–20

Yin CC, Medeiros LJ, Bueso-Ramos CE (2010) Recent advances in the diagnosis and classification of myeloid neoplasms – comments on the 2008 WHO classification. Int J Lab Hematol 32:461–476

Myeloproliferative Syndrome

Thomas Kühne

P. Imbach et al. (Hrsg.), *Kompendium Kinderonkologie*,
DOI 10.1007/978-3-662-43485-7_6, © Springer-Verlag Berlin Heidelberg 2014

Die myeloproliferativen Syndrome (MPS) oder auch chronischen myeloproliferativen Erkrankungen imponieren mit klonaler Zellvermehrung hämatologischer undifferenzierter Zellen und gehen nicht mit den für das myelodysplastische Syndrom (MDS) typischen Zytopenien einher. Dysplastische morphologische Eigenschaften fehlen. MPS können sich zu akuten Leukämien entwickeln. Aus diesen Gründen muss eine vom MDS abweichende Pathogenese vermutet werden; daher werden diese Krankheiten gesondert klassifiziert und diskutiert. Wie auch beim MDS, wird die WHO-Klassifikation chronischer myeloproliferativer Erkrankungen in der Pädiatrie verwendet [Germing et al. (2008), Vardiman (2010), Yin et al. (2010)].

WHO-Klassifikation der chronischen myeloproliferativen Krankheiten

- Chronische myeloische Leukämie (CML) – Philadelphia-Chromosom = t(9;22)(q34;q11), Fusionsgen BCR/ABL positiv
- Chronische Neutrophilenleukämie (CNL)
- Polycythaemia vera
- Primäre Myelofibrose
- Essenzielle Thrombozytose (ET)
- Chronische Eosinophilenleukämie (CEL) und hypereosinophiles Syndrom (HES)
- Unklassifizierbare chronische myeloproliferative Erkrankungen

---

6.1 Juvenile myelomonozytäre Leukämie

- Frühere Bezeichnung der juvenilen myelomonozytären Leukämie (JMML) »juvenile chronische myeloische Leukämie« (JCML)
- Geringe morphologische und zytogenetische Verwandtschaft mit CML
- Morphologische Ähnlichkeiten jedoch kein pädiatrisches Äquivalent zur CMML, die v. a. bei älteren Patienten vorkommt (medianes Alter: etwa 79 Jahre)
- Aggressive myeloproliferative Erkrankung des jungen Kindesalters; kaum Eigenschaften eines MDS, obwohl in der modifizierten FAB-Klassifikation dort kategorisiert
- Wachstumsfaktoren, wie Tumornekrosefaktor-α und Granulozyten-Makrophagen-Kolonie-stimulierender Faktor, spielen pathogenetisch wichtige Rolle

6.1.1 Klinisches Bild

- Blässe (69 %)
- Fieber (61 %)
- Hautausschlag (39 %)
- Hepatosplenomegalie (>90 %)
- Lymphadenopathie [75 %; Niemeyer et al. (1997)]

6.1.2 Laborbefunde

- *Blutbild:* Leukozytose (>10 × 10^9/l), Monozytose (>1 × 10^9/l), wenig Blasten
- *Knochenmark:* hyperzellulär, Blastenanteil <30 %, außer in akzelerierter Phase
- *Zellkulturen:* spontanes Wachstum von Granulozyten-/Makrophagen-Vorläufern (CFU-GM)
- *HbF:* Wert erhöht (dem Alter des Kindes entsprechend)
- *Klonale genetische Veränderungen:* Monosomie 7, del(7q), Trisomie 8, Trisomie 21, t(13;14), t(1;3)(p13;p21), der 7 t(7;12)(q21;13), t(3;12) (q21;p13), t(3;15)(q13.1;q26), 5q31- bis 5q33-Abnormalitäten, t(5;12) (q31;q13), t(1;5)(q22;q33); Philadelphia-Chromosom – t(9;22) – negativ

6.1.3 Verlauf

Dieser ist sehr unterschiedlich. Das unklare Krankheitsbild und die verwirrende Klassifikation behindern eine systematische Auswertung der Daten. Individuelle Prognose und Zeit bis zur Progression der Krankheit bleiben daher unklar.

6.1.4 Prognose

Folgende Faktoren scheinen prognostische Bedeutung zu besitzen:
- *Alter:* bei Säuglingen (<1 Jahr) höhere Wahrscheinlichkeit des Langzeitüberlebens
- Niedrige Thrombozytenzahlen (<100 × 10^9/l oder weniger), ein erhöhter HbF-Wert (>10–15 %) sowie Blasten in peripherem Blut (>4 %) und Knochenmark (>5 %) scheinen eine schlechte Prognose anzuzeigen

6.1.5 Therapie

Das therapeutische Vorgehen wird kontrovers diskutiert:

- Spärliche Daten wegen geringer Patientenzahl, d. h. keine Evidenz für standardisierte Therapie; weder milde bis intensive Chemotherapie, Splenektomie noch Strahlentherapie scheinen kurativ zu sein; auch Zytokine (Interferon) und biologische »response modifier« wurden versucht, ohne das Überleben der Patienten nachhaltig zu ändern
- Zurzeit scheint nur die allogene hämatopoetische Stammzelltransplantation (»hematopoetic stem cell transplantation«, HSCT) das Überleben wesentlich zu beeinflussen; die Anzahl der Patienten, die von dieser Behandlungsart profitieren, ist jedoch nicht bekannt
- Obwohl neue, erfolgversprechende Medikamente geprüft werden (z. B. RAS-Peptide als Ziele von spezifischen Immuntherapien, Farnesylierungshemmer, Apoptoseinduktoren), stellen die kleine Patientenzahl sowie vielfältige Hindernisse einer internationalen Multizentertätigkeit durchaus schwierige, jedoch lösbare Probleme dar

6.2 Chronische myeloische Leukämie

- *Häufigkeit* der chronischen myeloischen Leukämie (CML; adulter Typ): etwa 10:1 Mio. im Alter zwischen 0 und 20 Jahren
- Jungen zu Mädchen = 1:8
- *Klinisches Bild:* oft systemische Symptome, wie Fieber und Gewichtsverlust; oft bereits initial Splenomegalie

6.2.1 Klinisches Bild

Oft systemische Symptome wie Fieber und Gewichtsverlust. Splenomegalie und Schmerzen finden sich oft bei initialer Vorstellung

6.2.2 Laborbefunde

- *Blut:* häufig Hyperleukozytose ($>100 \times 10^9$/l) mit Gefahr der zerebralen Leukostase (Bewusstsein!); oft Thrombozytose, selten Thrombozytopenie; leichte Anämie

━ *Knochenmark:* Vermehrung von neutrophilen, basophilen und/oder eosinophilen Granulozyten, oft dysplastische Zeichen; Blasten in chronischer Phase
selten (<5 %), Vermehrung bei akzelerierter Phase und Blastenkrise
━ Philadelphia-Chromosom, d. h. t(9;22)(q34;q11); Fusionsgen BCR-ABL mit
daraus resultierender erhöhter Tyrosinkinaseaktivität, welche eine zentrale
pathogenetische Rolle während der chronischen Phase spielt und durch das
»designer drug« Imatinib-Mesylat gehemmt wird, was den günstigen Effekt
dieses Medikaments widerspiegelt
━ Philadelphia-Chromosom kommt auch bei ALL und selten bei AML vor,
allerdings mit verschiedenen »breakpoints« des Fusionsgens BCR-ABL;
Fusionsprotein bei CML: p210 BCR-ABL; bei ALL: p190 BCR-ABL

6.2.3 Verlauf

━ *Chronische Phase:* oft oligo-/asymptomatisch, manchmal über Jahre
persistierend
━ *Akzelerierte Phase:* zeigt sich oft durch Wiederauftreten oder Verstärkung
der Splenomegalie und Blutbildveränderungen (Leukozytose, Thrombopenie, aber auch Thrombozytose und Anämie); die akzelerierte Phase
dauert in der Regel nicht länger als 6 Monate und kündigt die Blastenkrise an
━ *Blastenkrise:* bei Kindern in einem mittleren Alter von >3 Jahren; meist
myeloisch, jedoch auch (insbesondere bei jungen Patienten) B- oder selten
T-Zell-ALL

6.2.4 Therapie

━ *Strategien:* kurativ, Verlängerung der chronischen Phase, palliativ
━ *Medikamente:* Imatinib-Mesylat und andere Tyrosinkinasehemmer
(Interferon-α, Zytostatika, Busulfan wird kaum oder nicht mehr angewendet; Hydroxyurea, Ara-C); allogene hämatopoetische Stammzelltransplantation (spärliche pädiatrische Daten)
━ Interferon-α hat Busulfan und Hydroxyurea in der Behandlung der CML
verdrängt; es wird allein oder in Kombination mit Ara-C angewendet,
auch die Kombination mit Hydroxyurea wird geprüft
━ Imatinib-Mesylat ist ein BCR-ABL-Tyrosinkinase-Inhibitor:
Verdrängung aller bisherigen initialen Behandlungsvarianten der CML;
beachtliche Therapieerfolge v. a. bei Patienten in chronischer Phase,
jedoch noch viele offene Fragen: pädiatrische Aspekte, Timing, Dosis,

Kombination mit anderen Medikamenten, Rolle bei Stammzelltransplantation (vor und nach Transplantation) und beim Rezidiv.

═ Bei Erwachsenen wird bei neu diagnostizierter CML, d. h. in chronischer Phase, zu 68 % eine komplette Remission erzielt, im Gegensatz zum Einsatz von Interferon-α und Ara-C (7 %)

═ Daten über Langzeitüberleben im Vergleich zu Interferon-α noch ausstehend; Imatinib-Mesylat scheint auch bei Patienten in akzelerierter Phase und in Blastenkrise wirksam zu sein, was jedoch noch verifiziert werden muss

═ Imatinib-Mesylat hat die Therapiestrategien verändert, allerdings haben sich die Ergebnisse der allogenen Stammzelltransplantation laufend verbessert; für dessen Einsatz in der Pädiatrie stehen für Imatinib-Mesylat bisher nur wenige Daten zur Verfügung

═ Die Vorbehandlung von Patienten mit Tyrosinkinasehemmern vor Stammzelltransplantation beeinflusst die Resultate nicht negativ, es gibt Hinweise für verbesserte Verläufe. Die Entscheidung, ob transplantiert werden soll, wurde komplexer, vor allem bei Jugendlichen und jungen Erwachsenen, weil mit Tyrosinkinasehemmern behandelte Patienten einen leichten Vorteil gegenüber transplantierten Patienten zu haben scheinen.

═ Transplantation allerdings nach wie vor die einzige kurative Behandlungsmodalität, auch angesichts vielversprechender Langzeitverläufe bei Erwachsenen mit CML, die mit Tyrosinkinasehemmbern behandelt wurden

═ Prognosebeeinflussende Faktoren sind hauptsächlich die initiale Zytogenetik und der molekulare Verlauf nach Tyrosinkinasehemmer sowie eine minimale Resterkrankung unter der Therapie

6.3   Polycythaemia vera

6.3.1   Diagnose

═ Bei Polycythaemia vera (PV) Erythrozytenmasse erhöht (Jungen: 36 ml/kgKG; Mädchen: 32 ml/kgKG)

═ Arterielle Sauerstoffsättigung von 92 % in Assoziation mit Splenomegalie oder zwei der folgenden Faktoren:

═ Thrombozytose ($>600 \times 10^9$/l)

═ Leukozytose ($>12 \times 10^9$/l)

═ erhöhte Werte der leukozytären alkalischen Phosphatase

═ erhöhte Vitamin-B_{12}-Bindungskapazität

- *Zusätzliche Kriterien:* niedrige Erythropoetinkonzentration, spontane Bildung von erythroiden Kolonien in vitro
- Im Kindesalter extrem selten
- Junges Alter schützt nicht vor Komplikationen der PV; Komplikationen bei Diagnosestellung häufig bereits vorhanden
- Familiarität beschrieben (autosomal-rezessiv und -dominant)

6.3.2 Klinisches Bild

- Kopfschmerzen, Schwäche, Gewichtsverlust, Pruritus, Schwindel
- Splenomegalie häufig; Leukozyten- und Thrombozytenwerte oft erhöht
- Hyperzelluläres Knochenmark
- *Zellkulturen:* erhöhte Erythropoetinsensitivität

6.3.3 Therapie

- Richtet sich nach den Symptomen, der Erythrozytenmasse und dem arteriellen Sauerstoffstatus (O_2-Sättigung, O_2-Sättigungskurve)
- Keine Standardtherapie im Kindesalter
- Hämatokrit sollte bei <45 % gehalten werden, um thrombohämorrhagische Komplikationen zu verhindern
- Erythrozyten können durch Apherese ausgefiltert werden
- Zytostatika bergen die Gefahr der Leukämogenese; Hydroxyurea hat jedoch einen Stellenwert in der Behandlung der PV, falls Thrombozytenwerte bei $>1000 \times 10^9$/l

6.4 Essenzielle Thrombozytose

Die essenzielle Thrombozytose (ET) ist abzugrenzen von einer sekundären (reaktiven) Form ($>450 \times 10^9$/l), ausgelöst durch akute und chronische Infektionskrankheiten, hämolytische Anämie, Eisenmangel, Verletzungen und chirurgische Eingriffe, Nierenkrankheiten, Blutverlust, allergische Reaktionen, Pankreatitis, Postsplenektomiesyndrom oder Medikamente:

- Adrenalin
- Antibiotika (vor allem β-Lactame)
- Micoconazole
- Kokain
- Haloperidol

- mütterliche Morphinexposition (Neugeborene)
- Kortikosteroide
- niedermolekulare Heparine

6.4.1 Differenzialdiagnose

- Präanalytische und analytische Fehler, reaktive Thrombozytose, myeloproliferative Krankheiten
- Essenzielle Thrombozytose mit autosomal-dominantem Erbgang

6.4.2 Diagnose

- Thrombozytenwerte von $>600 \times 10^9/l$
- Hämoglobinwert von ≤130 g/l
- Normaler Eisenstatus
- Keine t(9;22)
- Keine Knochenmarkfibrose
- Kein Hinweis auf sekundäre Thrombozytose
- Somatische JAK2-V617F-Mutation kann vorhanden sein, selten ist das für den Thrombopoetinrezeptor kodierende Gen betroffen
- Überlappende klinische und biologische Eigenschaften mit Poycythaemia vera, essenzieller Thrombozytose und primärer Myelofibrose wird durch die gemeinsame JAK2-Mutation widerspiegelt, die bei allen drei Krankheiten vorkommen kann
- JAK2-Mutationen scheinen kein initiierendes, sondern eher ein in der Evolution eines myeloproliferativen Syndroms spät vorkommendes Ereignis zu sein. Demnach können JAK2-hemmende Medikamente die Symptome verbessern und eher nicht den neoplastischen Klon eradizieren. Weitere Studien sind notwendig, um die Rolle dieser Medikamente besser zu verstehen.
- Ungefähr ein Drittel der Patienten sind asymptomatisch mit mildem Verlauf

6.4.3 Therapie

- Antithrombotische Prophylaxe (z. B. Azetylsalizylsäure) nicht etabliert und umstritten
- Zytostatische Therapie ebenfalls nicht standardisiert; Symptome der Krankheit müssen sorgfältig gegen Nebenwirkungen der Medikamente abgewogen werden

- Anagrelid, eine Quinazolinverbindung, reduziert die Thrombozytenzahl effizient und nebenwirkungsarm, ohne andere myeloische Elemente wesentlich zu beeinflussen; die Wirkung scheint v. a. auf einer Beeinflussung der Megakaryopoese zu beruhen
- Hydroxyurea wird bei myeloproliferativen Syndromen erfolgreich eingesetzt, wurde jedoch durch Anagrelid in der ET-Behandlung verdrängt
- Interferon-α und -γ hemmen die Megakaryopoese in vitro sowie Stammzellproliferation und -differenzierung im Knochenmark

6.5   Primäre Myelofibrose

- Knochenmarkfibrose, kommt bei klonalen hämatologischen Krankheiten vor (bei Kindern oft bei AML-M7 und der bei dieser Krankheit eventuell vorangehenden MDS-Phase)
- Bei Erwachsenen oft bei myeloproliferativen Krankheiten (CML, PV) und MDS (insbesondere bei therapieinduziertem MDS, CMML und unklassifizierbarem MDS)
- Im Kindesalter auch nach nichtklonalen Krankheiten, z. B. systemischen Infektionskrankheiten, hämatologischen Krankheiten (Sichelzellanämie u. a.), hypereosinophilem Syndrom
- Im Zusammenhang mit Malignomen kann primäre Myelofibrose Wochen bis Monate vorangehen
- Primäre Myelofibrose muss separat betrachtet werden und ist per definitionem eine myeloproliferative Erkrankung
- Kommt bei Kindern vor, mehr bei Mädchen; Familiarität beschrieben, insgesamt aber sehr selten

6.5.1   Klinisches Bild

- Häufig Hepatosplenomegalie
- Knochenmark kann hypo-, aber auch hyperzellulär sein, mit vielen Retikulinfasern; dysplastische Zeichen finden sich stärker in erythroiden als in myeloischen Zellen
- Extramedulläre Hämatopoese

6.5.2 Verlauf

Dieser ist sehr unterschiedlich, häufig kommt es zum Übergang in eine akute Leukämie (v. a. megakaryo-, aber auch lymphoblastische Leukämie)

6.5.3 Therapie

Es existiert keine Standardtherapie; eine Stammzelltransplantation scheint die besten kurativen Chancen zu haben.

6.6 Hypereosinophiles Syndrom

- Das hypereosinophile Syndrom (HES) gehört nach WHO-Klassifikation (2008) zu den eosinophilen Krankheiten:
  - myeloische und lymphoide Neoplasien mit Eosinophilie und Mutationen von *PDGFRA*, *PDGFRB* und *FGFR1*
  - chronische eosinophile Leukämie, nicht anderweitig spezifiziert (NOS)
  - idiopathisches hypereosinophiles Syndrom (HES)
- Beim HES sollten folgende Krankheiten ausgeschlossen werden:
  - reaktive Eosinophilie
  - Lymphozytenvariante der Hypereosinophlie
  - chronische eosinophile Leukämie (NOS)
  - WHO-definierte myeloische Malignome, die mit Eosinophilie assoziiert sind
  - eosinophilie-assoziierte myeloproliferative Neoplasien oder AML/ALL mit mutierten *PDGFRA*, *PDGFRB* oder *FGFR1*
- Hypereosinophile Syndrome sollten von molekular definierten Veränderungen und chronischer eosinophiler Leukämie (CEL) unterschieden werden
- Unterscheidung zwischen klonaler und ätiologisch unklarer, durch abnorme Zytokinproduktion verursachte Eosinophilie schwierig; Trennung zwischen CEL) und HES ggf. sehr problematisch
- CEL oder HES kann erst nach Ausschluss von Infektions-, Entzündungs- und neoplastischen Krankheiten diagnostiziert werden (nach Ausschluss dieser Krankheiten entscheidet Klonalität darüber, ob es sich um HES oder CEL handelt).

6.7   Transientes myeloproliferatives Syndrom bei Down-Syndrom

---

- Transientes myeloproliferatives Syndrom (TMD) bei etwa 10 % der Neugeborenen mit Down-Syndrom
- Meist spontane Remission innerhalb Wochen bis Monate
- Bei etwa 20 % der Kinder mit spontaner Remission (d. h. etwa 1 von 50 der Kinder mit Down-Syndrom) tritt eine akute megakaryoblastäre Leukämie (AMKL) innerhalb der ersten vier Monate auf
- Inzidenz der AMKL bei Down-Syndrom etwa 500-mal höher als bei Kindern ohne Down-Syndrom
- Akute megakaryoblastäre Leukämie zeigt Unterschiede gegenüber den beiden anderen Formen der AMKL im Kindesalter:
  - AMKL im Säuglingsalter mit t(1;22) mit schnellem Verlauf und schlechtem Effekt einer Chemotherapie
  - AMKL im Kindesalter ohne lange myelodysplastische Phase wie bei AMKL bei Down-Syndrom; ebenfalls schlechter Effekt von Zytostatika
- TMD scheint Kinder mit Down-Syndrom eher nicht für ALL zu prädisponieren, obwohl auch deren Inzidenz bei Kindern mit Down-Syndrom erhöht ist
- Leukämiezellen bei AMKL und TMD weisen viele Ähnlichkeiten auf: Morphologie, Zytochemie und Antigenexpression; TMD-Zelle zeigt mehr megakaryozytäre Differenzierungszeichen und Mutationen des GATA1-Gens
- Es gibt Argumente, das transiente myeloproliferative Syndrom als Leukämie zu betrachten:
  - pathologische Zelle hat megakaryoblastäre Eigenschaften, die denen der AMKL-Zelle ähnlich sind
  - Erkrankung kann fatal enden
  - Autopsien ergaben plazentäre und Hautinfiltrationen
  - Nachweis klonaler Proliferation bei chromosomalen Veränderungen bei TMD
- Die Behandlung von Kindern mit TMD besteht in der Regel in deren Beobachtung und Supportivtherapie. Es gibt allerdings Kinder, die wegen Komplikationen (Hyperleukozytose) eine zytoreduktive Therapie benötigen: niedrig dosiertes ARA-C wird oft in dieser Situation angewendet
- Bei einigen Kindern mit DS kann es selbst während der Neonatalperiode wegen megakaryoblastärer Leberinfiltration zur Leberinsuffizienz kommen. Diese Komplikation ist mit hoher Mortalität vergesellschaftet

6.8   Mastzellerkrankung

- Bei der Mastzellerkrankung (Mastozytose) nehmen Mastzellen ihren Ursprung von einer hämatopoetischen Stammzelle und weisen Eigenschaften auf, die sie als myeloische Zellen kennzeichnen
- Heterogene Gruppe von Krankheiten
- Abnormes Wachstum und Akkumulation von Mastzellen in einem oder mehreren Organsystemen
- Oft klonales Wachstum
- Systemische Formen im Kindesalter sehr selten
- Maligne Formen kommen im Kindesalter nicht vor
- Oft kann eine Mutation des Protoonkogens *c-KIT* gefunden werden (kodiert Tyrosinkinaserezeptor für Stammzellfaktor)
- Anwendung der WHO-Klassifikation zur Differenzierung der verschiedenen Formen
- In der Pädiatrie v. a. bei Kindern <2 Jahre Auftreten als solitäre kutane Mastozytose oder häufiger Urticaria pigmentosa
- Bei Kindern meist selbstlimitierte Krankheit
- Neben der Haut können Knochen befallen sein, selten das Knochenmark
- Oft Pruritus, ausgelöst durch Histamine; Therapie: Antihistaminika

---

WHO-Klassifikation der Mastzellerkrankungen (Mastozytose)
- Kutane Mastozytose
- Indolente systemische Mastozytose
- Systemische Mastozytose mit assoziierter klonaler hämatologischer Nichtmastzellerkrankung
- Aggressive systemische Mastozytose
- Mastzellleukämie
- Mastzellsarkom
- Extrakutanes Mastozytom

Literatur

Niemeyer CM, Arico M, Basso G et al (1997) Chronic myelomonocytic leukemia in childhood: a retrospective analysis of 110 cases. European working Group on Myelodysplastic Syndromes in Childhood (EWOG-MDS). Blood 89/10:3534–3543

Germing U, Aul C, Niemeyer CM, Haas R, Bennett JM (2008) Epidemiology, classification and prognosis of adults and children with myelodysplastic syndromes. Ann Hematol 87: 691–699

Vardiman JW (2010) The world Health Organization (WHO) classification of tumors of the hematopoietic and lymphoid tissues: an overview with emphasis on the myeloid neoplasms. Chem Biol Interact 184:16–20

Yin CC, Medeiros LJ, Bueso-Ramos CE (2010) Recent advances in the diagnosis and classification of myeloid neoplasms – comments on the 2008 WHO classification. Int J Lab Hematol 32:461–476

Non-Hodgkin-Lymphom

Paul Imbach

P. Imbach et al. (Hrsg.), *Kompendium Kinderonkologie*,
DOI 10.1007/978-3-662-43485-7_7, © Springer-Verlag Berlin Heidelberg 2014

7.1   Definition

- Das Non-Hodgkin-Lymphom (NHL) ist eine Neoplasie der Lymphozyten und deren Vorläufer mit genetisch bedingter Regulationsstörung von Proliferation, Differenzierung und Apoptose
- Morphologisch/zytogenetisch heterogene lymphatische Erkrankung
- Bei Knochenmarkinfiltration entspricht das klinische Bild dem einer Leukämie

7.2   Häufigkeit

- 5 % aller Neoplasien im Kindesalter
- 7 Kinder <16 Jahre mit Neuerkrankung pro 1 Mio. Menschen pro Jahr
- Häufigkeitsgipfel zwischen 5. und 15. Lebensjahr, selten vor dem 2. Lebensjahr; im Erwachsenenalter zunehmende Häufigkeit mit fortschreitendem Alter
- Verhältnis Jungen zu Mädchen = 2:1
- Vereinzelt familiäres Auftreten
- Weltweit unterschiedliche regionale Häufigkeit, z. B. beim Burkitt-Lymphom:
  - *Afrika:* endemische Form (10:100 000 Kinder), sporadische Form (0,2:100 000 Kinder)
  - *Europa/USA:* nur sporadische Form

7.3   Ätiologie/Pathogenese/Molekulargenetik

- Ätiologie weitgehend unbekannt
- *Genetik:* oft chromosomale Alterationen feststellbar
  - beim Burkitt-Lymphom charakteristische Translokation von Chromosom 14 (t18:14), auf dem das für die Immunglobulinproduktion verantwortliche Gen lokalisiert ist; zusätzlich wirkt das c-MYC-Onkogen via Translokation dysregulierend
- *Prädispositionen* für NHL sind folgende Krankheiten:
  - erworbene Immundefizienz: Autoimmunkrankheiten, HIV-Infektion
  - Epstein-Barr-Virus-Infektion: endemisches Burkitt-Lymphom, lymphoproliferative Syndrome
  - kongenitaler B-Zell-Defekt: X-chromosomale Agammaglobulinämie, selektiver IgA-/M-Mangel
  - kongenitaler T-Zell-Defekt: Thymushyperplasie

━ Bloom-Syndrom, Chediak-Higashi-Syndrom, kongenitaler
  B-/T-Zell-Defekt: »severe combined immune deficiency« (SCID), Ataxia
  teleangiectatica (Louis-Bar-Syndrom), Wiskott-Aldrich-Syndrom,
  »common variable immune defect« (CVID)
━ Strahlenexposition: Atombombenkatastrophe (▶ Abschn. 2.3.2), nach
  Bestrahlung des Thymus
━ Medikamente: nach immunsuppressiver Therapie, nach Hydantoin-
  behandlung

7.4   Pathologie/Klassifikation

━ Heterogene Krankheitsgruppe mit unterschiedlichen morphologischen,
  zytochemischen, immunologischen, biochemischen und zytogenetischen
  Charakteristika der lymphoiden oder mono-histiozystischen Zellelemente
━ Beim Kind tritt histologisch vorwiegend die diffuse Form auf, z. B. lympho-
  blastische oder T-Zell Form
━ Noduläre Form zu <1 %
━ Die bisher unterschiedlichen Klassifizierungen und Nomenklaturen werden
  durch die WHO-Klassifizierung (◘ Tab. 7.1) ersetzt.

◘ **Tab. 7.1** Non-Hodgkin-Lymphom-Klassifizierung (nach WHO)

Histologie	Anteil [%]
T-lymphoblastisches Lymphom	15–20
B-lymphoblastisches Lymphom	3
Reifzellige B-Lymphome	
Burkitt-Lymphom	35–50
Diffuses großzelliges Lymphom	15–20
Primär mediastinales Lymphom	1–2
Follikuläres Lymphom	selten
Nodal marginales Lymphom	selten
Reifzellige T-Lymphome	
Anaplastisches großzelliges Lymphom	15–20
Peripheres T-Zell-Lymphom	selten

7.5 Histologische/immunologische und zytogenetische Charakteristika der verschiedenen Formen

7.5.1 Burkitt-Lymphom

- *Anteil* des Burkitt-Lymphoms (BL): 35–50 %
- *Lokalisation:* Abdomen, Waldeyer-Rachenring
- *Morphologie:* große vakuolisierte Zellen mit feinem Kern, 2–5 Nukleoli, basophilem Plasmasaum, L3-Morphologie (▶ s. Kap. 2), Bild des »Sternenhimmels«
- Vorwiegend B-Zell-NHL
- Exprimiert Oberflächenimmunglobulin (zu 90 % IgM), entweder der leichten Kappa(κ)- oder der leichten Lambda(λ)-Kette
- Hoher KI-67-Wert, MID-1-positiv
- CD19, CD20, CD22, CD77 und CD79a positiv, gelegentlich CD10 und CD38 positiv, TdT meist negativ
- 80 % mit Translokation 8;14 oder 8;2 sowie 22;8 mit C-MYC auf
- 40 % mit p53-Mutation

7.5.2 Großzelliges B-Zell-Lymphom

- *Anteil* des großzelligen B-Zell-Lymphoms (»large B-cell lymphoma«, LBCL): 15–20 %
- *Lokalisation:* Abdomen, periphere Lymphknoten, Haut, Knochen
- *Morphologie:* große Zelle, häufig mit gelapptem Kern und prominenten Nukleoli (Differenzialdiagnose: Sternberg-Reed-Zelle); gelegentlich schwierig klassifizierbar, durchsetzt von normalen Lymphozyten und Makrophagen
- Heterogene Gruppe von B-Zellen
- Translokation mit BCL2- und BCL6-Gene, 5–10 % mit Translokation t(8;14)
- CD19, CD20, CD22, CD38 und CD79a positiv, gelegentlich CD10 positiv, TdT negativ, Oberflächenimmunglobuline negativ

7.5.3 Lymphoblastisches Lymphom

- *Anteil* des lymphoblastischen Lymphoms (LL): 15–20 % T- und 3 % B-Vorläuferzellen NHL
- Morphologisch nicht von Lymphoblasten der akuten lymphatischen Leukämie zu unterscheiden

- Meist uniforme Zellpopulation
- *Morphologie:* mittelgroße Zelle mit feinem, meist gelapptem Kern, kaum Nukleoli sichtbar; ähnlich L1-/L2-Morphologie (▶ s. Kap. 2)
- *Mehrzahl der T-Vorläufer-Zellen:* CD1, CD3, CD5, CD7 und CD8 positiv, gelegentlich auch CD4 negativ oder CD8 positiv = reifere Varianten, TdT-positive (Vorläuferzelle)
- Gelegentlich CD 10 (CALLA) und HLA-DR positiv
- Oft Thymusvergrößerung
- *T-Zell-Rezeptoren:* bei reiferen Formen
- 3 % mit Prä-B-Phänotyp (CD10 und CD19 sowie HLA-DR positiv, Oberflächenimmunglobulin negativ)
- *Verschiedene Translokationen:* t(11;14), t(1;14), t(8;14), t(10;14) und andere
- Veränderungen verschiedener Protoonkogene: TAL1/2, LMO1/2, HPX11/12, NOTCH1, LCK; FGFR1, CMYC
- Ähnlich wie bei akuter lymphatischer Leukämie

7.5.4 Anaplastisches großzelliges Lymphom

- *Anteil* des anaplastischen großzelligen Lymphoms (»anaplastic large cell lymphoma«, ALCL): 15–20 %
- Charakterisiert durch anaplastische Zellen
- CD30 positiv, CD15 und CD45 positiv oder negativ, EMA (epitheliales Membranantigen) positiv
- Teilweise T-Zell-Rezeptorenexpression (Tβ, Tδ)
- Expression von ALK, einer Tyrosinkinase, bei >90 %
- Meist Translokation t(2;5), die ein Fusionsprotein mit Nukleophosphim (NPM) bildet

7.5.5 Follikuläres und nodulär marginales Non-Hodgkin-Lymphom

- *Anteil:* selten

7.6 Klinische Manifestation

7.6.1 Allgemeine Symptome

- *Dauer der Symptome:* meist nur wenige Tage bis wenige Wochen
- Uncharakteristische Symptome, wie Müdigkeit, Unwohlsein, Nausea, Anorexie, Gewichtsverlust und/oder Fieber

7.6.2 Symptome in Abhängigkeit von der Lokalisation

Abdomen

- Ileozökalgegend, Mesenterium, Ovar, Retroperitoneum:
  - kolikartige Bauchschmerzen, Erbrechen
  - *Defäkationsstörung:* Obstipation/Diarrhö
  - *Invagination:* bei >6-jährigem Kind verdächtig auf NHL
  - »Appendizitis«
  - Ileus
  - Aszites
  - Miktionsstörung

Mediastinum

- Vorwiegend vorderes und mittleres Mediastinum, Thymusbereich:
  - Reizhusten
  - Stridor
  - Dyspnoe
  - venöse Einflussstauung
  - Rücken-/Bauchschmerzen
  - Pleuraerguss
- Einbezug von Adenoiden und Tonsillen, nasopharyngealen Lymphknoten, Parotis, Kompression des Larynx mit Atemeinengung

Kopf-/Halsbereich

- Waldeyer-Rachenring
- Nasopharynx
- Sinusbereiche mit Schluckbeschwerden und Atembehinderung

Periphere Lymphknoten

- Vor allem zervikal, supraklavikulär und inguinal
- Meist miteinander verbacken

— Indolente und dolente derbe Schwellung
— Vorwiegend unilateral

Andere Lokalisationen

— Zentralnervensystem, kraniale und periphere Nerven, Haut, Muskel, Knochen, Brust, Gonaden, Orbita, Parotis, Epiduralraum
— Symptome in Abhängigkeit von der Lokalisation

7.6.3   Differenzialdiagnosen in Abhängigkeit von der Häufigkeit

— Burkitt-Lymphom, sporadische Form:
  — Abdomen (zu 25 %) mit Aszites und Pleuraeffusion
  — Pharynx und Retropharyngealbereich, inklusive Sinusbereiche
  — Knochen- und Knochenmarkbefall zu 20–40 %
  — Befall des ZNS selten
— Burkitt-Lymphom, endemische Form:
  — v. a. in Äquatorialafrika
  — Kieferbereich bei 70 % der Kinder <5 Jahre, bei 25 % der Kinder >14 Jahre
  — Abdomen
  — Knochenmark zu etwa 8 %
  — *ZNS und kraniale/periphere Nerven*: deutlich häufiger als bei sporadischer Form, inklusive epiduralem Auftreten
— Lymphoblastisches Lymphom:
  — intrathorakal/mediastinal zu 50–70 %
  — Lymphadenopathie zu 50–80 %, v. a. supradiaphragmal
  — *Differenzialdiagnose zu ALL*: bei Diagnosestellung >25 % Blasten im Knochenmark
— Anaplastisches großzelliges Lymphom:
  — langsamere Progression, mehr Allgemeinsymptome
  — Befall von Lymphknoten, Haut, Knochen, Mediastinum, Leber/Milz

7.6.4   Andere Erkrankungen

— Lymphom bei entzündlichem Prozess
— Autoimmune, lymphoproliferative Syndrome
— Morbus Hodgkin
— Metastase eines Rundzellsarkoms, eines Rhabdomyosarkoms oder eines Neuroblastoms

- Akute lymphatische Leukämie (ALL):
  - definitionsgemäß Knochenmark mit >25 % Blasten; bei <25 % Blasten im Knochenmark: NHL im Stadium IV
  - Überlappungen zwischen T-Zell-ALL und T-Zell-NHL kommen vor

7.7 Diagnostik

7.7.1 Risikoadaptiertes diagnostisches Vorgehen

- Diagnostik aus Lymphknoten, peripherem Blut, Knochenmark, Pleuraerguss oder Aszites
- *Bei fortgeschrittenem abdominellem Stadium:* möglichst keine Laparotomie, die zu einer Verzögerung des Chemotherapiebeginns führt
- *Bei Kompression der Luftwege und/oder der V. cava superior:* Notfallsituation – schonende Biopsie und notfallmäßige Vorbehandlung mit Chemotherapie/ Radiotherapie (▶ Kap. 20.4, ▶ Kap. 20.6)
- Biopsiematerial für morphologische und immunophänotypische Analyse sowie molekularzytogenetische Analysen
- Abklatschpräparat für rasche Diagnose und Therapiebeginn
- Laktatdehydrogenase (LDH) im Serum unspezifisch, orientiert über Tumorprogression und Ansprechen auf Therapie
- Serumharnsäurewert zur Diagnostik – und bei hohen Werten als Indikator für das Risiko der Harnsäurenephropathie
- Knochenmarkaspiration an mindestens zwei verschiedenen Stellen
- Liquorpunktion lumbal (10 % Initialbefall)

7.7.2 Radiologische Diagnostik

- Ultraschall für periphere und retroperitoneale Lymphknotendarstellung
- Konventionelle Röntgenaufnahme des Thorax, eventuell Skelett
- Computertomografie (Thorax, Abdomen), Magnetresonanztomografie (v. a. Abdomen und Zentralnervensystem) bzw. Positronenemissionstomografie (PET)
- Knochenszintigrafie

7.8 Stadieneinteilung

Die Stadieneinteilung (nach Murphy) des Non-Hodgkin-Lymphoms:

Non-Hodgkin-Lymphom Stadieneinteilung
— Stadium I
  – ein Tumor (extranodal)
  – eine Lymphknotengruppe (Mediastinum und Abdomen tumorfrei)
— Stadium II
  – ein Tumor (extranodal) mit regionalen Lymphknoten
  – zwei oder mehr Lymphknotengruppen auf der gleichen Seite des Zwerchfells
  – zwei Tumoren (extranodal) ohne oder mit regionalen Lymphknoten auf der gleichen Seite des Zwerchfells
  – ein Tumor des Gastrointestinaltrakts (meist ileozökal) ohne oder nur mit drainierenden mesenterialen Lymphknoten
— Stadium III
  – extranodale Tumoren oder Lymphknotengruppen auf beiden Seiten des Zwerchfells
  – alle primär intrathorakalen Tumoren (Mediastinum, Pleura, Thymus)
  – alle fortgeschrittenen intraabdominellen Tumoren
— Stadium IV
  – Befunde wie in den Stadien I–III mit ZNS-Befall und/oder des Knochenmarks

Häufigkeit
— *Stadien I und II*: 10–20 % sämtlicher NHL
— *Stadien III und IV*: 80–90 % sämtlicher NHL

7.9   Therapie und Prognose

7.9.1   Allgemeines

— Angesichts der oft raschen Tumorprogression mit Tumorverdoppelung innerhalb <28 Stunden Beurteilung der Notfall-/Risikosituation und entsprechende Ausrichtung von Diagnosevorgehen (Staging) und Therapieinduktion
— Lebensbedrohliche Situation durch Tumorwachstum, Verdrängung/Infiltration/Kompression von normalem Gewebe und Organen sowie durch hohen Tumorzellumsatz
— Komplikationen infolge von:
  — Tumorlysesyndrom (▶ Kap. 20.1)
  — Intussuszeption des Darms (▶ Kap. 20.10)
  — Ureterobstruktion

— Obstruktion der Luftwege (▶ Kap. 20.4) kardiale Tamponade (▶ Kap. 20.8)
— Paraplegie, Hirnnervenausfall (▶ Kap. 20.5), Meningeosis (▶ Kap. 20.12)
  oder Tumor im Zentralnervensystem (▶ Kap. 20.13)
— Therapieeinleitung:
    — sorgfältige Überwachung von Harnstoff, Kreatinin, Elektrolyten, Harn-
      säure, Leberenzymen
    — Allopurinol (10 mg/kgKG) während der ersten Behandlungstage (bis zur
      Normalisierung des Harnsäurespiegels)
    — *ausreichende Flüssigkeitszufuhr:* 2500 ml/m^2 KOF/24 h i.v.
    — *Natriumbikarbonatgabe:* Dosierung nach Urin-pH-Wert
— *Bei hohem Risiko für Komplikationen:* Initialphase mit Intensivüberwachung
— Chirurgisches Vorgehen:
    — totale Resektion nur bei lokalisierter Tumormasse (Stadien I und II)
    — keine Laparotomie zwecks Staging – verbessert die Prognose nicht

7.9.2 Burkitt- und großzelliges B-Zell-Lymphom

— 3–6 Monate intensive Chemotherapie:
    — Kombinationschemotherapie mit Vincristin, Prednison, Cyclophospha-
      mid/Ifosfamid, Doxorubicin, Etoposid und hochdosiertem Methotrexat
      (5 g/m^{2}KOF) bzw. hochdosiertes Zytosinarabinosid (Ara C)
    — Prophylaxe für das ZNS mit intrathekaler Methotrexatgabe (allein oder in
      Kombination mit Ara C und/oder Dexamethason)
    — Therapie im Bereich des ZNS mit hochdosiertem Methotrexat und Ara C
      ohne Radiotherapie des ZNS als Präventionsbehandlung ausreichend
    — möglichst kurze Therapieintervalle, d. h. sobald Wiederanstieg der
      Granulozytenwerte auf absolut >500–1000 Neutrophile: nächster Chemo-
      therapiezyklus nach kooperativem Protokoll
— Prognose abhängig von Ansprechrate und initialer Tumorausdehnung
  (Serum-LDH-Messung), zu 80–90 % Langzeitüberleben

7.9.3 Lymphoblastisches Lymphom

— *Wie bei ALL:* Induktion, Konsolidierung mit Prophylaxe im Bereich des ZNS
  durch intrathekale und/oder Hochdosischemo- oder Radiotherapie,
  anschließend Erhaltungstherapie
— 2 Jahre Behandlung wie ALL, abhängig von Zelltyp und Stadium
— *Prognose:* zu 80–90 % Langzeitüberleben
— 30 Monate nach Diagnosestellung kaum Rezidive zu beobachten

7.9.4 Anaplastisches großzelliges Lymphom

- Behandlung wie bei BL/LCBL (▶ Abschn. 7.10.2) oder LL (▶ Abschn. 7.10.3)
- *Ähnliche Resultate:* zu 65–75 % Langzeitüberleben

7.9.5 Neue immunologische Therapien

- Gezielte monoklonale Anti-CD20-Antikörper (Rituximab) gegen Oberflächenprotein der B-Zellen in Kombination mit Chemotherapie werden zur Zeit evaluiert
- Monoklonale Anti-CD30-Antikörper und Anti-ALK-Antikörper bei ALK-positivem ALCL sind in klinischer Evaluation
- Antitumorimpfung und tumorspezifische Zelltherapien werden geprüft

7.10 Partielles Ansprechen oder Rezidiv

- Diagnostik mit Biopsie und Bildgebung, speziell mit Positronenemissionstomografie
- Therapie:
  - *BL, LCBL:* nach Reinduktionstherapie (z. B. Ifosfamid, Cisplatin, Etoposid, Ifosfamid-Carboplatin-Etoposid) Hochdosischemotherapie mit autologer oder allogener Stammzelltransplantation
  - *alternative bzw. ergänzende Therapie:* Einsatz von CD-20-monoklonalen Antikörpern (Rituximab)
  - *bei isoliertem Rezidiv im ZNS-Bereich:* konventionelle Therapie und intrathekale Chemotherapie (▶ Abschn. 7.9)
  - *LL:* nach Reinduktion (▶ Abschn. 7.9) allogene Stammzelltransplantation (wie bei ALL-Rezidiv)
  - *ALCL:* wie LL

Morbus Hodgkin

Paul Imbach

P. Imbach et al. (Hrsg.), *Kompendium Kinderonkologie*,
DOI 10.1007/978-3-662-43485-7_8, © Springer-Verlag Berlin Heidelberg 2014

8.1   Definition

- Lymphknotenerkrankung, charakterisiert durch fortschreitende schmerzlose Lymphknotenvergrößerung, die sich kontinuierlich zwischen den Lymphknotenregionen verbreitert
- *Diagnose:* durch Histologie – Lymphknoten verändert, vorwiegend durch Infiltration verschiedener Zellen:
  - Histiozyten
  - Plasmozyten
  - Lymphozyten
  - eosinophile und neutrophile Granulozyten
- Diagnose wird durch Nachweis der charakteristischen Sternberg-Reed-Zelle (► Abschn. 8.4.2) gesichert

8.2   Häufigkeit und Vorkommen

- 5 % aller Neoplasien des Kindesalters
- Neuerkrankung 7:1 Mio. <16-jährige Kinder pro Jahr
- Jungen häufiger betroffen als Mädchen bei unter 10-jährigen Kindern; während Adoleszenz Mädchen und Jungen gleich häufig
- Identische Häufigkeit innerhalb der verschiedenen ethnischen Gruppen
- Altersverteilung:
  - selten vor 5. Lebensjahr
  - zunehmend häufiger ≤11. Lebensjahr
  - hohe Rate während Adoleszenz ≤30. Lebensjahr
  - *Häufigkeitsgipfel:* 15.–35. und nach 50. Lebensjahr

8.3   Ätiologie

- Korrelation zu Infektion (z. B. Epstein-Barr-Virus: Prävalenz in Indien >90 %, in westlichen Ländern 30–40 %), genetische Prädisposition, gestörte Immunantwort (humoral und zellulär)
- Hohe Inzidenz bei immunologischen Krankheiten (Lupus erythematodes u. a.) sowie bei rheumatischen Erkrankungen (Ataxia teleangiectatica, Agammaglobulinämie u. a.)
- Häufung von Hodgkin-Erkrankungen bei höherem sozioökonomischem Standard
- Genetik:
  - familiäres Auftreten bekannt

- Geschwistererkrankungen 7-mal häufiger als erwartet
- bei monozygoten Zwillingen 50-mal höher, wenn eines der Kinder bereits am Hodgkin-Lymphom erkrankte

8.4   Pathologie und Immunologie

8.4.1   Makroskopie

- Fortschreitender Befall von direkt miteinander verbundenen Lymphknotenregionen oder Organen mit lymphatischem Gewebe (Lunge, Leber, Knochenmark), die Milz ist oft befallen als wichtiges Organ des lymphatischen Systems
- *Stadieneinteilung:* I–IV, A und B (▶ Abschn. 8.4.6)

8.4.2   Mikroskopie

- Normale Lymphknotenarchitektur durchsetzt mit unterschiedlichen Anteilen von Lymphozyten, eosinophilen Leukozyten, Histiozyten, Retikulumzellen, Fibrozyten und Kollagen
- *Charakteristisch:* zwei- bis mehrkernige Riesenzellen = Sternberg-Reed-Zellen = pathognomonische Zellen des Morbus Hodgkin:
  - erhöhter Zytoplasmagehalt
  - multilobuläre Kerne
  - Durchmesser von 15–45 μm
  - ursprünglich von B-Zelle ausgehend (aber ohne B-Zell-Expressionsprofil = aberrante B-Zell-Entwicklung) und bei einer Minderzahl aberrante T-Zell-spezifische Genexpression

8.4.3   Molekularbiologie

- *Zytokine (Interleukine, IL):* Assoziation zwischen:
  - IL-2, -3, -5 und Eosinophilie
  - TGF-beta (»transforming growth factor-beta«), TNF (Tumornekrosefaktor) und Fibrose
  - IL-1, -6, TNF und B-Symptomatik (▶ Abschn. 8.5.2; ▶ Abschn. 8.6)
  - TGF-beta, IL-10 und Immunsuppression, speziell bei reduzierten T-regulatorischen Zellen
  - IL-1, -6, -9 und Expression von Sternberg-Reed-Zellen

8.4.4 Histologische Unterteilung

Klassischer Morbus Hodgkin: vorwiegend T-Zell-Linie

- *NS* (nodulärsklerotisch): v. a. bei adoleszenten Kindern mit mediastinaler Manifestation – unterschiedlich viele kollagene Strukturen unterteilen lymphatisches Gewebe
- *LA* (lymphozytenarm)
- *GZ* (gemischtzellig) : hochzellulär und pleomorph; ungünstige Prognose
  - diffus-fibröser Typ mit wenigen Sternberg-Reed-Zellen
  - retikulärer Typ mit mehrheitlich pleomorphen anaplastischen Sternberg-Reed-Zellen, auch »Hodgkin-Sarkom« genannt, meist klinisch charakterisiert durch
    - rasche Progredienz
    - Fieber
    - Lymphopenie
    - Leberfunktionsstörung
    - Befall von retroperitonealen Lymphknoten, Milz und Knochenmark
- *LR* (lymphozytenreich)

Nodulär lymphozyten-prädominanter Morbus Hodgkin: vorwiegend B-Zell-Linie

- Günstige Prognose
- Oft Stadium IA mit zervikalem Lymphknotenbefall
- Untergruppe des lymphozytenreichen und des nodulär lymphozyten-prädominanten Hodgkin-Lymphoms: 9 %
- Lymphom mit nodulärer Struktur (auch: »noduläres Paragranulom«)

8.4.5 Immunphänotyp

Zum Immunphänotyp der histologisch verschiedenen Hodgkin-Lymphom-Formen: ◘ Tab. 8.1.

◘ Tab. 8.1 Immunphänotyp der histologisch verschiedenen Hodgkin-Lymphom-Formen					
Phänotyp	**CD**				
Klassischer M. Hodgkin (nodulärsklerotisch, gemischtzellig, lymphozytenarm)	15+	20±	30+	45-	SR+
Lymphozytenreicher M. Hodgkin	15-	20+	30-	45+	SR±

CD »cluster determination«; *SR* Sternberg-Reed-Zelle

8.4.6 Erkrankungshäufigkeit in Abhängigkeit von Histologie und Stadium

▬ In der Literatur variieren die Angaben zu Häufigkeit und Stadieneinteilung des Hodgkin-Lymphoms (◘ Tab. 8.2).
▬ Es existiert eine Beziehung zwischen Typ und Alter des Patienten:
  ▬ *kleine Kinder:* vorwiegend LR, selten LA
  ▬ *größere Kinder und Adoleszente:* mehrheitlich NS oder GZ

◘ Tab. 8.2 Inzidenz und Stadien des Hodgkin-Lymphoms			
Histologischer Typ	**Erkrankungen gesamt [%]**	**Stadien [%]**	
		I + II	**III + IV**
Lymphozytenreich	11,5	76	24
Nodulärsklerotisch	54,5	60	40
Gemischtzellig	32	44	56
Lymphozytenarm	2	19	81

8.5 Stadieneinteilung

8.5.1 Klassifikation nach Ann Arbor

- *Stadium I:* Befall einer einzelnen Lymphknotenregion (I) oder eines einzelnen extralymphatischen Organs oder Gebiets (I_E)
- *Stadium II:* Befall von zwei oder mehr Lymphknotenregionen auf derselben Seite des Zwerchfells (II) oder lokalisierter Befall extralymphatischer Organe oder Gebiete und einer oder mehrerer Lymphknotengruppen auf derselben Seite des Zwerchfells (II_E)
- *Stadium III:* Befall von Lymphknotenregionen auf beiden Seiten des Zwerchfells (III), welcher begleitet werden kann von lokalisiertem Befall eines extralymphatischen Organs oder Gewebebefall (III_E) oder Milzbefall (III_S) oder beidem (III_{ES})
- *Stadium IV:* Diffuser oder disseminierter Befall von einem oder mehreren extralymphatischen Organen oder Gebieten mit oder ohne Befall von Lymphknoten

8.5.2 A-/B-Klassifikation

- *Stadium A:* Fehlen definierter Allgemeinsymptome (B-Symptome ▶ Abschn. 8.6)
- *Stadium B:* folgende definierte Allgemeinsymptome:
  - ungeklärter Gewichtsverlust von >10 % in den vorausgegangenen 6 Monaten
  - ungeklärtes Fieber mit Temperaturen >38°C während drei aufeinanderfolgenden Tagen
  - Nachtschweiß

8.6 Klinische Manifestation

- Schmerzlose Lymphknotenvergrößerung als Erstmanifestation, vorwiegend zervikal und supraklavikulär
- Lymphknoten palpatorisch härter als entzündliche Lymphknoten, nicht überwärmt, schmerzhaft bei Palpation
- *Ausbreitung:* meist kontinuierlich von einem benachbarten Lymphknoten aus:
  - zervikal: 75 %
  - supraklavikulär: 25 %

- axillär: 9 %
- infradiaphragmal: 6 %
- *Extranodaler Befall:*
  - Lunge: 6 %
  - Knochen: 5 %
  - Leber: 2 %
- *Bei mediastinalem Befall:* oft Husten, eventuell Dyspnoe, Schluckbeschwerden, Gefäßstauung
- *Infektion:* Gehäuft beobachtet werden Infektionen mit folgenden Erregern:
  - Herpes-Zoster-Virus
  - Kryptokokkus
  - Listeria monocytogenes
  - Diplococcus pneumoniae
  - Toxoplasma gondii

Systemische Symptome (B-Symptome) bei 20–30 % der Patienten
- Fieber >38°C
- Nachtschweiß
- Gewichtsverlust
- Zusätzlich gelegentlich Pruritus, Nausea

8.6.1 Befall einzelner Organe/Organsysteme

Milz
- Vergrößerung der Milz korreliert nicht mit Hodgkin-Befall

Lungen
- Lungenbefall bei mediastinalem Tumor, bei etwa 20 % als solitäre peribronchiale oder subpleurale Läsion
- Intraparenchymal:
  - nodulär (Differenzialdiagnosen: Lungenabszess, Tuberkulose, Pilzinfekt)
  - alveolär (ähnlich wie Pneumonie)
- Pleuraerguss bei Obstruktion von Lymphwegen (selten)

Knochenmark
- Befall selten initial, häufiger bei B-Symptomatik
- *Befunde:* Anämie, Leukopenie, Thrombozytopenie

- Multiple Knochenmarkbiopsien notwendig – fokaler Befall, Knochenmarkaspiration oft negativ
- Wahl des Biopsieortes nach Knochenszintigrafiebefund

Knochen

- Durch hämatogene Aussaat (v. a. in Wirbelkörper) Gefahr der Kompressionsfraktur, Epiduralbefall
- Oft prognostisch ungünstig

Leber

- Leberbefall häufig zusammen mit Milzbefall
- Begleithepatomegalie oft ohne Hodgkin-Befall
- Histologisch diffuses oder noduläres Muster
- *Ikterus:* prognostisch ungünstiges Zeichen
- Differenzialdiagnosen:
  - hämolytische Anämie
  - virale Hepatitis
  - Toxoplasmose
  - Zytomegalievirusinfektion
  - Cholestase unbekannter Genese
  - sekundärer Ikterus durch portale peribiläre Infiltration

8.7 Labordiagnostik

8.7.1 Blutbild

- Anämie bei fortgeschrittenem Stadium als Ausdruck der Eisenverwertungsstörung oder der Hämolyse
- *Gehäuft Autoimmunphänomene:* Autoimmunhämolyse, idiopathische Thrombopenie, Immunneutropenie
- Neutrophilie und Eosinophilie zu 15–20 %
- Gelegentlich Thrombozytose
- Lymphozytopenie bei fortgeschrittenem Stadium

8.7.2 Knochenmark

- In der Regel unauffällig
- Gelegentlich fokale bis diffuse Infiltration; ungünstige Prognose

8.7.3 **Blutsenkungsreaktion**

- Meist stark erhöht bei aktiver Krankheit
- Normal während Remission

8.7.4 **Klinische Chemie**

- Serumkupfer- und Serumferritinkonzentrationen können erhöht sein
- *Differenzialdiagnose:* östrogenbedingte (antikonzeptionsbedingte) Erhöhung des Serumkupferwertes
- Oft hohe LDH- und niedrige Albumin-Konzentrationen

8.7.5 **Immunologische Untersuchungen**

- Immunfunktionen oft vermindert
- Vorwiegend gestörte T-Zell-Funktion gegenüber Mitogenen
- Hypersensibilität gegenüber T-Suppressorzellen
- Erhöhte Infektionsanfälligkeit gegenüber Bakterien, Pilzen und Viren, insbesondere nach Splenektomie
- Herpes Zoster bei 35 % der Patienten während/nach Radiotherapie
- Beim Kind – im Gegensatz zum Erwachsenen – verschwindet die Immundefizienz oft nach erfolgreicher Therapie

8.8   **Radiologische Diagnostik**

8.8.1 **Thorax**

Es werden eine konventionelle Röntgenaufnahme sowie eine Computertomographie oder Positronenemmissionstomografie und Fluorodeoxyglukose(FDG)-PET – meist in Kombination durchgeführt.
- Bei Mediastinum-/Hilusbefall:
  - Einengung der Atemwege
  - röntgendichte Verbreiterung, vorwiegend im vorderen und/oder mittleren Mediastinum (seitliche Aufnahme)
- Bei Befall des hinteren Mediastinums häufig auch infradiaphragmale Tumorausbreitung

- Parenchymbefall der Lunge
- Morbus Hodgkin im Thoraxbereich histologisch vorwiegend nodulär-sklerotisch

8.8.2 Abdomen

- Magnetresonanztomografie (MRT), Ultraschall und PET
- Lymphangiographie ist selten indiziert und ist kontraindiziert bei mediastinalem Befall

8.8.3 Skelett

- Selten initial befallen, gelegentlich bei fortgeschrittener Krankheit – v. a. Wirbelkörper und Becken; im konventionellen Röntgenbild Sklerose und Lyse oft nebeneinander sichtbar
- Bei *Knochenschmerzen, B-Symptomatik* oder *erhöhten Werten der alkalischen Phosphatase im Serum:* ^{99m}Tc-Szintigrafie oder FDG-PET
- Falsch-positive und falsch-negative Befunde möglich

8.8.4 Differenzialdiagnosen

- Toxoplasmose, Tuberkulose, atypische Mykobakterieninfektion
- Non-Hodgkin-Lymphom (meist rascheres Wachstum, LDH-Spiegel erhöht)
- Mononucleosis infectiosa (Pfeiffer-Drüsenfieber)
- Metastase (Nasopharynxkarzinom, Weichteilsarkom oder Weichteilkarzinom)
- Thymushyperplasie
- Rheumatoide Arthritis, systemischer Lupus erythematodes, andere Autoimmunkrankheiten
- Sarkoidose, chronisch-granulomatöse Erkrankung

8.9 Therapie

- Vorgehen nach Tumorausdehnung (»staging«) und Histopathologie
- Multidisziplinäres Vorgehen führt zu hoher Heilungsrate und geringerer Toxizität
- Meist kombinierte Chemo- und Radiotherapie

- Beginn mit Chemotherapie zur Verkleinerung der Tumormasse bzw. Remissionsinduktion (Stadien I, II, eventuell IIIA)
- Untersuchungen des frühen Ansprechens auf Chemotherapie mit CT oder FDG-PET zeigen an, ob auf eine Radiotherapie verzichtet werden kann, wodurch deren Langzeittoxizität verhindert würde
- Bei ungenügendem Ansprechen und fortgeschrittenem Stadium (III und IV) Radiotherapie und eventuell zusätzliche Chemotherapie

8.9.1 Chemotherapie

Das sich über zwei bis vier Monate erstreckende Chemotherapieregime ist in ◘ Tab. 8.3 zusammengestellt.

◘ Tab. 8.3 Zytostatikakombinationen in monatlichen Zyklen (insgesamt: 2–6 Kuren)

Chemotherapeutikum		Toxizität
(C)OPPA	(Cyclophosphamid), Vincristin (Oncovin), Procarbazin, Prednison, Doxorubicin (Adriamycin)	Hypospermie Infertilität Kardiomyopathie
OEPA	Vincristin (Oncovin), Etoposid, Prednison, Doxorubicin (Adriamycin)	Kardiomyopathie
ABVD	Doxorubicin (Adriamycin), Bleomycin, Vinblastin, Dacarbacin	Lungenfibrose

8.9.2 Radiotherapie

- Dosis von 15–25 Gy, kombiniert mit Chemotherapie; 35–40 Gy für kurativen Effekt ohne begleitende Chemotherapie
- Bei ungünstigen prognostischen Faktoren nicht nur Involved-, sondern auch Extended-field-Bestrahlung notwendig:
  - oberhalb des Zwerchfells: »total nodal irradiation« = Mantelfeldbestrahlung
  - unterhalb des Zwerchfells Bestrahlung in Form eines »umgekehrten Y« (paraaortal, iliakal, eventuell zusätzlich Milz)

Günstige prognostische Faktoren bei Morbus Hodgkin
- Geringe Anzahl befallener Lymphknoten
- Keine großen Tumormassen
- Keine B-Symptomatik
- Keine extranodale Hodgkin-Manifestation
- Stadien I, II, eventuell IIIA

Ungünstige prognostische Faktoren bei Morbus Hodgkin
- Verbreiterung des Mediatinums
- B Symptome
- Histologie: lymphozytenarm

8.10 Prognose

- *Stadien I–III:* zu 80–90 % ereignisfreies Überleben
- *Stadium IV:* zu 60–70 % ereignisfreies Überleben

8.11 Nachsorge

- *Rezidivdiagnostik:* klinische Untersuchung und Bildgebung inklusive Sonographie während der ersten 4–5 Jahre nach Diagnosestellung
- *Diagnostik in Hinblick auf Zweiterkrankungen:*
  - Schilddrüsenuntersuchung (nach Radiotherapie)
  - EKG und Echokardiographie (nach Anthrazyklinbehandlung)
  - Lungenfunktion (nach Lungenbestrahlung und/oder Bleomycinbehandlung)
  - Diagnostik von Sexualfunktion und Fertilität
- Überprüfung der psychosozialen und beruflichen Integration sowie Induktion entsprechender Maßnahmen

8.12 Rezidiv

- Bei der Mehrzahl der Patienten mit Rezidiv tritt dies innerhalb der ersten 3 Jahre nach Diagnosestellung auf; selten Spätrezidive
- Mit kombinierter Chemo- und Radiotherapie wird zu 80 % eine Zweitremission erreicht

- Bei Nichtansprechen Hochdosistherapie mit Stammzelltransplantation und Spenderlymphozyteninfusion (»donor lymphocyte infusion«, DLI) oder spezifischer Immunotherapie (z. B. EBV-spezifische zytotoxische T-Lymphozyten, »cytotoxic t-cell-lymphocytes«, CTL) sollen in Betracht gezogen werden
- Zweittumorrisiko hoch

8.13   Nebenwirkungen und Spätfolgen

- Initial Neigung zu Infektionen
- Herpes- und Varizelleninfektion nach Radiotherapie bei einem Anteil von 30–40 % der Patienten

8.13.1 Biochemischer oder klinischer Hypothyreoidismus

- TSH-Spiegel-Erhöhung mit oder ohne T3-, T4-Spiegel-Erhöhung innerhalb der ersten 6 Jahre nach Radiotherapie – deshalb halbjährliche biochemische Kontrollen
- Thyroxinsubstitution schon bei biochemischer Manifestation als Prävention einer Hypophysenhyperplasie

8.13.2 Gonadale Dysfunktion

- *Bei adoleszenten Mädchen nach Radiotherapie im retroperitonealen Gebiet:*
  - sekundäre Amenorrhö und verminderte Fertilität
  - präventive Ovaropexie vor Radiotherapie
- *Bei adoleszenten Jungen, v. a. nach Procarbazintherapie:*
  - Azoospermie, oft persistierend
  - LH- und FSH-Spiegel erhöht
  - Testosteronspiegel vermindert
  - Vermeidung von Procarbazin und wenn möglich Spermienkryokonservierung vor Therapie

8.13.3 Hemmung des Knochenwachstums

- Bei Kindern mit Radiotherapie im Bereich der Wirbelsäule während der raschen Längenwachstumsphasen (Veränderung der Sitzhöhe um 1–3 Standardabweichungen)
- *Skoliose:* bei asymmetrischer Wirbelsäulenmitbestrahlung

8.13.4 Pneumonitis und Perikarditis

- Vor allem nach Mediastinal-/Hilusbefall
- Lungenfibrose nach Bleomycintherapie

8.13.5 Infektion nach Splenektomie

- Ohne prophylaktische Maßnahmen Infektionen mit einer Letalität von 4 %
- *Erreger:*
  - Diplococcus pneumoniae
  - Haemophilus influenzae
  - Streptokokken
  - Neisseria meningitidis
  - andere Erreger
- *Prophylaxe:*
  - polivalente Pneumokokkenpolisaccharidimpfung
  - Hämophilusimpfung
  - Meningokokkenimpfung u. a.
  - Penizillindauerprophylaxe
  - Notfallausweis

8.13.6 Zweittumor

- Wahrscheinlich als Folge der Immundefizienz bei Morbus Hodgkin sowie dem Effekt der Radiotherapie und Chemotherapie
- Anteil von 8–16 % innerhalb von 10–20 Jahren und später zwischen 18 und 31 % nach Diagnose des Morbus Hodgkin
- *Zweittumorarten:*
  - Non-Hodgkin-Lymphom
  - Leukämie (akute nichtlymphatische Leukämie, »acute nonlymphatic leukemia«, ANLL)
  - solide Tumoren (Brustkrebs, Schilddrüsenkarzinom, Sarkome, andere)

Histiozytosen

Robert J. Arceci

P. Imbach et al. (Hrsg.), *Kompendium Kinderonkologie*,
DOI 10.1007/978-3-662-43485-7_9, © Springer-Verlag Berlin Heidelberg 2014

9.1   Definition und Übersicht

Die Histiozytosen stellen eine Gruppe von verschiedenen Krankheiten dar, die durch Proliferation und Zunahme von dendritischen Zellen, Monozyten und Makrophagen zusammen mit anderen Zellen des Immunsystems wie beispielsweise eosinophile Granulozyten und Lymphozyten gekennzeichnet sind. Die klinischen Erscheinungsformen zeichnen sich durch eine große Variabilität aus und spannen einen Bogen von harmlosen bis zu lebensbedrohlichen Symptomen.

Klassifikation der Histiozytosen
- Klasse I: Krankheiten der dendritischen Zelle und der dermalen dendritischen Zellen
  - Langerhans-Zell-Histiozytose (LCH), dazugehörend die früher genannten drei Krankheiten:
    - eosinophiles Granulom
    - Morbus Hand-Schüller-Christian (Knochenläsionen, Diabetes insipidus, Exophthalmus)
    - Morbus Abt-Letterer-Siwe (disseminierte Form mit Einbezug von Risikoorganen)
  - Juvenile Xanthogranulomatose
  - Erdheim-Chester-Erkrankung
- Klasse II: Krankheiten der Makrophagen
  - Hämophagozytierende Lymphohistiozytose (HLH)
    - familiäre Erythrophagozytierende Lymphohistiozytose (FEL)
    - infektionsassoziiertes hämophagozytierendes Syndrom (IAHS)
    - malignomassoziiertes hämophagozytierendes Syndrom (MAHS)
  - Rosai-Dorfman-Krankheit
- Klasse III: Maligne histiozytäre Krankheiten
  - histiozytäres Sarkom basierend auf dendritischen Zellen (lokalisiert oder disseminiert) und histiozytäres Sarkom basierend auf Makrophagen
  - monozytäre maligne Histiozytosen (monozytäre Leukämie oder monozytäres Sarkom)

9.2 Krankheiten der dendritischen Zelle und der dermalen dendritischen Zellen

9.2.1 Langerhans-Zell-Histiozytose

- Langerhans-Zell-Histiozytose (»Langerhans cell histiocytosis«, LCH) Erkrankung mit klonaler Proliferation abnormer Langerhans-Zellen
- Variable klinische Präsentation und variabler Verlauf von einer einzigen lokalisierten Knochenläsion bis zu disseminierten Formen mit oder ohne Organfehlfunktion reichend
- Spontane Verbesserung wird beobachtet, vor allem, wenn Knochen oder die Haut betroffen sind; etwa 50 % der Kleinkinder, die lediglich Hautläsionen aufweisen, zeigen eine spontane Verbesserung

Inzidenz

- Ungefähr 5–10 auf 1 Mio Kinder pro Jahr; dieselbe Inzidenz zeigt sich bei Erwachsenen
- Verhältnis Jungen zu Mädchen = 1,3–1,9:1
- Altersgipfel liegt bei 1–4 Jahren
- Bei ungefähr 20 % der betroffenen Kinder <2 Jahre können akute lebensbedrohliche Formen mit Multiorganversagen auftreten

Ätiologie und Pathogenese

- Die Ätiologie ist unbekannt; die Langerhans-Zell-Läsionen exprimieren Zytokine und Chemokine. Es konnte gezeigt werden, dass die läsionalen Langerhans-Zellen klonale Eigenschaften aufweisen, verkürzte Telomere haben und bei ungefähr 50 % Mutationen des BRAF (Proto-Onkogen) aufweisen
- Bei der Langerhans-Zell-Histiozytose kommt es zu Infiltration und Akkumulation von Langerhans-Zellen zusammen mit einem gemischten Infiltrat von Immunzellen und Monozyten/Makrophagen
- Fieber, osteolytische Herde in den Knochen, Beteiligung von Lymphknoten sowie Hautausschläge entstehen durch lokale Zellvermehrungen und freigesetzte Zytokine
- Genetische Veranlagung wurde beobachtet: Familiarität, Zweittumore (vor allem T-Zell-ALL) hohe Konkordanz bei monozygoten Zwillingen

Histopathologie

- Die Herde der Langerhans-Zell-Histiozytose enthalten ein gemischtes Infiltrat aus Makrophagen, eosinophilen und neutrophilen Granulozyten, Lymphozyten, oft mehrkernige Riesenzellen (vor allem in Knochen- und

Hautherden), Stromazellen, natürliche Killerzellen (NKZ) und pathologische Langerhans-Zellen.

- Die Herde können nekrotische, fibrotische, und hämorrhagische Areale aufweisen
- Außerdem sind Makrophagen mit Vakuolen und zytoplasmatischen Bestandteilen nachweisbar
- Elemente der Langerhans-Zellen sind:
  - Birbeck-Granula, die im Elektronenmikroskop gesehen werden können: zytoplasmatische lamelläre Element mit endständigen bläschenförmigen Auftreibungen (ähneln Tennisschläger)
  - Oberflächenantigene, wie z. B. CD1a, CD207 (Langerin, Bestandteil der Birbeck-Granula; Immunhistochemie ersetzt heute deren Identifikation, weshalb auf Elektronenmikroskopie verzichtet werden kann), S100, Fc- und C3-Rezeptoren sowie CD11 und CD14
  - Andere Marker, die häufig exprimiert werden, deren Nachweis aber für die Diagnose nicht notwendig ist: Adenosin-Triphosphatase, Aminopeptidase, Cholinesterase, saure Phosphatase, Sulfatase und/oder α-Naphthyl-Azetat-Esterase
  - Antigen-präsentierende Zellen aktivieren eine Kaskade von immunregulatorischen Zellen, die allesamt lokal oder systemisch wirksame inflammatorische Zytokine freisetzen können

Klinische Präsentation

Allgemeine Symptome:
- Hautauschlag
- Oft chronische Otitis media
- Diabetes insipidus
- Fieber
- Gewichtsverlust
- Knochenschmerzen
- Teilnahmslosigkeit und Reizbarkeit

Die nachfolgenden Organsysteme können in unterschiedlicher Häufigkeit betroffen sein (◘ Tab. 9.1):

Knochen

- Schmerzhafte Schwellung der betroffenen Knochen
- Lokalisation: oft in den Knochen von Schädel und Becken; häufig gleichzeitig an verschiedenen Stellen
- Unbehandelte Patienten mit einem einzelnen Herd zeigen meist innerhalb der nächsten 6 Monate weitere Herde

- Im konventionellen Röntgenbild sieht man lytische Knochenherde, die oft wie ausgestanzt erscheinen mit oder ohne Randsklerosierung und Periostreaktionen.
- PET ist eine sensitive Methode, um aktive von inaktiven Herden zu unterscheiden; allerdings ist sie nicht spezifisch für die Langerhans-Zell-Histiozytose
- Infiltration der Orbita kann zu Exophthalmus und zu Augenasymmetrie führen
- Infiltration des Kiefers einhergehend mit der Lockerung und dem Verlust von Zähnen inklusive Zahnschmerzen und Schwellungen des Ober- und Unterkiefers
- Chronische Otitis und Mastoiditis durch Infiltration des Processus mastoideus
- Sinterung von Wirbelkörpern (Vertebra plana) durch vertebrale Herde mit nachfolgender Skoliose
- Knochenherde reagieren auf Therapie in der Regel langsam mit jahrelangem Nachweis von Sklerose; Vertebra plana können langsam nachwachsen und erreichen ihre ursprüngliche Höhe über lange Zeit
- Eine Behandlung ist oft schmerzlindernd und kann Rückfälle reduzieren
- Kürettage im Falle eines einzelnen Knochenherdes kann für den histologischen Nachweis eingesetzt werden und verursacht oft durch äußere Stimulation eine Verbesserung ohne weitere Therapie
- Die Exzision von Langerhans-Zellherden ist in der Regel nicht indiziert und können zu Spätschäden führen
- Intraläsionale Injektionen von Kortikosteroiden bewirken ggf. eine Befundverbesserung
- Nichtsteroidale Antirrheumatika und/oder Bisphosphonate führen laut Literatur eventuell zu Verkleinerungen von Langerhans-Zellherden

Haut

- Seborrhoisches makulopapulöses Exanthem, manchmal mit Krusten, oft rötlich-braun oder lachsfarbene Areale, häufig mit superinfizierten Arealen, die zu Bakteriämien führen können
- Bei fortgeschrittenen Formen, vor allem bei Säuglingen und Kleinkindern können petechiale Herde erscheinen, die auf Mitbeteiligung von Knochenmark und Milz (Splenomegalie) schließen lassen
- Xanthomatöse Hautherde treten manchmal zusätzlich zu den oben beschriebene Hautläsionen auf
- Oft ulzerative Veränderungen der Mundhöhle, der genitalen und analen Region
- Die Herde der Haut und der Schleimhäute ähneln einer seborrhoischen Dermatitis (Differenzialdiagnose)
- Hautbiopsie bestätigt die Diagnose

Lungen

- Betrifft oft die oberen Lungenlappen, Lungenbefall kann asymptomatisch sein
- Manchmal Husten, Dyspnoe, Zyanose, Pneumothorax und/oder Pleuraerguss
- Lungendysfunktion erscheint hauptsächlich bei Kindern <2 Jahre, können aber auch bei Adoleszenten, jungen und älteren Erwachsenen Erstsymptom sein; Nikotin kann Langerhans-Zell-Histiozytose der Lunge aktivieren
- Interstitielle Fibrose mit Hypoxämie, pulmonaler Hypertension und Cor pulmonale können bei fortschreitender Erkrankung gesehen werden
- Im konventionellen Röntgenbild zeigt sich bei interstitieller Infiltration ein retikulonoduläres Muster, das in der Lunge von zentral nach peripher fortschreitet; Lungenzysten können auftreten und einen Pneumothorax induzieren; oft sind die Lungenoberlappen betroffen
- Lungenfunktionstest, CT-Thorax und bronchoalveoläre Lavage (Langerhans-Zell-Histiozytose: Anteil der CD1a-positiven Zellen >5 %)
- Lungenbiopsie ist manchmal notwendig, insbesondere um opportunistische Lungeninfektionen auszuschließen

Lymphknoten

- Oft generalisierte Lymphadenopathie, vor allem in zervikalen, axillären und inguinalen Regionen
- Manchmal sind einzelne vergrößerte Lymphknoten oder Lymphknotenpakete palpabel

Leber

- Hepatomegalie mit oder ohne erhöhten Leberenzymwerten bei etwa 30 % der Patienten mit Multiorganbefall; Leberdysfunktion ist ein schlechter prognostischer Faktor
- Abnorme Konzentrationen von Gerinnungsfaktoren weisen auf Leberdysfunktion hin (Serum-Fibrinogen vermindert, Prothrombinzeit verlängert)
- Ikterus bei Patienten mit Infiltration des intra- und extrahepatischen biliären Systems
- Sklerosierende Cholangitis kann zu Leberfunktionsstörungen und zu Leberversagen führen

Milz

- Bei ungefähr einem Drittel der Kinder mit Langerhans-Zell-Histiozytose ist die Milz betroffen
- Splenomegalie kann zu Sequestration von Erythrozyten, Leukozyten und Thrombozyten führen mit Pantytopenie und ist mit einer schlechten Prognose assoziiert

Endokrine Organe

- *Diabetes insipidus*
  - tritt bei ungefähr 5–30 % der Patienten auf
- *Polydipsie und Polyurie*
  - kann vor oder während der definitiven Diagnose und während der Behandlung oder danach auftreten
  - erniedrigte Serumkonzentration von antidiuretischem Hormon (ADH)
  - Diagnostik mit Serum- und Urinosmolarität vor und nach Durstversuch (üblicherweise über Nacht oder nach 4–5 Stunden stationären Aufenthalts) zusammen mit DDAVP-Test, falls durch Elektrolyte, Serum- und Urinosmolarität; Säuglinge müssen während Durstversuch streng überwacht werden
  - MRT mit oder ohne Kontrastmittel ist empfohlen
- *Wachstumsretardierung*, oft in Kombination mit Diabetes insipidus (► Abschn. 9.2.1.8 Langzeitschäden)
  - Galaktorrhoe bei Mädchen mit hypothalamischer/hypophysärer Beteiligung
  - Starke Gewichtszunahme bei hypothalamischem Syndrom
  - Fehlender pubertärer Wachstumsspurt
  - Vorzeitige Menopause
  - Pubertas praecox oder tarda
- *Schilddrüsenbefall* kann vorkommen, Schilddrüsendysfunktion ist jedoch eher mit Befall von Hypophyse/Hypothalamus assoziiert

Zentrales Nervensystem

- Befall von Hypothalamus/Hypophyse und Diabetes insipidus kann vor, während oder nach der Erkrankung auftreten (► Abschn. 9.2.1.8 Endokrine Organe)
  - Intrakranieller Druck oder Pseudotumor cerebri können bei isolierter oder multifokaler Langerhans-Zell-Histiozytose auftreten. Diagnose durch MRI
  - Parenchym und/oder Leptomeningen ggf. ebenfalls befallen
  - Neurodegenerative Erkrankung kann in einer Subgruppe von Patienten mit gewissen Risikofaktoren auftreten: Patienten mit Orbita- oder Os-sphenoidale-Befall, oder Patienten mit Diabetes insipidus. Symptome der neurodegenerativen Erkrankung sind:
    - zerebelläre Ataxie
    - Dysarthrie
    - Dysphagie
    - emotionale Instabilität
    - kann wellenförmig über viele Jahre auftreten; keine Standardtherapie

Hämatopoetisches System

— Oft milde Anämie und reaktive Leukozytose
— Panzytopenie kann angesichts Splenomegalie oder Knochenmarkinfiltration auftreten; sie ist in der Regel Folge einer disseminierten Erkrankung, kann aber auch mit der Entwicklung einer sekundären hämophagozytären Lymphohistiozytose assoziiert sein

Immunsystem

— Keine charakteristische Störungen des Immunsystems bei Patienten mit Langerhans-Zell-Histiozytose beobachtet
— Autoimmunphänomene wurden gelegentlich beobachtet
— Antierythrozytäre Antikörper können auftreten
— Verminderung von Suppressor-T-Lymphozyten
— Thymus kann durch Infiltration mit Langerhans-Zellen vergrößert sein; kann Ähnlichkeiten mit einer Immundefizienz aufweisen: niedrige Immunglobulin-Serumkonzentrationen, veränderte zelluläre Immunreaktionen und erhöhte Infektanfälligkeit

Gastrointestinaltrakt

— Malabsorption oder eiweißverlierende Enteropathie
— Erbrechen
— Diarrhoe
— blutige Stühle

◼ Tab. 9.1 Klinik der Langerhans-Zell-Histiozytose (nach Auftreten geordnet)*

Krankheitsbild	Häufigkeit [%]
Knochenherde (vor allem Schädel)	65–75
Solitäre Knochenherde	40
Haut- und Schleimhautmanifestationen	30–40
Otitis media	15–25
Exophthalmus	15–25
Veränderungen in der Mundhöhle	15–25
Diabetes insipidus	20
Lungenbefall	15
Hepatosplenomegalie	30

◻ **Tab. 9.1** (Fortsetzung)	
Krankheitsbild	**Häufigkeit [%]**
Lymphadenopathie	30
Hämatologische Veränderungen	30
Wachstumsretardierung	<10
Pubertas tarda	<10
Eiweißverlierende Enteropathie	<10

* Adaptiert vom Committee Classification Working Group der Histiocytic Society

Differenzialdiagnose

Andere Formen von Histiozytosen; reaktive Histiozytosen mit Organdysfunktionen:

- Chronische Infektionskrankheiten (z. B. Tuberkulose, atypische Mykobakteriosen, Toxoplasmose, Zytomegalievirusinfektion)
- Seborrhoische Dermatitis
- Ekzeme
- Rheumatoide Erkrankungen
- Sarkoidose
- Autoimmunkrankheiten
- Speicherkrankheiten (z. B. Silikose, Asbestose, Hämosiderose)
- Chronische Granulomatose
- Leukämie
- Knochentumore
- Schwere kombinierte Immundefizienz (SCID)

Prognose

- Initiales Ansprechen auf Therapie währen der ersten 6–12 Wochen (in der Pädiatrie in der Regel mit Vinblastin und Kortikosteroiden) wichtiger prognostischer Faktor
- Andere, den Verlauf negativ beeinflussende prognostische Faktoren:
  - Alter bei Diagnose <2 Jahre, vor allem Säuglinge <6 Monate
  - Korrelation Anzahl involvierter Organe und Prognose: je höher die Zahl betroffener Organsysteme, je schlechter die Prognose
  - Organdysfunktionen, vor allem Lunge, Leber und Knochenmark
  - Starker Hautbefall (außer Säuglinge mit isoliertem Hautbefall)

Therapie
Chirurgie

- Diagnostische Biopsie
- Kürettage bei Patienten mit isoliertem Knochenbefall, falls gut zugänglich und geringe Komplikationsrate vorhersehbar; Injektion mit Kortikosteroiden in den Herd kann Regression verursachen

Strahlentherapie

- Falls unifokaler Befall mit erhöhtem Risiko von Komplikationen (z. B. Sinterung von Wirbelkörpern mit einhergehenden neurologischen Komplikationen) kann Strahlentherapie eingesetzt werden, allerdings sollte diese Therapiemodalität bei Kindern vermieden werden
- Strahlendosis von 7–12 Gy ist in der Regel ausreichend

Chemotherapie

- Indiziert bei multifokaler Erkrankung mit und ohne Risikoorgandysfunktion (Leber, Lunge, Milz, Knochenmark)
- Aktive Medikamente: Vinblastin und Prednison wurden zur internationalen Standardtherapie in der initialen Behandlung für Kinder mit Langerhans-Zell-Histiozytose; andere aktive Medikamente sind Vincristin, Etoposid, Cytarabin, Doxorubicin, Cladribin, Clofarabin, Methotrexat, 6-Merkaptopurin und Cyclophosphamid
- Erhaltungstherapie ist empfohlen mit Vinblastin und 5 Tage Kortikosteroide alle 3 Wochen; bei Hochrisikopatienten und Patienten mit langsam wirksamer Therapie können orales 6-Merkaptopurin und Methotrexat zusammen mit Vinblastin und Kortikosteroiden versucht werden, obwohl die Überlegenheit dieser Kombinationstherapie verglichen mit der alleinigen Therapie mit Vinblastin und Kortikosteroiden bisher mittels Studien nicht nachgewiesen werden konnte
- Therapiedauer: 6–12 Monate; längere Therapie bei Patienten mit mehrfachen Rückfällen/Reaktivierungen; Patienten mit Multisystemerkrankung oder multifokalem Knochenbefall werden einer Erhaltungstherapie von 12 Monaten unterzogen, was in der randomisierten LCH-III-Studie zu einer signifikanten Reduktion von Rückfällen führte im Vergleich zu einer Erhaltungstherapiedauer von nur 6 Monaten

Hämatopoetische Stammzelltransplantation

Cladribin und Cytarabin kann bei Hochrisikopatienten mit therapierefraktärer Erkrankung wirksam sein und mit einer allogenen hämatopoetischen Stammzelltransplantation konsolidiert werden

Langzeitschäden

- Langzeitschäden sind bei Patienten mit Langerhans-Zell-Histiozytose häufig
- Es handelt sich um endokrine Dysfunktion (vor allem durch Diabetes insipidus verursacht), Lungeninsuffizienz, Knochenschmerzen und -deformitäten, Leberinsuffizienz (vor allem bei sklerosierender Cholangitis), Hörverlust, neurologische Spätfolgen (neurodegenerative Erkrankung, Krampfanfälle), neuropsychiatrische Störungen, Zweittumore

Endokrines System

- Diabetes insipidus bei 5–30 %
- Wachstumsretardierung und Kleinwuchs: oft zusammen mit Diabetes insipidus und zusammen mit Pubertas tarda oder Ausbleiben der Pubertät
- Hypopituitarismus durch Hypophysenbefall bei ungefähr 60 % der Patienten mit Diabetes insipidus
- Hyperprolaktinämie mit oder ohne Galaktorrhoe
- Hypogonadismus: ungefähr 4 % der Patienten betroffen
- Panhypopituitarismus
- Hypothyreose
- Hyperosmolares Syndrom mit Hypernatriämie und gestörter osmolarer Regulation kann bei Patienten mit gleichzeitigem Diabetes insipidus lebensbedrohlich sein (schwere Dehydrierung und hyperosmolares Koma)

Lunge

- Lungenfibrose bei zwei Drittel der Patienten mit Lungeninfiltration durch Langerhans-Zell-Histiozytose oder mit chronisch rezidivierender Lungenerkrankung
- Eventuell Lungen- und Herz-Lungen-Transplantation

Leber

- Leberfibrose und -zirrhose durch sklerosierende Cholangitis
- Ggf. Lebertransplantation

Psychosoziale Probleme

- Neurokognitive Störungen
- Psychomotorische Retardierung

Zweittumore

Erscheinen oft in bestrahlten Arealen als:
- Leukämie: AML, ALL
- Astrozytom, Medulloblastom, Meningeom

- Hepatom
- Osteosarkom des Schädels
- Schilddrüsenkarzinom

9.2.2 Juveniles Xanthogranulom

Übersicht

- Juveniles Xanthogranulom (JXG) scheint aus dendritischen Zellen der Haut zu entstehen und ist klinisch durch Auftreten einzelner oder multipler Hautknötchen gekennzeichnet. Diese Knötchen haben eine gelblich-braune und manchmal rötliche Farbe und sind leicht erhaben und hart. Die Erkrankung kann auch als disseminierte Form erscheinen, die man als Xanthoma disseminatum bezeichnet
- Diabetes insipidus wurde bei Patienten mit JXG beobachtet
- JXG kann mit Neurofibromatose Typ 1 und mit juvenile myelomonozytärer Leukämie assoziiert sein

Klinischer Verlauf und Therapie

- Kommt vor allem bei Säuglingen und Kleinkindern mit einem mittleren Alter von 2 Jahren vor; kann aber auch bei Erwachsenen auftreten
- Jungen sind häufiger betroffen als Mädchen
- Die Krankheit ist oft limitierend und kann spontan regredieren, vor allem bei Säuglingen und Kleinkindern. Die Hautknötchen sind meist selbstlimitierend und benötigen weder lokale noch systemische Therapie
- Bei disseminierter Erkrankung können alle Organe betroffen sein, mit der Folge von Organdysfunktion, beispielsweise Leberinsuffizienz und Versagen der Knochenmarkfunktion; in dieser Situation ist eine systemische Chemotherapie indiziert
- Bei Erwachsenen kommt es eher nicht zu einer spontanen Regression
- Bei lokalisierter Erkrankung mit Organschädigung oder kosmetischen Problemen kann eine chirurgische Intervention hilfreich sein
- Systemische Chemotherapie bei generalisiertem oder progredientem und klinisch problematischem Hautbefall (Hautabschilferung, Ulzeration, Hautinfektionen); allerdings existieren bisher keine repräsentativen Studien, die eine Standardchemotherapie etabliert hätten. Vinblastin und Prednison, die bei Patienten mit Langerhans-Zell-Histiozytose eingesetzt werden, zeigten ein, wenn auch langsames, Therapieansprechen
- Andere wirksame Medikamente sind Cladribin, Clofarabin, 6-Mercaptopurin, Methotrexat und Kortikosteroide

- Obwohl die Krankheit auf systemische Therapie günstig anspricht, wird das JXG in der Regel dadurch nicht vollständig eradiziert und persistiert oder zeigt einen Rückfall

9.2.3 Erdheim-Chester-Krankheit

Überblick

Erdheim-Chester-Krankheit (ECD) ist eine seltene Non-Langerhans-Zell-Histiozytose, die gewöhnlich bei Erwachsenen mit einem mittleren Alter von 53 Jahren auftritt; manchmal betrifft sie Kinder und Adoleszente. Die Krankheit ähnelt der disseminierten Form des JXG und ist durch eine erhöhte Proliferation und Akkumulation von lipidhaltigen Histiozyten charakterisiert, die alle Organe betreffen können. Für die Diagnose ist eine Biopsie der betroffenen Lokalisation erforderlich. BRAF1-V600E-Mutationen wurden bei ungefähr 50 % der Patienten gefunden, was eine ähnliche Ätiologie wie die Langerhans-Zell-Histiozytose vermuten lässt.

Klinischer Verlauf

- Oft zeigen Patienten symmetrische Schmerzen in Beinen und/oder Arme, die im Röntgenbild eine diffuse sklerotische Veränderung zeigen
- Eine retroperitoneal Beteiligung wird oft mit Lymphom oder retroperitonealer Fibrose verwechselt und kann zu Niereninsuffizienz führen
- ECD kann auch xanthomatöse, gelbliche leicht erhabene Hautveränderungen verursachen, außerdem können Exophthalmus und Sehbehinderung durch retroorbitalen Befall auftreten
- Lungenbefall geht eventuell mit respiratorischen Symptomen und Lungeninsuffizienz einher
- Herzinfiltration kann zu Herzrhythmusstörungen, ein Aortabefall kann zu Zirkulationsstörungen führen
- Befall des zentralen Nervensystems korreliert ggf. mit Koordinationsstörungen, Ataxie, Artikulationsproblemen, Nystagmus, Diabetes insipidus und Verhaltensauffälligkeiten

Therapie

- Für ECD gibt es keine kurative Therapie, die Erkrankung ist in der Regel progredient über Monate und Jahre, allerdings mit variabler Klinik
- Symptomatische Therapie mit nichtsteroidalen Antirheumatika und Bisphosphonaten können bei Knochenschmerzen wirksam sein; für schweren Knochenbefall benötigen Patienten auch Narkotika
- Chirurgische Resektion (»debulking«) vor allem bei retroorbitalem Befall

━ Es existieren keine prospektiven Studien, die eine wirksame systemische Standardchemotherapie etablierten. Kortikosteroide, α-Interferon und gelegentlich Interleukin-1-Rezeptorantagonisten können wirksam sein; zusätzlich zeigten Chemotherapeutika wie Vinblastin, Cyclophosphamid, Methotrexat, Cladribin und Clofarabin Wirksamkeit

━ Die Identifikation der aktivierenden BRAF1-Genmutation bei einigen Patienten mit ECD lässt an BRAF1-hemmende Substanzen denken, die in Studien prospektiv geprüft werden sollten. Diese Medikamente wurden bei einzelnen Patienten angewendet und über Erfolge berichtet

9.3   Krankheiten der Makrophagen

9.3.1 Hämophagozytierende Lymphohistiozytose

Hämophagozytierende Lymphohistiozytosen (HLH) können primär (angeboren) oder sekundär (erworben) sein als Folge von Infektionskrankheiten (infektionsassoziiertes hämophagozytierendes Syndrom, IAHS), Malignomen (malignomassoziiertes hämophagozytierendes Syndrom; MAHS), Krankheiten aus dem rheumatischen Formenkreis oder das Immunsystem modifizierende Behandlungen wie beispielsweise Chemotherapie und Immunsuppressiva. Klinisch handelt es sich um eine exzessive systemische Produktion von entzündlichen Zytokinen, die zu Aktivierung von Makrophagen, Hämophagozytose, Panzytopenie, Hepatosplenomegalie, Lymphadenopathie, Fieber, Krampfanfällen oder Komplikationen des zentralen Nervensystems, Kapillardurchlässigkeit mit Lungeninsuffizienz, Hypotonie und Niereninsuffizienz führen.

Familiäre hämophagozytierende Lymphohistiozytosen
Ätiologie und Genetik

Die familiären oder angeborenen HLH-Syndrome sind primär Folge von Keimbahnmutationen (vor allem autosomal-rezessive Vererbung, manchmal auch X-chromosomal) von Genen, die in der Regulation von natürlichen Killerzellen und zytolytischer T-Lymphozytenfunktion involviert sind. Viele der bekannten mutierten Gene sind in Zellfunktionen eingebunden, die die Bildung von zytolytischen Granula, Zelltransport und Exozytose betreffen. In ◘ Tab. 9.2 sind ausgewählte mutierte Gene der verschiedenen Syndrome zusammengestellt.

Diese Gendefekte verursachen Funktionsstörungen der natürlichen Killerzellen und der zytolytischen T-Lymphozyten, was wiederum zu verminderter Suppression und verstärkter Aktivierung von Makrophagen mit begleitender systemischer Entzündung durch Zytokine führt (»Zytokinsturm«). Das Gewebe wird

◻ Tab. 9.2 Übersicht über die familiären oder angeborenen HLH-Syndrome und die betroffenen Gene

Gen	Syndrom	Erbgang	Protein
PRF1	FHL2	AR	Perforin
UNC13D	FHL3	AR	Munc13-4
STX11	FHL4	AR	Syntaxin-11
STXBP2	FHL5	AR	Munc18-2
RAB27A	GS2	AR	RAB27A
LYST	CHS1	AR	LYST
SH2D1A	XLP1	XL	SAP
XIAP	XLP2	XL	XIAP

AR autosomal rezessive Vererbung; *CHS* Chediak-Higashi-Syndrom (mit Albinismus assoziiert); *FHL* familiäre hämophagozytierende Lymphohistiozytose; *GS* Griscelli Syndrome (mit Albinismus assoziiert); *XL* X-chromosomale Vererbung; *XLP* X-linked lymphoproliferative Erkrankung

infiltriert durch aktivierte Lymphozyten, Makrophagen und Zytokine, was zu schweren Funktionsstörungen der Organe führen kann.

Diagnostische Kriterien

— Sind fünf der acht folgenden Kriterien anzutreffen, kann die Diagnose HLH gestellt werden:
  — Fieber
  — Splenomegalie
  — Zytopenie (mehr als zwei Zellreihen)
  — Hypertriglyzeridämie und/oder Hypofibrinogenämie
  — Hämophagozytose im Knochenmark
  — erniedrigte oder fehlende Aktivität der natürlichen Killerzellen
  — erhöhte Ferritinkonzentrationen (<500 mg/ml)
  — erhöhte Konzentrationen von löslichem CD25 (IL-2 Rezeptor; >2,400 E/ml)
— Zelluläre Assays können benutzt werden, wie z. B. die zytolytische Aktivität der natürlichen Killerzellen, die jedoch Funktionsstörungen vom Fehlen dieser Zellen nicht unterscheiden können.

— Deshalb wird zunehmend die Kombination von Durchflusszytometrie und
  zellulären Funktionsanalysen genutzt, um Art und Menge der Lymphozyten
  und deren Funktion zu bestimmen
— Mutationen in Genen, die mit HLH assoziiert sind, und die zu deren Funk-
  tionsverlust führen, sind für die Diagnose des HLH richtungsweisend

Klinische Präsentation

— Erscheint bei den meisten Patienten in den ersten drei Lebensmonaten, kann
  aber generell in jedem Lebensalter auftreten
— Unspezifische Symptome: Fieber, Blässe, Erbrechen, Diarrhoe, Anorexie,
  Erregbarkeit
— Oft Hepatosplenomegalie und manchmal Lymphadenopathie
— Gerinnungsstörungen mit hämorrhagischer Diathese (erhöhte D-Dimere,
  erniedrigte Fibrinogenkonzentration, verlängerte Prothrombin- und
  partielle Thromboplastinzeit
— Befall des zentralen Nervensystems, erkennbar an perivaskulären Infiltraten
  wahrscheinlich bei ≤70 % der Patienten:
    — Erregbarkeit
    — Müdigkeit, manchmal Somnolenz
    — Krampfanfälle
    — Erblindung
    — Hirnnervenausfälle
    — Koma

Differenzialdiagnose

Sekundäres HLH, akute Leukämie, malignes Lymphom, metastasierte Malignome,
beispielsweise Neuroblastom, lymphoproliferative Erkrankungen, systemische
Langerhans-Zell-Histiozytose oder andere histiozytäre Krankheiten, Immun-
mangelkrankheiten

Verlauf und Therapie

— Unbehandelt ist der Verlauf der familiären hämophagozytierenden Lympho-
  histiozytose fast immer tödlich
— Supportivtherapie ist wichtig und beinhaltet antiinfektiöse Therapien,
  Behandlung der Zytopenien, des Blutdrucks (Hypotonie), der kapillären
  Durchlässigkeit in den Lungen und der Komplikationen der Gerinnungs-
  störungen
— Hemmung der entzündlichen Hyperzytokinämie und Immunaktivierung
— Studien der »Histiocyte Society«(HLH-1994 und HLH-2004) etablierten
  Etoposid und Kortikosteroide als effiziente initiale Therapie

- Die Behandlung eines allfälliges Befalls des zentralen Nervensystems (Magnetresonanztomografie, Liquorpleozytose) beginnt am Ende der dritten Woche der Etoposid- und Kortikosteroidtherapie
- Die HLH-Studie aus dem Jahr 2004 schlug einen frühen Therapiebeginn mit Cyclosporin A vor, obwohl es dazu keine randomisierten Untersuchungen gibt
- Wenn die Erkrankung in eine klinische Remission mit Normalisierung der für die hämophagozytierende Lymphohistiozytose typischen Laborparameter gebracht werden konnte, kann eine hämatopoetische Stammzelltransplantation erwogen werden; eine Transplantation bei noch aktiver Erkrankung kann ebenfalls erwogen werden, allerdings mit zu erwartendem schlechten Ausgang
- Konditionierung vor Stammzelltransplantation mit reduzierter Intensität ist empfohlen
- Alternative Behandlungen zur Kontrolle der Entzündungssymptome werden aktuell geprüft; im Gespräch sind:
  - Antithymoglobulin (ATG) mit Etoposid und Kortikosteroiden
  - monoklonale Anti-CD20-Antikörper: Rituximab (wird oft bei Epstein-Barr-Virusinfektionen benutzt)
  - monoklonale Anti-CD52-Antikörper: Alemtuzumab
  - monoklonale Antikörper gegen γ-Interferon
  - monoklonale Anti-IL-6 Antikörper: Tocilizumab
  - monoklonale Anti-Tumornekrosefaktor(TNF)-Antikörper: Infliximab
- Gentherapeutische Ansätze bei familiärer hämophagozytierenden Lymphohistiozytose werden geprüft
- Mit der oben genannten Standardtherapie können heute 50–60 % der Patienten mit familiärem HLH erfolgreich behandelt werden
- Spätfolgen und transplantationsassoziierte Komplikationen sind häufig und beinhalten:
  - Infektionskrankheiten
  - Venenverschlusskrankheit der Leber (auch sinusoidale Verschlusskrankheit genannt)
  - Lungeninsuffizienz
  - Transplantatabstoßung
  - Komplikationen der Graft-versus-host-Erkrankung

Sekundäre hämophagozytierende Lymphohistiozytosen

- Sekundäre oder reaktive HLH oft von der familiären Form nicht unterscheidbar, bei den meisten Patienten jedoch nach Therapie reversibel. Eine hämatopoetische Stammzelltransplantation ist in der Regel nicht notwendig. Es wird auch Makrophagen-aktivierendes Syndrom (MAS) genannt

- Sekundäres HLH kann durch verschiedene Infekte mit Viren (vor allem Epstein-Barr- und Zytomegalievirus), Bakterien, Pilze und Parasiten oder durch verschiedene Malignome (insbesondere kutanes T-Zell-Lymphom, γ-/δ-Lymphom, T-Zell-ALL) induziert werden
- Außerdem kann das sekundäre HLH auch nach juveniler rheumatoider Arthritis oder während immunsuppressiver Therapien bei Autoimmunkrankheiten oder nach hämatopoetischen Stammzelltransplantationen auftreten
- Seltene Stoffwechselkrankheiten (z. B. lysinurische Proteinintoleranz) können dieselben Symptome aufweisen wie die HLH

Infektionsassoziiertes hämophagozytierendes Syndrom

- Therapie des infektionsassoziierten hämophagozytierenden Syndroms (IAHS):
  - Therapie der zugrundeliegenden Krankheit und der HLH; als Therapien für das sekundäre oder reaktive HLH können Kortikosteroide, Etoposid und Cyclosporin A versucht werden
  - Initial werden oft intravenöse Gammaglobuline und Kortikosteroide eingesetzt, falls Etoposid nicht möglich ist
  - Monoklonale Anti-CD52-Antikörper (Campath), IL1-Rezeptorantagonisten und TNF-Hemmer

Malignomassoziierte hämophagozytierende Syndrome

- Therapie der malignomassoziierten hämophagozytierenden Syndrome (MAHS):
  - Therapie der HLH-Hyperzytokinämie, um den Patienten zu stabilisieren
  - gleichzeitig rasche Therapie des zugrundeliegenden Malignoms

Verschiedene hämophagozytierende Lymphohistiozytosen-Syndrome

- Therapie
  - HLH oder MAS assoziiert mit juveniler rheumatoider Arthritis werden mit Kortikosteroiden mit oder ohne intravenöse Immunglobuline behandelt
  - Falls keine rasche Wirkung eintritt, kann eine HLH-Therapie mit Etoposid/ Kortikosteroiden mit oder ohne Cyclosporin A versucht werden
  - Therapie der lysinurischen Proteinintoleranz mit proteinarmer Diät und Substitution mit Citrullin, einer neutralen Aminosäure, die eine adäquate Proteinzufuhr sicherstellt, ohne eine Hyperammonämie zu verursachen.
  - Manchmal ist eine HLH-Therapie notwendig, um die Hyperzytokinämie und die dadurch verursachten Symptome zu behandeln sowie eine Änderung der Diät

9.3.2 Rosai-Dorfman-Krankheit

Die Rosai-Dorfman-Krankheit (RDD) wird auch Sinushistiozytose mit massiver Lymphadenopathie (SHML) genannt. RDD ist eine Makrophagen-assoziierte proliferative und reaktive Erkrankung. Der Begriff Sinushistiozytose bezieht sich auf die abfließenden Sinusareale der Lymphknoten, in denen die Proliferation der Histiozyten primär auftritt.

Inzidenz, Ätiologie und Pathogenese

- Es handelt sich um eine seltene Krankheit, allerdings wurden bisher keine exakten epidemiologischen Daten erhoben
- Bei afrikanischen Bevölkerungsgruppen erscheint die Inzidenz erhöht
- Die Ätiologie ist unbekannt, RDD scheint eine reaktive und keine neoplastische Erkrankung zu sein
- Bisher wurden keine Hinweise auf eine klonale Erkrankung gefunden und keine genetischen Mutationen identifiziert
- Die proliferierenden und akkumulierenden Zellen bei RDD exprimieren CD14, CD68, CD163, S100, HLA-DR und Fascin, welche alle ihrer Herkunft nach von Makrophagen abstammen. CD1a und CD207 (Langerin) werden nicht exprimiert
- Die bei RDD befallenen Lymphknoten zeigen massiv vergrößerte Sinusareale, die durch histiozytäre und lymphozytäre Infiltrationen verursacht werden. Die Emperipolesis (griech.: »em-« innerhalb; »peri-« um; »polemai« umherwandernd) ist eine Bezeichnung für das Vorhandensein von phagozytierten intakten Zellen, die sich in einer anderen Zelle befinden. Dieses jedoch unspezifische Phänomen ist diagnostisch richtungsweisend für RDD
- RDD-Herde sind gekennzeichnet durch Expression von IL-6, IL-1-β und TNF-α

Klinische Präsentation

- Erscheint am häufigsten in der ersten beiden Lebensdezennien, kann aber generell in jedem Alter auftreten
- Typisch für die Erkrankung ist eine massive, schmerzlose, bilaterale, zervikale Lymphadenopathie, oft sind auch andere Lymphknotenstationen betroffen
- Falls retropharyngeale Lymphknoten befallen sind, kann Schnarchen auftreten
- Patienten haben häufig Fieber, Nachtschweiß, Müdigkeit und Gewichtsverlust
- Bei etwa 25 % der Patienten kommt es zu extranodalen Infiltrationen in Haut, Orbita, Augenlider, Leber, Milz, Hoden, Speicheldrüsen, Knochen, respiratorisches System und zentrales Nervensystem (meningeomartige Herde, parenchymale Herde, Diabetes insipidus, Liquorpleozytose mit Emperipolesis)

- Leukozytose, leichte Anämie, erhöhte Blutsenkungsgeschwindigkeit, erhöhte Ferritinkonzentrationen und polyklonale Hypergammaglobulinämie
- Immunologische Phänomene wie beispielsweise autoimmunhämolytische Anämie, Glomerulonephritis, Amyloidose und Arthritiden erscheinen bei ungefähr 10 % der Patienten
- Assoziationen mit systemischem Lupus erythematodes, juveniler rheumatoider Arthritis (jetzt juvenile idiopathische Arthritis genannt) und andere Autoimmunkrankheiten
- RDD-artiger Lymphknotenbefall wurde bei ungefähr 40 % der Patienten mit autoimmuner lymphoproliferativer Typ-1a-Krankheit (ALPS) gefunden, verursacht durch Keimbahnmutationen des TNFRSF6(FAS)-Gens
- RDD wurde bei Patienten mit malignem Lymphom, lymphoblastischer Leukämie und nach hämatopoetischen Stammzelltransplantationen beobachtet

Differenzialdiagnose

- Andere Formen von Histiozytosen, Lymphomen, Leukämien, Tumore, die Lymphknotenmetastasen verursachen, Infektionskrankheiten mit Lymphadenopathie
- Manchmal berichten Pathologen in ihren Berichten, dass Lymphknoten Sinushistiozytose aufwiesen bei normalen Reaktionen auf infektiöse Erreger. Diese Beobachtung sollte nicht mit RDD verwechselt werden, die andere Eigenschaften hat (siehe oben)

Therapie und Prognose

- Häufig keine Therapie, da die Krankheit zu begrenztem Befall führt
- Spontane Regression bei ungefähr 20–70 % der Patienten über mehrere Monate
- Bei den meisten Patienten verläuft die Krankheit stabil oder mit einem persistierenden wellenförmigen Verlauf
- Für ungefähr 7 % der Patienten kann die Krankheit tödlich verlaufen, insbesondere wegen immunologischen Problemen und aufgrund extranodalen Befalls
- Falls medizinisch und/oder kosmetisch indiziert, kann eine systemische Therapie mit Prednison versucht werden. Andere Medikamente wie z. B. Kombinationstherapie mit Vinblastin und Prednison, Cladribin, Clofarabin, Methotrexat, 6-Mercaptopurin, Tyrosinkinaseinhibitoren (Imatinib) und Rituximab (monoklonale Anti-CD20-Antikörper) können bei RDD wirksam sein, wurden allerdings nicht systematisch geprüft
- Therapieziel umfasst die Kontrolle der Erkrankung und Verkleinerung der befallenen Lymphknoten; eine kurative Therapie existiert nicht

9.4 Maligne histiozytäre Krankheiten

9.4.1 Überblick und Pathogenese

- Diese hochgradigen Malignome haben dendritische Zellen, Monozyten/Makrophagen oder Vorläuferzellen als Ursprungszelle. Häufig werden diese Malignome auch als histiozytäres Sarkom (HS) bezeichnet
- Wenn die malignen Zellen Marker der dendritischen Zellen exprimieren, werden sie dendritisches Zellsarkom genannt (manchmal auch follikuläres dendritisches Zellsarkom; s. unten)
- Wenn die malignen Zellen Marker der Monozyten/Makrophagen exprimieren, werden die Herde als histiozytäres Sarkom bezeichnet; diese können von einer monozytären Leukämie her stammen und werden in diesem Fall als nichthistiozytäres Sarkom bezeichnet
- HS wurde in Bezug zu Lymphomen (vor allem follikuläre Lymphome) und lymphoiden Leukämien gebracht:
- In diesen Situationen zeigen die malignen Zellen Eigenschaften eines Lymphoms und eines histiozytären Sarkoms hinsichtlich molekularer und zytogenetischer Klone: z. B. t(14;18), t(2;5), die das ALK-Gen betrifft und Fusion von IGH mit BCL2
- Das histiozytäre Sarkom ist häufig assoziiert mit der Inaktivierung von Tumorsuppressorgenen PTEN, p16 (INK4A) und p14 (ARF)

9.4.2 Inzidenz

- Es gibt keine klaren epidemiologischen Daten für diese Krankheiten, teilweise auch wegen der wechselnden Terminologie
- Die Krankheiten erscheinen hauptsächlich im Erwachsenalter, allerdings können Kinder betroffen sein
- Jungen sind häufiger betroffen

9.4.3 Pathologie

- Proliferation von atypischen, malignen Histiozyten und Vorläuferzellen; oft werden Lymphknoten befallen, dies trifft jedoch für jedes Organ zu
- Pathologische Zellen zeigen häufig eine normale Zytoarchitektur
- Maligne Zellen sind groß, nicht kohäsiv und haben pleomorphe Zellkerne mit prominenten Nukleolen und eosinophilem Zytoplasma
- Riesenzellen und Hämophagozytose können vorhanden sein

- HS-Tumorzellen exprimieren CD68, Lysozym, CD4 und CD163, jedoch keine myeloischen Marker wie beispielsweise Myeloperoxidase oder CD33, lymphatische Marker oder Marker für dendritische Zellen (CD1a).
- Werden dendritische Marker exprimiert, wie CD21 und CD35 zusammen mit variabler Expression von CD45, CD68 und S100, werden die Herde follikuläres dendritisches Zellsarkom genannt. Diese Herde exprimieren weder CD1a noch CD207

9.4.4 Klinische Präsentation und Stadieneinteilung

- Stark abhängig von Lokalisation und Ausmaß der Erkrankung
- Lymphknoten, Haut, Leber, Milz, Gastrointestinaltrakt, Lunge, Weichteilgewebe, Knochen und zentrales Nervensystem können beteiligt sein
- Patienten klagen zu ungefähr ≤20 % über isolierten Lymphknotenbefall
- Häufig Fieber und Nachtschweiß
- Lymphadenopathie, Hepatosplenomegalie
- Makulopapulöse und noduläre Hautinfiltration
- Erhöhte Blutsenkungsreaktion und Panzytopenie (bei ungefähr 20 % der Patienten) wegen Splenomegalie und Knochenmarkinfiltration durch maligne Zellen
- Stadieneinteilung (»staging«) ist wichtig:
  - Bildgebende Verfahren: CT, MRI, PET/CT (wie bei Lymphomen) und Technetium-Skelettszintigrafie. MRI von Gehirn und Rückenmark können indiziert sein.
  - Laboruntersuchungen: Blutbild, Elektrolyte, Leber- und Nierenwerte sowie Lyselabor und Untersuchungen des Gerinnungssystems, sowie Knochenmarkaspiration und -biopsie

9.4.5 Therapie und Prognose

- Obwohl diese Gruppe von Malignomen »Sarkom« genannt wird (griech.: sarkoma, Fleisch), stammt sie von hämatopoetischen Zellen ab und sollte nicht mit Behandlungsprotokollen der Sarkomtherapie (z. B. Rhabdomyo- oder Ewing-Sarkom) behandelt werden
- Lokalisierte Herde sollten wenn möglich komplett reseziert werden
- Obwohl die Strahlentherapie in keinen klinischen Studien geprüft wurde, empfehlen manche Kliniker adjuvante Bestrahlung wie bei Lymphomen (25–50 Gy). Falls Strahlentherapie wegen Komplikationen in Frage gestellt wird, kann auch eine engmaschige Beobachtung erwogen werden

- Adjuvante Chemotherapie ist in der Regel nicht empfohlen
- Prognose ist zwar gut, wurde aber bisher nicht in großen prospektiven Studien untersucht
- Multisystem oder disseminierte Krankheiten benötigen eine systemische Chemotherapie und manchmal auch hämatopoetische Stammzelltransplantation
    - Protokolle, die bei Hochrisikolymphomen und bei lymphoiden Leukämien angewendet werden, zeigten in Patientenberichten ausgezeichnete Wirkung (z. B. BFM-NHL-Protokolle, CHOP oder M-BACOD)
    - bei Patienten mit langsam reagierender oder chemotherapierefraktärer disseminierter Krankheit kann eine allogene hämatopoetische Stammzelltransplantation erwogen werden, insbesondere, wenn die Krankheit das Knochenmark befallen hat. Autologe hämatopoetische Stammzelltransplantationen wurden bei einzelnen Patienten ebenfalls versucht
- Prognose ist eingeschränkt, aber das allgemeine Überleben bei Patienten mit gutem Therapieansprechen auf systemische Chemotherapie beträgt 30–50 %
- Rückfälle und/oder therapierefraktäre Krankheit
    - Versuche sollten unternommen werden, um eine Remission zu erreichen, am besten mit offiziellen Therapieprotokollen, falls nicht vorhanden können Cladribin oder Clofarabin allein oder in Kombination mit Cytarabin, ICE oder Hochdosis-Methotrexat versucht werden
    - Bei lokalisierten Erkrankungen können zusätzliche adjuvante Therapien zusammen mit Strahlentherapie zum Einsatz kommen
    - Bei disseminierten Krankheiten sollte eine allogene hämatopoetische Stammzelltransplantation versucht werden. Auch autologe hämatopoetische Stammzelltransplantationen wurden erfolgreich eingesetzt, die bei Fehlen einer Knochenmarkinfiltration versucht werden können
- Die Nachsorge wurde bisher nicht standardisiert. Es ist empfohlen, zunächst alle 3–6 Monate zu evaluieren, insofern keine neuerlichen Symptome und Hinweise engmaschigere Kontrollen notwendig machen

Hirntumoren

Paul Imbach

P. Imbach et al. (Hrsg.), *Kompendium Kinderonkologie*,
DOI 10.1007/978-3-662-43485-7_10, © Springer-Verlag Berlin Heidelberg 2014

10.1   Generelle Aspekte

- Größte Gruppe solider Tumoren beim Kind
- Prognose abhängig von Lokalisation, Histologie und Gradeinteilung sowie Operabilität/adjuvanter Chemo- bzw. Radiotherapie
- Hohe Rate an Morbidität und an Sequelen

10.2   Tumorarten und Häufigkeit

- 25 % aller Tumorerkrankungen im Kindesalter
- 33:1 Mio. <16-jährige Kinder pro Jahr mit Neuerkrankung
- Etwas häufiger bei Jungen (insbesondere Medulloblastom und Germinom); Verhältnis Jungen zu Mädchen = 1,25:1

◘ Tab. 10.1 gibt einen Überblick über die verschiedenen Hirntumorformen und deren Häufigkeit.

◘ **Tab. 10.1** Häufigkeit verschiedener Hirntumoren

Tumorart	Mittlerer Anteil [%]
Astrozytom	40
Hirnstammtumor	15–25
Optikusgliom	4
Medulloblastom	15
Ependymom	6–9
Pinealistumor	2
Kraniopharyngeom	7
Übrige (Meningeom, Oligodendrogliom, primitiver neuroektodermaler Tumor, Sarkom)	15

10.3   Ätiologie und Pathogenese

- Genetische Faktoren:
  - Deletion von Chromosom 17 oder 22, v. a. beim Medulloblastom
  - Zusammenhang mit anderen hereditären Krankheiten (◻ Tab. 10.2)
  - Geschwistererkrankungen und familiäre Formen von Hirntumoren kommen vereinzelt vor

◻ **Tab. 10.2** Zusammenhang zwischen hereditären Störungen und dem Auftreten von Hirntumoren

Syndrome	Tumortyp
Neurofibromatose Typ 1	Neurofibrom(e) Optikusgliom Astrozytom
Neurofibromatose Typ 2	Schwannom Meningeom Ependymom
Tuberöse Sklerose	Astrozytom (subependymal)
Von-Hippel-Lindau-Syndrom	Hämangiom
Li-Fraumeni-Syndrom	Astrozytom Medulloblastom primitiver neuroektodermaler Tumor

Einfluss von Strahlenbelastung: gehäuftes Auftreten nach vorangegangener prophylaktischer oder therapeutischer Radiotherapie im Schädelbereich (z. B. bei Leukämie).

10.4   Pathologie und Klassifizierung

- Klassifizierungen basieren auf Histogenese mit Bezeichnung nach überwiegendem Zelltyp
- Für Malignitätsaussage wird eine Klassifikation, z. B. nach WHO-Grade I–IV, verwendet, die hauptsächlich auf Zellpolymorphologie, Mitoserate, Anaplasie und Ausmaß der Nekrose basiert
- Neuere Einteilungen schließen immunhistochemische und molekularbiologische Analysen ein

— *Immunhistochemie:* monoklonale Antikörper gegen zytoskelettale und Membranproteine, hormonale Polipeptide oder Neurotransmitter; Beispiele: Vimentingehalt, neurofilamentäres Protein (NFP), gliofibrilläres Protein (GFAP), Desmin

— Immunhistochemische und molekularbiologische Marker lassen verschiedene Differenzierungs-/Reifungszuordnungen zu, weshalb beispielsweise das Medulloblastom unterteilt wird in eine undifferenzierte Form als primitiver neuroektodermaler Tumor (PNET) und eine differenziertere Form (eigentliches Medulloblastom)

◘ Tab. 10.3 Klassifizierung von Hirn- und Rückenmarktumoren

1 Neuroepithelialer Ursprung von Gliazellen	Malignitätsgrad
Astrozytom	Grad I
Astrozytom	Grad II und III
Glioblastoma multiforme	Grad III–IV
Ependymom	Grad I und II
Ependymoblastom	Grad II–IV
Plexus-choroideus-Papillom oder wenig differenziertes anaplastisches Ependymom	–
Oligodendrogliom	Grad I
Oligodendroglioblastom	Grad II–IV
2 Neuroepithelialer Ursprung von Nervenzellen	
Medulloblastom	wenig differenzierte Form: primitiver neuroektodermaler Tumor, PNET differenziertere Form: eigentliches Medulloblastom
Neuroblastom	
Pinealisderivate	Pinealom Pinealoblastom
Hypophysenderivate	Kraniopharyngeom

▣ **Tab. 10.3** (Fortsetzung)	
2 Neuroepithelialer Ursprung von Nervenzellen	
Mesenchymaler Ursprung	Meningeom Neurofibrom Angiom Hämangioblastom
Chordom	
Kongenitale Fehlentwicklungen	Hamartom Germinom Teratom Chorionkarzinom Dermoid Epidermoidzyste (Cholesteatom)

10.5   Klinische Manifestation

Symptome werden hervorgerufen in Abhängigkeit von:

— Lokalisation des Tumors:
  — *infratentoriell (hintere Schädelgrube):* 60 %
  — *supratentoriell:* 40 %
  — *Mittellinie:* 15 %
  — *Großhirnhemisphäre:* 25 %
— Wachstumsgeschwindigkeit des Tumors:
  — *langsam:* massive Verlagerung normaler Strukturen und entsprechend große Tumormasse, Symptome oft spät auftretend
  — *rasch:* Symptome oft schon bei kleinem Tumor auftretend
— Alter des Kindes

10.5.1 Hirndruckzeichen

— Tumor blockiert Liquorzirkulation → Hydrozephalus und Hirnfunktions-störungen; häufigster Befund, da >50 % der Hirntumoren in der hinteren Schädelgrube (vierter Ventrikel) lokalisiert sind
— Kopfschmerzen:
  — zunächst lageabhängig, bifrontal oder diffus, früh am Morgen, ver-schwindet innerhalb von Stunden nach dem Aufstehen

- kann auch attackenartig aufgrund intrakranieller Druckerhöhung auftreten
- Übelkeit, Erbrechen:
    - oft zusammen mit Kopfschmerzen
    - (nächtliches) Nüchternerbrechen
- Sehstörungen:
    - Doppelbilder
    - Strabismus
    - Gesichtsfeldeinschränkungen
    - als Folge Kopfschiefhaltung
- *Verhaltens-/Persönlichkeitsveränderungen:* vor allem bei Säugling und Kleinkind Apathie, Irritabilität, Somnolenz
- *Rasches Kopfwachstum:* bei Säugling und Kleinkind (<2-jährig)

10.5.2 Fokale neurologische Ausfälle

- Abhängig von Lokalisation
- Epileptiformer Anfall
- Ataxie
- Gesichtsfeldeinschränkung
- Hirnnervenausfall
- Periphere neurologische Störungen (▶ Abschn. 10.10)

10.5.3 Charakteristische Symptome in Abhängigkeit von Tumorlokalisation

Großhirnhemisphären

Häufigste Tumorarten
- Astrozytom
- Ependymom
- Oligodendrogliom
- Meningeom

- *Hauptsymptome:* fokale neurologische Ausfälle und/oder Krampfanfälle
    - *kortikal:* fokale Dysfunktion, Epilepsie
    - *subkortikal:* Hemiparesen (Hemiplegien), Gesichtsfeldausfälle

- Frontal:
  - *anteriores Frontalhirn:* meist klinisch stumm, bis der Tumor bei zunehmender Größe Hirndruck verursacht; emotionale Veränderungen: Indifferenz gegenüber der Umgebung
  - *Bereich von Gyrus praecentralis bis Capsula interna:* kontralaterale Schwäche in Gesicht oder Extremitäten; Frühzeichen: Wechsel von Rechts- auf Linkshändigkeit oder umgekehrt; Sprachflussschwierigkeiten bei erhaltenem Sprachverständnis: »Broca-Aphasie«; Anfalltyp: gegenseitiges Augenverdrehen mit fokalem tonischklonischem Anfall der kontralateralen Seite
- Temporoparietal:
  - fokaler Anfall, später generalisierter Anfall
  - postiktale, transiente Ausfälle
  - Anfall mit Geruchs-/Geschmacksverlust (temporal)
  - Anfall mit Verlust von Stereognosie und Berührungsempfindlichkeit (parietal)
  - Anfall mit Gesichtsfelddefekt (kontralaterale homonyme Hemianopsie)
- Okzipital:
  - Gesichtsfelddefekte
  - ein- oder beidseitige Abduzensschwäche mit Doppelbildern bei Hirndruckerhöhung
- *Basalganglien:* kontralaterale extrapyramidale Zeichen wie Tremor, Athetose, Rigidität, Hemiballismus
- Thalamusbereich:
  - kontralaterale Hemiplegie
  - Hirndruck

Paraselläre Tumoren – Chiasma-opticum-Bereich

- Tumor ausgehend von Hypophyse oder Hypothalamus

Häufigste Tumorarten
- Kraniopharyngeom
- Optikus-/Chiasmagliom/Astrozytom
- Hypothalamusgliom (Astrozytom)/-hamartom
- Hypophysenadenom
- Chordom, Germinom

- Dienzephalon – dienzephales Syndrom:
  - *beim Säugling:* Gewichtsabnahme trotz Nahrungsaufnahme, Anorexie, Kachexie bei gesteigerter Aktivität, euphorische Grundstimmung;

Nystagmus einziges Schlüsselsymptom, aber nur bei etwa 50 % der Kinder vorhanden
- *bei größeren Kindern:* Hyperphagie, Fettsucht; oft Kleinwuchs, Hypogonadismus, Diabetes insipidus
- *bei Adoleszenten:* Simulation von Anorexia nervosa; bei hypothalamischem Hamartom: Pubertas praecox
- bitemporale Hemianopsie:
  - einseitige Blindheit mit kontralateraler temporaler Hemianopsie
  - häufig Optikusatrophie
- *Hydrocephalus internus:* bei Tumorwachstum nach oben Verschluss des Foramen Monroi oder des Aquädukts
- *Amenorrhö und Galaktorrhö (erhöhte Prolaktinsekretion):* bei adoleszenten Mädchen mit Hypothalamustumor
- *Gigantismus:* bei Adoleszenten mit wachstumshormonproduzierendem eosinophilem Adenom

Pinealisbereich
- Tumor im Bereich von drittem Ventrikels, Mittelhirndach und Aquäduktregion

---

Häufigste Tumorarten
- Pinealom
- Teratom
- Germinom
- Astrozytom des Corpus callosum oder des Thalamus

- *Frühsymptom:* Passagehindernis → Hirndruck
- Parinaud-Syndrom:
  - Paralyse des konjugierten Aufwärtsblicks
  - gestörter Pupillenreflex
- Tumorausdehnung:
  - *nach kaudal:* Tinnitus, Taubheit
  - *nach unten:* Störung des N. oculomotorius (Nystagmus, Anisokorie, Konvergenzparalyse)
  - *nach vorn:* Augenlidretraktion
- Assoziation mit Hypogonadismus und Pubertas praecox

Kleinhirnhemisphären

Häufigste Tumorarten
- Zystisches Astrozytom
- Solides Astrozytom
- Hämangioblastom (zu 50 % mit Erythrozytose und erhöhter Erythropoe-tinkonzentration im Serum)

- Symptome:
  - *ipsilaterale zerebelläre Dysfunktion der Extremitäten:* Intentionstremor, Dysmetrie, Reboundphänomen, Dysdiadochokinese, Falltendenz
  - Hirndruckzeichen bei Ausdehnung in Richtung des vierten Ventrikels
  - *Herniation bei Ausdehnung in Richtung Foramen magnum:* Nacken- und Hinterkopfschmerzen, Opistotonushaltung, Parästhesien der oberen Extremitäten, Blutdruckerhöhung mit Bradykardie, Atemstörungen, Fieber, bulbäre Zeichen (Dysphagie, Dysarthrie)

Vermisbereich

Häufige Tumorart
- Oft Medulloblastom mit Einwachsen in den vierten Ventrikel

- Symptome:
  - symmetrische Stammataxie
  - Hirndruck- und Herniationssyndrom

Bereich des vierten Ventrikels

Häufige Tumorarten
- Ependymom, vom Boden des vierten Ventrikels ausgehend
- Plexus-choroideus-Papillom
- *Dermoid oder Teratom:* beim Säugling

- Symptom: Hirndruck

Hirnstammbereich

Häufige Tumorart
- Astrozytom, WHO-Klassifikationsgrade I–IV

- Symptome:
  - unilaterale Paralyse der Hirnnerven VI und VII
  - kontralaterale Hemiparese der Extremitäten mit Reflexsteigerung, Spastizität, positivem Babinski-Zeichen, vertikalem Nystagmus, zerebellären Zeichen
  - selten Hirndruck
  - fataler Verlauf bei Ausdehnung in Zonen vitaler Funktionen
- *Differenzialdiagnose:* von Hirnbasis ausgehender Tumor (Rhabdomyosarkom, Non-Hodgkin-Lymphom, Angiofibrom, Neuroblastom, »Hirnstammenzephalitis«, Medulloblastomrezidiv)

Kleinhirnbrückenwinkelbereich

Häufige Tumorart
- Akustikusschwannom

- Symptome:
  - Hör- und Vestibulärfunktionsstörungen
  - ipsilateraler Kornealreflex schwach bis nicht vorhanden

Rückenmark

Häufige Tumorarten
- Intramedullär
  - Astrozytom
  - Oligodendrogliom
  - Ependymom, oft mit Zysten (Differenzialdiagnose: Syringomyelie!)
- Extramedullär bis intradural:
  - Neurofibrom
  - Meningeom
  - Dermoid
  - Teratom

▼

- **Extradural:**
  - Neuroblastom
  - Non-Hodgkin-Lymphom
  - *Tumor der Wirbelsäule:* eosinophiles Granulom, Ewing-Sarkom (Differenzialdiagnose: Abszess, Hämatom u. a.)

- Symptome:
  - *Kompressionssymptome entlang der Wirbelsäule:* Rückenschmerzen, Wirbelsäulenverkrümmung, paraspinaler Muskelspasmus, beeinträchtigtes Rumpfbeugen, Gangschwierigkeiten, Muskelschwäche unterhalb des Tumorniveaus mit Hyperreflexie, sensorische Ausfälle im Dermatomniveau unterhalb des Tumors, schlaffe oder spastische Lähmung, positives Babinski-Zeichen, sekundäre Enuresis oder neurogene Blasenstörung, Störungen der Sphinkterfunktionen (Urin-/Stuhlretention, Inkontinenz), Potenzverlust, Priapismus
  - Ausfälle in Abhängigkeit vom betroffenen Rückenmarkniveau (◘ Tab. 10.4)

◘ Tab. 10.4 Neurologische Ausfälle in Abhängigkeit vom betroffenen Rückenmarkniveau

Höhe Wirbelkörper	Neurologische Ausfälle
C1–C3	Phrenikuslähmung (Apnoe)
C3–C4	Vorstehende Schulterblätter, Schulterheberschwäche
C5–C6	Armabduktion und Ellbogenflexion verringert
C7–C8	Ellbogenstreckung verringert, Fingerschwäche
Th2–Th12	Skoliose, Rumpfbeugen beeinträchtigt
L1	Hüftbeugen verringert
L2	Hüftabduktion verringert
L3–L4	Kniestrecken verringert
L4–L5	Abduktion/Extension sowie Dorsalflexion im Sprunggelenk verringert
L5–S1	Kniestrecken verringert
S1–S2	Fußstrecken verringert

- Tumor im *Foramen-magnum-Bereich*: Halssteifigkeit, Tortikollis, zervikaler Schmerz
- Tumor im *zervikalen Bereich*: Nystagmus
- Tumor im *Cauda-equina-Bereich*: Ausfall von Sehnenreflexen der unteren Extremität, Beinmuskelatrophie, Urin- und Stuhlverhalt

10.6 Radiologische Diagnostik

10.6.1 Magnetresonanztomografie und Computertomografie

- Die bildgebenden Methoden Magnetresonanztomografie (MRT) und Computertomografie (CT) haben die Diagnostik stark vereinfacht
- Sie geben Auskunft über intrakranielle Strukturen, Läsionen, solide oder liquide Komponenten
- Die Aussagekraft wird durch die Verabreichung von intravenösem Kontrastmittel (»enhancement«) erhöht
- *Vorteile der MRT*: für Erkennung der Gewebestruktur und anatomisch-topographische Lokalisation des Tumors (dreidimensionale Darstellung ohne Lageänderung des Patienten) ist die MRT- der CT-Untersuchung überlegen; Tumorvermessung und stereotaktische Biopsie via MRT besser durchführbar
- *Nachteil der MRT*: lange Untersuchungsdauer

10.6.2 Positronenemissionstomografie

Positronenemissionstomografie (PET) ermöglicht die zusätzliche Messung von Metaboliten und metabolischen Veränderungen innerhalb des Tumorgewebes. Diese sind mit hohem Auflösungsvermögen möglich und verbessern die Differenzierung von tumorösen und nichttumorösem Gewebe.

10.6.3 Konventionelle Röntgenaufnahme des Schädels

- Dokumentation von Nahtsprengungen bei Hirndruck, Verkalkungen sowie Kalottendestruktionen

10.6.4 Spezielle Methoden für Einzelindikationen

Knochenszintigrafie

- Bei Tumor in der Nähe der Schädelkalotte
- Bei unklarer Tumorabgrenzung

Angiografie

- Information über Blutversorgung und Grad der Vaskularisation

Sonografie

- Verschiebung von Mittellinienstrukturen

Myelografie

- Bei Tumor innerhalb des Spinalkanals
- *Im Vergleich mit vorangegangener Röntgenuntersuchung der Wirbelsäule:* Erweiterung, Erosion, Wirbelkörperkollaps

10.6.5 Weitere Diagnostik

Liquoruntersuchung

- Liquorgewinnung bei operativem Vorgehen zur Diagnostik der Dissemination
- *Lumbalpunktion:* **Cave:** Herniation durch Foramen magnum, v. a. bei Fossa-posterior-Tumor
- Liquor oft xanthochrom, Proteinwert extrem erhöht, rasche Koagulation

Elektroenzephalografie

- Elektroenzephalografie (EEG) indiziert bei unklaren fokalen neurologischen Abnormitäten, z. B. bei Großhirntumor (fokale Verlangsamung der Hirnstromkurven über Tumorgebiet)
- EEG gibt Hinweis auf »Herd«

Stereotaktische Biopsie

- Bei inoperablem Tumor zur Bestimmung des Malignitätsgrades und zur Planung des therapeutischen Procedere (Radio-, Chemotherapie)

10.7   Differenzialdiagnosen

- *Hirnabszess, z. B. bei Mastoidinfektion:* Fieber; bei zyanotischem Herzvitium: Herzgeräusch; posttraumatisch bei Schädelbasisfraktur

- *Subduralhämatom* (Trauma, Anfall): Anämie, Retinablutung
- *Hydrozephalus* (nach Meningitis oder Blutung, bei Makrozephalie): chronisch-rezidivierende Kopfschmerzen, Erbrechen
- *Pseudotumor cerebri* (nach Otitis media, Absetzen von Steroiden, Nebennierenabnormitäten): Ventrikel in Bildgebung oft verschmälert
- *Tuberkulom* (Umgebungsexposition): positiver Hauttest, Röntgenbild der Lunge
- *Enzephalitis:* Fieber, Meningismus, Stupor, Gedächtnisverlust, Halluzinationen, Krampfanfall, Hemiplegie, Koma

10.8 Metastasierung

- Vorkommend bei Medulloblastom, Pinealom, Germinom, Ependymom
- Selten Knochenmarkmetastasen eines Medulloblastoms
- Metastasierung via ventrikuloperitonealer Ableitung
- *Metastasen via Liquor:*
    - Ependymom: subarachnoidale Metastasen
    - Medulloblastom: Abtropfmetastasen mit Paraplegie als Folge spinaler Metastasen
- *Metastasen via Liquorraum:*
    - Germinome: Metastasen auch außerhalb des Zentralnervensystems
- Sekundäre Hirnmetastasen:
    - *Leukämie:* Hirndruck, Hydrozephalus
    - *Non-Hodgkin-Lymphom:* Hirnnervenausfall, sonst wie bei Leukämie
    - Histiozytose, Rhabdomyosarkom, Nephroblastom, Ewing-Sarkom, Neuroblastom, Melanom

10.9 Therapie

10.9.1 Chirurgisches Vorgehen

- Neurochirurgie inklusive Mikrooperationstechnik zur möglichst umfassenden Tumorreduktion ohne zu hohes Risiko für Langzeitsequelen; der Umfang der Tumorreduktion ist für die Prognose bedeutungsvoll; Ultraschallaspiration und Lasertechnik unterstützen atraumatische Neurochirurgie
- Verminderung des Ödems im Tumorbereich durch präoperative Applikation von Kortikosteroiden (z. B. Dexamethason: 0,5–1 mg/kgKG alle 6 h), was oft zur starken Reduktion der klinischen Symptome führt

- Bei hohem Risiko operativ bedingter Sequelen nur stereotaktische Biopsie (CT- oder MRT-gesteuert)
- Histologische Dokumentation dringend erforderlich, außer bei diffusem infiltrativem Hirnstamm- oder Chiasmatumor und gleichzeitiger Diagnose einer Neurofibromatose Typ 1
- Oft präoperative Druckentlastung durch Ventileinlage, eventuell Shunteinlage mit ventrikuloatrialer, oder peritonealer oder Liquorableitung; Tumorzellausbreitung via Shunt möglich
- Bei Tumor in Bereich und Umgebung des Hypothalamus endokrine Veränderungen vor/während/nach Eingriff mitbehandeln
- Bei Krampfanfälligkeit antikonvulsive Therapie einleiten

10.9.2 Radiotherapie

- Indikation, Feldgröße und Strahlendosis abhängig von Biologie/Histologie des Tumors, Alter des Kindes sowie von Kombination mit Chemotherapie/Neurochirurgie
- Bestrahlung während der ersten drei Lebensjahre wegen Schädigung der Hirnentwicklung nur in Ausnahmesituationen
- Aufwand für Therapieplanung und -durchführung ist groß und verlangt erfahrenes Team in Radioonkologie und pädiatrischer Onkologie
    - *hyperfraktionierte Bestrahlung*: Aufteilung der Strahlendosis in zwei Applikationen/Tag im Abstand von 6–8 h mit geringeren neurokognitiven Nebenwirkungen
    - bei Kleinkindern tägliche Sedation individuell notwendig
- Reaktionen/Komplikationen:
    - abhängig von Gesamtstrahlendosis, Strahlenfraktionierung (Dosis pro Sitzung, Frequenz einzelner Dosisapplikationen) und Art der Strahlenquelle
    - *akut*: Hirnödem
    - *subakut*: Postirradiationssyndrom mit Fieber, Lethargie; oft 4–6 Wochen nach Radiotherapie, Dauer: 1–2 Wochen
    - *Langzeitkomplikationen*: Wachstums- und Entwicklungsprobleme, Verminderung des Intelligenzquotienten, Gedächtnisstörungen (nach Ganzhirnbestrahlung), Myelopathie, Hirnnekrose bis Querschnittmyelitis bei hoher Dosis im Medulla-oblongata-Bereich (▶ Abschn. 10.11)
- Bestrahlungsmethoden:
    - konventionelle externe Bestrahlung
    - *dreidimensionale Radiotherapie*: präzisere Strahlenfeldeingrenzung möglich

- *stereotaktische Radiotechnik (Gammaknife):* v. a. bei kleinem Tumorvolumen
- Brachytherapie oder interstitielle Bestrahlung durch transiente Implantation des Radioisotops
- Radiotherapie kombiniert mit Hyperthermie

10.9.3 Chemotherapie

- Bei bestimmten Tumorarten indiziert (▸ Abschn. 10.10)
- Blut-Hirn-Schranke vermindert die Aufnahme/Wirkung von wasserlöslichen Zytostatika, fettlösliche Substanzen penetrieren (z. B. Nitrourea)
- Die Wirksamkeit/Penetration ist abhängig von der Vaskularisation des Tumors: Randzone des Tumors mit starkem Blut-Hirn-Schranken-Effekt, Zentrum des Tumors mit Tumorvaskularisation, weshalb Hochdosistherapien mit oder ohne autologer Stammzelltransplantation effizient sind
- *Indikationen:* Kleinkinder (zur Vermeidung einer Radiotherapie), kleine Tumormassen, Metastasen
- Palliative Chemotherapie:
  - kann vorübergehend Remission erwirken
  - verbessert Lebensqualität
  - Beschwerdelinderung von tumorbedingten Symptomen muss gegenüber Chemotherapienebenwirkungen dominieren
- *Intrathekale Chemotherapie:* via Rickham- oder Omaya-Ventil (durch Penetration von Liquor in das Hirngewebe limitiert; abhängig einerseits von der Vaskularisation und andererseits von der Neurotoxizität)
- Künftige Therapien:
  - adoptive Immuntherapie mit Interleukin-2 und lymphokinaktivierten T-Zellen oder mit monoklonalen Antikörpern
  - Gentransfertherapie via virusvermitteltem »Transportsystem«
  - Gezielte Unterdrückung von Tumorrezeptoren
  - Antikörperkonjugierte Immunotoxinstimulation von tumorspezifischem Antigen via Immunantwort durch dendritische Zellen
  - Verminderung der tumorinduzierten Angiogenese

10.10   Spezielle Tumorarten

10.10.1   Astrozytäre Tumoren

Häufigkeit und Vorkommen

- Häufigster Hirntumor im Kindesalter
- Auftretend im Kleinhirnbereich, aber auch supratentoriell (Großhirn, meist im Bereich von Hemisphäre oder Mittellinie)
- *Mittleres Patientenalter:* 6–9 Jahre
- Jungen häufiger als Mädchen betroffen

Radiologische Diagnostik

- CT und MRT:
  - hypodense Zone mit wenig »enhancement«
  - oft Verkalkungen

◘ Tab. 10.5 Klassifikation/Prognose nach WHO

Low-grade-Tumoren: charakterisiert durch langsames, aber stetes Wachstum >10 Jahre nach Diagnosestellung; Dissemination in Liquor eher selten	
WHO I:	Pilozystisches Astrozytom
WHO I/II:	Gemischtzelliges Astrozytom
WHO II:	Fibrilläres Astrozytom
High-grade-Tumoren: WHO III/IV: rasches, infiltratives Wachstum mit Anaplasie/ Glioblastoma multiforme; Dissemination in Liquor zu 25–55 %	

Charakteristika des Low-grade-Astrozytoms

- Unterschiedliche Nomenklatur der Low-grade(LG)-Astrozytome I und II (◘ Tab. 10.5):
  - *supratentoriell:* fibriläres protoplasmatisches, gemischtzelliges, xanthochromes pilozystisches Astrozytom oder Gliom sowie gemischtzelliges neurogliales Gangliogliom oder Gangliozytom
  - *infratentoriell (zerebellär):* pilozystisches (80 %) und fibrillär-diffuses Astrozytom (15–20 %)
- Therapie:
  - *chirurgisches Vorgehen:* Ausmaß der Tumorentfernung hängt von Lokalisation und Tumorbegrenzung/-infiltration ab und ist prognostisch

entscheidend; auch bei Rezidiv ist eine erneute Tumorentfernung oft indiziert
- *Radiotherapie:* bei subtotaler Resektion und Resttumorwachstum: Involved-field-Radiotherapie; bei umschriebenem Tumor in inoperabler Region: interstitielle oder stereotaktische Intervention als Alternative
- *Chemotherapie:* dem inoperablen Low-grade-Astrozytom vorbehalten sowie Kindern <3 Jahre
- wirksame Substanzen, allein oder in Kombination: Vincristin, Carboplatin, eventuell Nitrourea, Cyclophosphamid oder Temozolomid
- Ansprechrate:
  - nach kompletter Resektion 69–100 % Überleben
  - nach inkompletter Resektion 65–75 %

Charakteristika des High-grade-Astrozytoms/-Glioblastoms

- High-grade(HG)-Astrozytome/-Glioblastome WHO-Grade III–IV (◘ Tab. 10.5)
- Auch »anaplastisches Astrozytom«, »Glioblastoma multiforme« sowie »gemischtzelliges Oligodendrogliom« genannt
- Therapie/Prognose:
  - abhängig vom Ausmaß der Tumorresektion; Infiltration in umgebendes Hirngewebe häufig
  - Radiotherapie führt zu kurzfristiger oder partieller Remission
  - Multichemotherapie verlängert Überlebenszeit mit unterschiedlichem Langzeiterfolg
  - *wirksame Chemotherapeutika, allein oder in Kombination:* Cisplatin, Carboplatin, Cyclophosphamid, Ifosfamid, Etoposid, Topotekan, Procabazin, Temozolomid, CCNU, BCNU
  - Überlebensrate gering

10.10.2 Optikus-/Hypothalamusgliom

Häufigkeit und Vorkommen

- 3–5 % der intrakraniellen Tumoren
- Zwei Drittel manifestieren sich in den ersten fünf Lebensjahren
- Bis zu 35 % der Kinder mit Neurofibromatose Typ 1 entwickeln ein Optikusgliom

Ausdehnung
- N. opticus befallen
- Vorderer Teil des Chiasmas befallen
- Hintere Anteile des Chiasmas und Hypothalamus mit Frontallappen-, Thalamus- und anderen Mittellinienbeteiligung

Pathologie
- Vorwiegend Astrozytome WHO-Grade I und II; pilozytäre, gelegentlich auch fibrilläre Histologie

Klinische Manifestation
- Progressiver Visusverlust
- Exophthalmus bei mehr peripherem Befall
- Bilateraler Visusverlust bei Chiasmabefall
- *Fundoskopie:* blasse Papille oder Optikusatrophie
- Gesichtsfeldeinschränkung unterschiedlich, in Abhängigkeit von der Tumorlokalisation

Radiologische Diagnostik
- *MRT oder CT:* Tumor mit wenig »enhancement« bei peripher vom Chiasma befindlicher Lage, mit stärkerem »enhancement« bei Chiasmatumor (= höherer Malignitätsgrad)

Histologie
- Bioptische Diagnose bei unsicherer Histologie (bei Neurofibromatose Typ 1 meist nicht notwendig)

Therapie und Prognose
- Totalresektion selten möglich
- *Chemotherapie:* indiziert bei Kleinkindern und/oder ausgedehntem Tumor im Chiasma-/Hypothalamusbereich
- Chemotherapie weist im Gegensatz zur Radiotherapie wenig neuroendokrine Sequelen auf
- *Wirksame Zytostatika:* ▶ Abschn. 10.10.1 Low-grade-Astrozytom
- Bei Tumorprogression nach Chemotherapie kann Radiotherapie eingesetzt werden
- *Radiotherapie:* auch bei histologisch wenig malignen Formen wirksam; stoppt Tumorwachstum und verhindert rasche Erblindung
- *Prognose:* meist langsam progredienter Verlauf mit hoher Morbidität (Visusverlust, Panhypopituitarismus, Diabetes insipidus, Hirnnervenausfälle)

10.10.3 Hirnstammtumoren

Häufigkeit und Vorkommen

- 15–25 % aller Hirntumoren, inklusive bei Kindern mit Neurofibromatose Typ 2
- Vorwiegend bei 3- bis 9-jährigen Kindern

Pathologie

- Bei ersten Symptomen meist bereits großer, infiltrierend wachsender Tumor
- Kaum Blockade des Ventrikelsystems
- Inoperabel, Biopsie risikoreich
- Histologisch Astrozym (zwei Drittel WHO-Grade I und II, ein Drittel WHO-Grade II und IV)
- *Selten auch embryonale Histologie:* PNET oder Hämangioblastom

Lokalisation

- Vorwiegend im Ponsbereich, gelegentlich im Gebiet der Medulla oblongata oder in der Mittelhirnregion

Klinische Manifestation

- Doppelbilder
- Störungen des N. abducens (Rectus-lateralis-Ast) und/oder des N. facialis
- Gangstörungen
- Ataxie (Hinweis auf Kleinhirnbefall)
- *Bei Befall der Medulla oblongata:* Dysarthrie, Dysphagie, Störungen tieferer Hirnnerven
- Sensorische Störungen meist auf Gesicht beschränkt (Beteiligung des N. trigeminus)

Radiologische Diagnostik

- In CT oder MRT vergrößerter, hypodenser Hirnstamm mit/ohne Zysten
- Vierter Ventrikel nach hinten verlagert (Schmetterlingsform)
- Meist leichter Hydrozephalus

Therapie

- Abhängig vom Tumortyp:
    - bei diffus-infiltrativem Wachstum ist die Prognose trotz Therapie meist infaust
    - bei fokalem Tumor zu 50–90 % Langzeitüberleben
- Chirurgisches Vorgehen:
    - Tumorentfernung bei fokalem Tumor und geringem Risiko für neuro-endokrine Sequelen, v. a. auch bei zystischem Tumoranteil

- = Letalität bei extensiver Operation hoch
- = bei schwieriger Operation ist schonende Tumorresektion, kombiniert mit Radio- oder Chemotherapie, indiziert
= Chemotherapie:
  - = abhängig vom Tumortyp, insbesondere indiziert bei diffus-infiltrierendem Typ
  - = auch als palliative Therapie
  - = wirksame Substanzen und Kombinationen: ▶ Abschn. 10.10.1 Low- und High-grade-Astrozytome
= Radiotherapie:
  - = *Dosis:* 40–50 Gy
  - = endokrinologische Überwachung und bei Bedarf endokrinologische Substitutionstherapie

10.10.4 Medulloblastom und primitiver neuroektodermaler Tumor

Häufigkeit und Vorkommen

- = Nach Astrozytom sind das Medulloblastom und der primitive neuroektodermale Tumor (»supratentorial primitive neuroectodermal tumor«, sPNET) die häufigste Hirntumorart beim Kind
- = Gewöhnlich ausgehend vom Dach des vierten Ventrikels und von Mittelhirnstrukturen
- = Ausbreitung via Ventrikelsystem
- = *Mittleres Patientenalter:* 4–8 Jahre
- = Jungen häufiger betroffen als Mädchen
- = Nomenklatur zu primitivem neuroektodermalem Tumor uneinheitlich: »sPNET« für supratentorielle, zerebrale Medulloblastome, Pinealoblastome und zentrale Neuroblastome; gelegentlich auch Ependymom unter sPNET subsumiert

Pathologie

- = Hochmaligner, kleinzelliger Tumor
- = *Mikroskopisch:* dicht gepackte kleine Zellen mit vielen Mitosen, in Lagen oder rosettenförmig angeordnet
- = Differenzierungsgrad unterschiedlich und nicht mit Prognose korreliert
- = Abnormalität von Chromosom 17: iso 17q bei 40 %, isolierter Verlust von 17p bei 20 %
- = Genamplifikation: NMYC-Amplifikation auf 2q24 in 5-15 %

- Histologische Varianten:
  - *mit starker Stromakomponente:* desmoplastisches Medulloblastom, v. a. bei Adoleszenten und Erwachsenen
  - *großzelliges und/oder anaplastisches Medulloblastom:* etwa 4 % aller Medulloblastome
- *Hohe Neigung zur subarachnoidalen Metastasierung:* 11–43 % initial, bei Autopsie ≤93 % Liquoraussaat feststellbar
- Extraneurale Metastasierung zu 4 %, v. a. in Knochen, Lymphknoten, Leber und Lunge

Klinische Manifestation

- Kürzere Anamnese als bei Astrozytom (aufgrund des rascheren Tumorwachstums von über 20 %)
- Bei Lokalisation im Mittellinienbereich frühzeitig Hirndruckzeichen wie morgendliche Kopfschmerzen, Verwirrtheit und Lethargie
- Bei Säuglingen vorgewölbte Fontanelle und verbreiterte Kopf-Zirkumferenz

Radiologische Diagnostik

- *MRT und CT:* Mittellinientumor mit starkem »enhancement«, inklusive Untersuchung des Spinalkanals (Dissemination)

Therapie

- Chirurgisches Vorgehen:
  - meist präoperative Shuntoperation notwendig (wegen Hirndruck) – intra- und postoperative Komplikationsraten werden dadurch vermindert
  - Totalresektion wegen infiltrativen Tumorwachstums oft nicht möglich
  - bestmögliches »debulking« sinnvoll
  - Operation mit Mikroskop verbessert Resultate
  - 10 % der Kinder entwickeln postoperativ nach Vermisspaltung ein Posterior-fossa-Syndrom (transiente Somnolenz und Mutismus)
  - Liquoranalyse via Lumbalpunktion oder intraoperativer Liquorgewinnung für Tumorzelldisseminationsanalyse
- Radiotherapie:
  - radiosensitiver Tumor
  - *kraniospinale Radiotherapie mit altersabhängiger Dosierung:* kranial 40 Gy + 10–15 Gy Aufsättigung auf Tumorfeld; spinal 30–35 Gy
  - bei Kindern >4-jährig
  - *Sequelen nach Radiotherapie:* Längenwachstum vermindert, neuroendokrine Mangelsyndrome sowie psychosoziale Störungen (Konzentrationsschwäche, Verminderung des Intelligenzquotienten etc.)

- Chemotherapie:
  - hochempfindlicher Tumor
  - nachgewiesener Nutzen der Chemotherapie bei kleinen Kindern (<3-jährig), bei Hirnstamminfiltration oder bei nicht eindeutig radikaler Operation
  - Chemotherapie vor Radiotherapie, v. a. bei Kleinkindern
  - Kombinationschemotherapie mit Cisplatin oder Carboplatin, Vincristin, Cyclophosphamid, Etoposid, Hochdosis-Methotrexat mit Leukovorin-Rescue in kooperativen Protokollen inklusive Methotrexat intraventrikulär
  - Besseres Überleben bei Kindern mit reduzierter kraniospinaler Radiotherapie und Chemotherapie
  - Erhaltungschemotherapie erhöht die Rate von Langzeitüberlebenden Kindern mit M0- und M1-Medulloblastom
  - Nebenwirkungen nach Bestrahlung: Wachstumsredardation, neuroendokrine Defizite, psychosoziale Entwicklungsstörungen, neurokognitive Defizite

Prognose

- *5-Jahres-Überlebensrate*: 70–85 %
- Prognose:
  - *ungünstig*: initial großer Tumor, Metastasen (Liquor), Alter <4 Jahre, del 17p, c-myc-Amplifikation
  - *günstiger*: kleiner Tumor, >4-jährige Kinder, chirurgisch totale oder subtotale Tumorexstirpation (>90 % oder <1,5 cm^3 messender Resttumor)

10.10.5 Tumoren hinter dem dritten Ventrikel im Bereich der Glandula pinealis

Häufigkeit

- Tumoren im Bereich der Glandula pinealis hinter dem dritten Ventrikel entsprechen 2 % aller Hirntumoren

Pathologie und Vorkommen

- Keimzelltumor (Germinom, embryonales Karzinom, Chorionkarzinom, Teratom)
- Pineozytom/Pineoblastom, auch als »primitiver neuroektodermaler Tumor« (PNET) bezeichnet
- Astrozytome WHO-Grade I–IV häufig zystisch, meist gut differenziert; können in Umgebung infiltrieren

Klinische Manifestation

- Parinaud-Syndrom (▶ Abschn. 10.5.3 Pinealisbereich)

Labordiagnostik

- Serum- und Liquor-α-Fetoprotein(AFP)-Konzentrationen sowie Wert des humanen Choriongonadotropins (HCG) bei Keimzelltumor erhöht
- Nur HCG bei Chorionkarzinom erhöht
- Positiver Befund erspart Biopsie!
- Eventuell Liquorzytologie (Disseminationsrate hoch!)

Radiologische Diagnostik

- *MRT oder CT bei teratoider Form und Pinealoblastom:* hyperdenser Tumor und starkes »enhancement«, oft Verkalkungen, v. a. bei <6-jährigen Kindern

Therapie

- *Chirurgisches Vorgehen:* mit verfeinerter Operationstechnik (Mikroskop, stereotaktisches Vorgehen) wird Operation/Biopsie teilweise möglich
- *Radiotherapie:* meist indiziert, besonders bei Germinom (hoch radiosensitiv), meist nur Involved-field-Bestrahlung; zusammen mit Chemotherapie Strahlendosisreduktion möglich, 35–50 Gy (in Abhängigkeit von Tumorart); Pinealoblastom: Behandlung wie Medulloblastom
- *Chemotherapie:* Behandlung wie bei peripherem Keimzelltumor (▶ Kap. 17)

Prognose

- Unterschiedlich, in Abhängigkeit vom Tumortyp
- *Keimzelltumoren:* zu >90 % Langzeitüberleben
- *Überleben bei Germinom, Chorionkarzinom und Dottersacktumor:* je nach Ausdehnung des Tumors, 5-Jahres-Überlebensraten von 30–76 %
- *Pinealoblastom:* wie Medulloblastom (▶ Abschn. 10.10.4)

10.10.6   Ependymom

Häufigkeit und Vorkommen

- 9 % aller Hirntumoren
- Verhältnis Jungen zu Mädchen = 1:1
- *Altersgipfel:* 2.–6. Lebensjahr
- Supra- und infratentoriell auftretend:
  - mehrheitlich im Bereich des vierten Ventrikels (Hydrozephalus)
  - etwa ein Drittel im Bereich der Seitenventrikel
  - 8–10 % spinal (Cauda equina)

Pathologie

- Häufig solider Tumor, gelegentlich verkalkt, invasives Wachstum in Umgebung
- Abtropfmetastasen zu 7–12 %
- Mikroskopisch drei Formen:
    - *typisches, zellreiches Ependymom:* Zellen tubulär angeordnet, bilden Rosetten und Pseudorosetten
    - *anaplastisches Ependymom:* hochmaligne Variante ohne erkennbare Anordnung, pleomorph, hohe Mitoserate, Nekrosen, Gefäßneubildungen
    - *myxopapilläres Ependymom:* selten; gute Differenzierung und Schleimbildung
- *Sonderform:* Plexus-choroideus-Papillom; meist von lateralem Ventrikel ausgehend, Liquorüberproduktion → Hydrozephalus

Klinische Manifestation

- *Ähnlich wie bei Medulloblastom* (v. a. im Bereich des vierten Ventrikels): Kopfschmerzen, Erbrechen, Ataxie

Therapie

- Chirurgisches Vorgehen:
    - selten Totalexstirpation möglich, bei >1,5 cm^3 messendem Resttumor nach Chemotherapie eventuell Second-look-Operation
    - Operationsmorbidität und -mortalität hoch
- Radiotherapie:
    - *Ependymom supratentoriell ohne Dissemination:* kraniale Radiotherapie
    - *übrige Stadien und Lokalisationen:* wie bei Medulloblastom (kraniospinale Radiotherapie)
- *Chemotherapie:* wie bei Medulloblastom (▶ Abschn. 10.10.4)

Prognose

- Abhängig vom Ausmaß der neurochirurgischen Tumorentfernung, ähnliche Prognose wie Medulloblastom
    - *bei Resttumor >1,5 cm^3:* <20 % Langzeitüberleben
    - *bei kompletter Resektion ohne Liquordissemination:* 66–75 % Langzeitüberleben

10.10.7   Kraniopharyngeom

Häufigkeit, Pathogenese, Pathologie

- 7 % aller Hirntumoren
- Solide und zystische Anteile von epitheloidem Gewebe mit Keratinbildung

- Histologisch gutartiger Tumor, der jedoch durch Lokalisation und einhergehende Verdrängung von normalem Gewebe malignen klinischen Charakter hat
- Wächst langsam intra- oder suprasellär
- Weist oft Verkalkungen auf
- Zerstört angrenzende ossäre oder neurale Strukturen

Differenzialdiagnosen

- Restgewebe aus embryonaler Rathke-Tasche
- Ausgedehntes Chiasmagliom oder suprasellärer Keimzelltumor

Klinische Manifestation

- *Symptome durch lokale Ausdehnung bedingt:* Kopfschmerzen, Erbrechen (Hydrozephalus), Gesichtsfeldeinschränkung, Visusverlust
- Unterschiedliche endokrine Störungen
- Wachstumsretardation zu 50 %
- Wachstumshormonkonzentrationsverringerung zu >70 %

Therapie

- Chirurgisches Vorgehen:
  - Tumorentfernung bei fokalem Tumor und bei geringem Risiko von neuro-/endokrinen Sequelen indiziert, v. a. bei zystischem Tumoranteil
  - operative Entfernung nach vorhergehender endokriner Substitutionstherapie
  - Operationsletalität hoch
  - *bei schwieriger Operation:* schonende Tumorresektion, kombiniert mit Radiotherapie, indiziert
- Radiotherapie:
  - bei inkompletter Resektion Dosis von 40–50 Gy, eventuell höhere Dosis mit Hyperfraktionierung
  - hohe Morbiditätsrate
  - endokrinologische Überwachung und Substitution, falls notwendig
- Chemotherapie:
  - nur ausnahmsweise indiziert
  - abhängig vom Tumortyp (diffus-infiltrierend)
  - *wirksame Substanzen und Kombinationen:* ▶ Abschn. 10.10.1 Low- und High-grade-Astrozytome

Prognose

- Abhängig vom Tumortyp; bei diffus-infiltrativem Wachstum meist infaust
- Spätfolgen müssen mit akzeptabler Lebensqualität vereinbar sein

— *Totalentfernung oder Radiotherapie allein:* 50–90 % Langzeitüberleben
— *Mit zusätzlicher Radiotherapie bei subtotaler Tumorentfernung:* 60–85 % Langzeitüberleben

10.10.8   Meningeom

Häufigkeit, Pathogenese, Pathologie

— Beim Kind selten
— Verhältnis Jungen zu Mädchen = 1:1
— Vorwiegend von Anteil der Dura, aber auch von Arachnoidea und Leptomeninx ausgehend
— Tumor meist mit dünner Kapsel, selten invasiv
— Dichte Tumormasse mit Verkalkungen
— Histologisch verschiedene Subtypen ohne klinische Relevanz, mit Ausnahme des angioblastischen Typs (rasches Wachstum, infiltrativ, sarkomatöse Entartung, hohe Rezidiv - und Metastasierungsrate)

Lokalisation

— Kranial ubiquitär, v. a. über Hirnkonvexität, parasagittal, sphenoidal, Tuberculum sellae, parasellär entlang des N. opticus, Foramen magnum, spinal (insbesondere thorakale Wirbelsäule)

Klinische Manifestation

— Hirndruck
— Krampfanfälle
— Hemiparese
— Hemianopsie

Therapie

— Wenn möglich Totalexstirpation

10.10.9   Intramedulläre Tumoren des Spinalkanals

Häufigkeit und Vorkommen

— 5–10 % der Tumoren des Zentralnervensystems, inklusive Kinder mit Neurofibromatose
— *Mittleres Patientenalter:* 10 Jahre

Pathologie

- 70 % Astrozytom
- 10 % Ependymom
- 10 % Oligodendrogliom und Gangliogliom
- 10 % High-grade-Gliom
- *Differenzialdiagnose:* Non-Hodgkin-Lymphom
- Oft mit ausgedehnten Zysten
- Meist langsame Ausbreitung innerhalb mehrerer Wirbelsegmente mit Verdrängung des Spinalgewebes
- Leptomeningeale Dissemination bei >50 % der betroffenen Kinder

Therapie

- Chirurgisches Vorgehen:
  - selten komplette Resektion nach osteoplastischer Laminektomie möglich
  - *Ausnahme:* bei Ependymom Totalresektion möglich
  - *postoperativ auch orthopädische Beobachtung und Therapie:* Wirbelsäulendeformationen manifestieren sich innerhalb von 3 Jahren nach der Operation bei 35–40 % der Kinder
- *Radiotherapie:* abhängig von Histologie, Tumorwachstum und Symptomatik
- *Chemotherapie:* abhängig vom Tumortyp (▶ Abschn. 10.10), ähnliche Ansprechraten

Prognose

- Abhängig vom Tumortyp, oft langsame Progression, vorübergehend unterbrochen durch operative Teilresektion und Laminektomie (nach welcher der Resttumor mehr Platz hat)

10.11 Sequelen

- Im Gegensatz zu anderen Tumorarten beim Kind sind Morbidität und Langzeitfolgen bei Tumoren des Zentralnervensystems trotz Therapieerfolg hoch
- Die initialen Symptome und Ausfälle persistieren häufig
- Hinzu kommen interventionsbedingte Folgeerscheinungen (neurologische, endokrine, kognitive, psychosoziale), welche die Lebensqualität einschränken können
- Das Risiko eines Zweittumors ist hoch
- Die Nachsorge muss multidisziplinär sein und u. a. folgende Gebiete umfassen:
  - *Unterstützung bei Störungen der neurokognitiven Entwicklung:* Motorik, Feinmotorik, Koordination, Gedächtnis, Intelligenzfunktion

- *Substitution bei Störung von Wachstum und neuroendokrinen Funktionen:* Längenwachstum, Pubertät, Schilddrüsenfunktion, Nebennierenfunktion, Sexualentwicklung
- audiologische und visuelle Kontrollen und Maßnahmen
- schulische, berufliche und soziale Integration

Neuroblastom

Paul Imbach

P. Imbach et al. (Hrsg.), *Kompendium Kinderonkologie*,
DOI 10.1007/978-3-662-43485-7_11, © Springer-Verlag Berlin Heidelberg 2014

11.1   Definition

- Maligner embryonaler Tumor, ausgehend von primitivem Sympathikus-gewebe (Nebennierenmark, sympathische Ganglienzellen)
- Charakterisiert entweder durch:
    - spontane Regression und Differenzierung zu gutartigem Tumor, v. a. bei Säuglingen <12 Monaten oder
    - extrem malignen Verlauf bei größeren Kindern und in fortgeschrittenem Stadium; diese Kinder benötigen eine intensive Therapie

11.2   Häufigkeit und Vorkommen

- 8 % aller Neoplasien im Kindesalter
- 11:1 Mio. <16-jährige Kinder pro Jahr mit Neuerkrankung
- Häufigster maligner Tumor des Säuglings
- *Mittleres Diagnosealter:* 2,5 Jahre

> **Kumulative Altersverteilung der Neuerkrankungen**
> - <1-jährig: 35 %
> - <2-jährig: 50 %
> - <4-jährig: 75 %
> - <10-jährig: 90 %

- Selten auch bei Adoleszenten und Erwachsenen
- Verhältnis Jungen zu Mädchen = 1,1:1

11.3   Ätiologie

- Ätiologie unbekannt
- *Hypothese:* sporadisch auftretende postzygote Störung der Embryonal-entwicklung
- Inzidenz potenzieller Neuroblastomvorstufen bei Autopsien von <3 Monate alten Säuglingen mit anderer Todesursache 40-mal höher
- Diskutiert wird Zusammenhang mit Umgebungsfaktoren, wie Alkohol/Medikamente während der Schwangerschaft, Berufsexposition der Eltern (▶ Abschn. 2.3.3), virale Infektion
- Familiäres Vorkommen sowie Geschwister- und Zwillingserkrankungen mit unterschiedlichen Tumorstadien innerhalb der Familie sind selten beschrieben

- Assoziation mit Neurofibromatose Typ 1, Morbus Hirschsprung oder Iris-heterochromasie
- Chromosomale Veränderungen bei der Mehrzahl der Tumorzellen erkennbar; uneinheitliche abnorme Karyotypen

11.4   Molekulare Pathogenese

Das Onkogen N-MYC ist auf dem Chromosom 2p23-24 lokalisiert und amplifiziert in bis zu 50 % der Kinder mit einem Neuroblastom Stadium III oder IV. NMYC-Amplifikation und -Expression der neurotropen Rezeptoren (Tyrosinkinasen 1–3), Neuropeptide (vasoaktive intestinale Polypeptide, VIP; Somatostatin, SS), der DNS-Index sowie chromosomale Alterationen (17q, del 1p, Suppressorgen auf Chromosom 1, del 14 u. a.) sind prognostische Faktoren (◘ Tab. 11.1). Die Zellploidie (DNA) ist bei 55 % der regional lokalisierten Neuroblastome hyperdiploid mit günstiger Prognose, bei 45 % diploid mit vorwiegend ungünstiger Prognose.

◘ **Tab. 11.1** Prognosekriterien beim Neuroblastom

Alter bei Diagnose-stellung (Monate)	N-MYC	DNA	Tyrosin-kinase1	Stadium	Prognose (Überlebens-rate in %)
<12	Normal	Hyper-diploid	Hoch	I, II, IVS	95
>12	Normal	Diploid	Tief	III, IV	50
12–60	Amplifiziert	Diploid	Tief	III, IV	25

11.5   Pathologie

11.5.1 Makroskopisch

- Grau-weißlicher, weicher Tumor mit Nekrosen und Verkalkungen
- Bei großer Tumormasse schlecht abgrenzbar

11.5.2 **Mikroskopisch**

- *Große Variabilität mit verschiedenem Differenzierungsgrad des sympathischen Nervengewebes:*
  - undifferenziertes Neuroblastom
  - Ganglioneuroblastom bis differenziertes Ganglioneurom
- Neuroblasten sind in Nestern umgeben von fibrovaskulären Septen organisiert
- Differenzierung:
  - *Elektronenmikroskopie:* zytoplasmatische Strukturen erkennbar (Neurofilamente, Neurotubuli, neurosekretorische Granula, intrazelluläre Katecholamine)
  - *Immunhistochemie:* beispielsweise Immunperoxidase, neuronenspezifische Enolase (NSE)
  - Fluoreszenztest für intrazelluläres Katecholamin
- Kleinzelliges »Rundzellsarkom«; Differenzialdiagnose:
  - primitiver neuroektodermaler Tumor (PNET)
  - embryonales undifferenziertes Rhabdomyosarkom
  - Retinoblastom
  - Ewing-Sarkom
  - Lymphom
- *Gut differenzierte Form:* Inseln von Rundzellen mit polymorphen Kernen, dazwischen fibrilläre Elemente; charakteristisch: rosettenförmige Anordnung

11.6   **Klinische Manifestation**

- Auftreten entlang von sympathischem Nervengewebe

Neuroblastomprimärlokalisation (nach Häufigkeit sortiert)
- Abdomen: 65 %
- Nebenniere: 46 %
- Thorax: 15 %
- Becken: 4 %
- Hals/Kopf: 3 %
- Übrige: 8 %

- Selten: Primärtumor nicht auffindbar

11.6.1 Allgemeine Symptome

— Unspezifische Angaben:
  — Appetitlosigkeit
  — Gewichtsverlust
  — Fieber
  — abdominelle Beschwerden
  — Schmerzen (Knochen, Gelenke)
  — eingeschränkte motorische Fertigkeiten (elterliche Beobachtung, dass das betroffene Kind auf einem Bein nicht stehen oder nicht gehen will)
  — Blässe
  — Mattigkeit
  — Müdigkeit

11.6.2 Katecholaminproduktionsassoziierte Symptome

— Anfallsweises Schwitzen
— Hautrötung, abwechselnd mit Blässe
— Kopfschmerzen
— Herzklopfen
— Bluthochdruck
— *VIP-Syndrom:* unbehandelbare Diarrhö und Hypokaliämie; Ursache: vasoaktive intestinale Peptide; bei 5–9 % der Kinder

11.6.3 Paraneoplastische Syndrome

— Opsoklonus-Myoklonus-Syndrom: meist bei gut differenziertem Neuroblastom; spricht für gute Prognose, da es sich um eine antitumorale Immunreaktion handelt
— Gelegentlich Anämie bei massiver intratumoraler Blutung oder bei Knochenmarkinfiltration (zusammen mit Thrombozytopenie/Lymphozytopenie)

11.6.4 Lokale Befunde

Augen

— Periorbitales Ödem, Schwellung, Ekchymosen (gelblich-braune Lidverfärbung)
— Proptosis und Exophthalmus, Strabismus, Opsoklonus

- Papillenödem, Retinablutung, Optikusatrophie
- Horner-Syndrom: Enophtalmus, Miosis, Ptosis zusammen mit Anhydrosis

Hals

- Lymphknotenvergrößerungen zervikal
- Supraklavikuläre Tumormasse

Thorax, vorderes Mediastinum, Wirbelsäule

- *Tracheakompression:* Husten, Dyspnoe
- *Einwachsen in Foramina intervertebralia:* »Sanduhrtumor«
- *Nervenkompression:* Gangstörungen, Muskelschwäche, Sensibilitätsstörungen, Störung der Harnblasen-/Darmfunktion (Notfallsituation – oft dringende Dekompression notwendig)

Abdomen

- *Retroperitoneal:* oft palpabler intraabdominaler Tumor, häufig über Mittellinie reichend, hart, unregelmäßig, schlecht abgrenzbar
- *Paravertebral und präsakral:* Blasendysfunktion, Einwachsen in Foramina intervertebralia
- Gelegentlich gespanntes Abdomen mit Abwehrzeichen

Leber

- Beim Säugling kann eine ausgeprägte Hepatomegalie bis zum kleinen Becken reichen (in Pathologie häufig als »Pepper-Typ« bezeichnet)

Haut

- *Subkutane Knötchen, blau, ausdrückbar mit anschließender Vasokonstriktion:* Blässe infolge Katecholaminausschüttung, vorwiegend bei Neugeborenen oder Säuglingen mit disseminiertem Neuroblastom

Knochen

- *Nicht selten als Erstmanifestation:* Knochenschmerz
- Vorwiegend im Bereich von Schädel und langen Röhrenknochen
- **Cave:** Verwechslung mit »battered child«; auf Röntgenbild als lytischer Defekt sichtbar mit unregelmäßiger Begrenzung und periostaler Reaktion

Knochenmark

- Knochenmarkinfiltration bei >50 % der Patienten
- *Bei Frühstadium:* periphere Thrombozytose
- *Bei fortgeschrittenem Stadium:* periphere Thrombozytopenie und Anämie

11.6.5 Metastasenausbreitung

- Lymphogene und/oder hämatogene Metastasierung
- Häufig initial vorhanden
  - *<1-jährig:* 40–50 %
  - *>1-jährig:* 70 %
- *Bei lokalem Tumor:* 35 % mit Lymphknotenbefall
- Metastasierung in Knochenmark, Knochen, Leber und Haut
- *Seltene Metastasenlokalisationen:* Gehirn, Rückenmark, Herz, Lungen

11.7   Labordiagnostik

11.7.1 Urinkatecholaminmetaboliten

- Urinkatecholaminmetabolite sind Abbauprodukte von Tyrosin
- *Bei sensitiver Methode deutliche Konzentrationserhöhungen von:*
  - Vanillinmandelsäure (VMS): 95 %
  - Homovanillinsäure (HVS): 90 %
  - 3-Methoxy-4-Hydroxyphenylglykol (MHPG): 97 %
- Mit Hilfe weiterer Metaboliten differenzialdiagnostischer Ausschluss von Melanom, Phäochromozytom und Ästhesioneuroblastom
- Spot-Test mit beträchtlicher Anzahl falsch-positiver und falsch-negativer Resultate
- Auch als Verlaufsmarker bei positivem Initialbefund

11.7.2 Andere Parameter

- Serumferritin oft erhöht
- Hohe LDH-Konzentration spricht für rasches Tumorwachstum

11.7.3 Knochenmark

- Kombinierte Punktion mit Aspiration und Biopsie an zwei oder mehr Lokalisationen für Metastasensuche

11.8 Bildgebende Diagnostik

11.8.1 Konventionelle Röntgenaufnahmen

- *Thorax a.-p./seitlich:* Mediastinaltumor
- *Abdomen:* oft kalkdichte Strukturen vorhanden
- *Skelett(übersicht):* schmale lytische Defekte mit unregelmäßigem Saum und geringer periostaler Reaktion (Differenzialdiagnosen: Kochentumor, Langerhans-Histiozytose, lymphogene Neoplasie, andere Neoplasien, Osteitis, »battered child«)

11.8.2 Sono-, Computer- und/oder Magnetresonanztomografie

- Untersuchungstechnik für Tumor in Abdomen, Leber, Lymphknoten, Skelett, Lunge/Mediastinum und ZNS, inklusive Bestimmung der Tumorgröße

11.8.3 Methylisobenzylguanidinszintigrafie

- Methylisobenzylguanidin (MIBG)wird spezifisch durch Neuroblastomzellen aufgenommen
- Erleichtert Diagnostik, inklusive Metastasensuche
- Ersetzt teilweise andere bildgebende Methoden (z. B. Röntgenuntersuchung des Skeletts und Skelettszintigrafie mit Technetium)
- Auch für Verlaufskontrolle geeignet

11.8.4 Technetiumszintigrafie

- Negative MIBG-Szintigrafieresultate der Knochen bei 10 % der Kinder
- Mittels Knochenszintigrafie mit Technetium positive Darstellung

11.9 Differenzialdiagnose

Neben anderen Tumorarten (▶ Abschn. 11.5) kommen infrage:
- Osteomyelitis
- Rheumatoide Arthritis
- *Bei VIP-Syndrom:* infektiöse oder autoimmune Darmerkrankung

— *Bei Opsoklonus oder Ataxie:* neurologische Erkrankung
— *Bei Säuglingen mit Hepatomegalie:* Speicherkrankheit

11.10   Stadieneinteilung

Die Stadieneinteilung des Neuroblastoms (»staging«) ist ◻ Tab. 11.2 zu entnehmen.

11.11   Therapie

Das therapeutische Vorgehen ist stark abhängig von Alter, Stadium, Lokalisation und molekularen Resultaten bei Diagnosestellung.

11.11.1   Chirurgisches Vorgehen

— Die chirurgische Tumorexstirpation geschieht entweder:
  — initial mit Festlegung des Stadiums
  — oder im Verlauf bei Tumorregression (Second-look-Operation)
— Die primäre Resektion hängt ab von Lokalisation und Mobilität des Tumors, der Gefäß- und Nervensituation im Tumorgebiet sowie von der Art der Metastasierung
— Oft wird eine Totalexstirpation erst nach chemotherapeutischer (radiotherapeutischer) Tumorverkleinerung möglich
— Die möglichst weitgehende chirurgische Tumorresektion ohne Mutilation ist für die Langzeitprognose bedeutend
— Bis zu 25 % der Kinder mit Neuroblastom weisen initial einen lokalen Lymphknotenbefall auf
— Operationsbedingte Komplikationen sind nicht selten:
  — zusätzliche Nephrektomie bei adhärentem Tumor
  — Hämorrhagie
  — neurologische Ausfälle, wie Horner-Syndrom

◻ Tab. 11.2 Neuroblastomstadien unter Berücksichtigung der bisherigen Klassifikationen nach Evans und verschiedenen Onkologiegruppen integriert in die internationale Stadieneinteilung

Stadium	Befunde
I	– lokaler Tumor, inklusive befallene tumoradhärente Lymphknoten mit kompletter makroskopischer Resektion – ipsilaterale Lymphknoten mikroskopisch nicht befallen
IIA	– lokaler Tumor mit inkompletter makroskopischer Resektion – ipsilaterale Lymphknoten mikroskopisch nicht befallen
IIB	– lokaler Tumor mit/ohne komplette Resektion – ipsilaterale, nicht adhärente Lymphknoten befallen, kontralaterale Lymphknoten mikroskopisch nicht befallen
III	– nicht resezierbarer, unilateraler Tumor, der die Mittellinie überschreitet; mit oder ohne regionalen Lymphknotenbefall – oder: nicht resezierbarer, unilateraler Tumor mit kontralateralem Lymphknotenbefall – oder: Mittellinientumor mit bilateraler Ausdehnung/Infiltration oder Lymphknotenbefall
IV	– alle Tumorarten mit Fernmetastasen (Lymphknoten, Knochen, Knochenmark, Leber, Haut oder andere Organe; Ausnahme: Stadium IVS)
IVS	– lokaler Tumor (Stadien I, IIA oder IIB); Dissemination beschränkt auf Haut, Leber, Knochenmark (<10 %); bei Säuglingen <12 Monaten

11.11.2 Chemotherapie

━ *Kombinierter Einsatz folgender Zytostatika:* Cyclophosphamid/Ifosfamid, Cisplatin, Doxorubicin und Epipodophylotoxin, Topotecan mit G-CSF-Support gemäß internationalen Protokollen

━ Die Therapie gliedert sich in Induktionsphase und Konsolidierungsphase und erfolgt risikoadaptiert (▶ Abschn. 11.10.4).

11.11.3   Radiotherapie

— Das Neuroblastom ist radiosensibel
— Der therapeutische Einsatz der Bestrahlung ist eingeschränkt wegen:
    — des meist sehr jungen Alters des Kindes
    — der Langzeitnebenwirkungen
    — der Kombination mit einer Chemotherapie
— Radiotherapie indiziert zur:
    — Verkleinerung von Tumormassen, z. B. bei massiver, auf Chemotherapie nicht ansprechende Hepatomegalie (1,5 Gy)
    — Dekompression bei intraspinaler Tumormasse, die auf Chemotherapie initial nicht anspricht
    — Palliation, z. B. bei störenden, eventuell schmerzhaften und/oder infizierten Tumormassen

11.11.4   Risikoadaptiertes Vorgehen

Niedriges Risiko

— *Stadien:* I, IIA, IIB, IVS (DNS-Index >1)
— Keine N-MYC-Amplifikation
— Günstige Histologie
— Behandlung durch Tumorexstirpation, evtl. Chemotherapie, evtl. lokale Radiotherapie
— *Stadium IVS* (<12–18 Monate alte Säuglinge): Heilung nach Staging und evtl. Tumorexstirpation zu 85–92 % ohne Chemotherapie/Radiotherapie; Säuglinge mit N-MYC-Amplifikation werden der Hochrisikogruppe zugeordnet, haben aber eine günstigere Prognose als Patienten >1 Jahr mit N-MYC-Amplifikation
— Kinder mit rasch progredienter Hepatomegalie und Atemeinschränkung benötigen initial Chemotherapie und nur bei Nichtansprechen zusätzlich niedrigdosierte Radiotherapie der Leber (1,5–6 Gy)
— Kinder mit intraspinaler Ausdehnung und Kompressionssymptomen sprechen auf Chemotherapie allein und/oder auf neurochirurgische Intervention mit Laminektomie an

Mittleres und hohes Risiko

— *Stadium II:* 1–21 Jahre, N-MYC-Amplifikation, ungünstige Histologie
— *Stadien III/IV/IVS:* 0–21 Jahre, N-MYC-Amplifikation; *oder:* 1–21 Jahre, ungünstige Histologie (ohne N-MYC-Amplifikation)
— Meist gutes Ansprechen auf Induktionschemotherapie (▶ Abschn. 11.10.2)

━ Persistenz von Knochen- und/oder Knochenmarkbefall prognostisch
  ungünstig
━ *Induktionsphase:* Chemotherapie, evtl. anschließend Resttumorexstirpation,
  gefolgt von Erhaltungschemotherapie und/oder Radiotherapie
━ *Bei Tumorpersistenz:*
  ━ myeloablative Hochdosischemotherapie mit autologer Stammzelltransplan-
    tation zeigt bessere Resultate im Vergleich zur alleinigen Chemotherapie
  ━ allogene Stammzelltransplantation mit dem Ziel eines Graft-versus-
    Tumor-Effekts bisher experimentell
  ━ MIBG-Therapie kann signifikant bessere Resultate erbringen bei Patienten
    mit refraktärem Neuroblastom, ist jedoch durch Toxizitäten limitiert
  ━ *Behandlung des minimalen Resttumors* (»minimal residual disease«;
    MRD-Nachweis mit MIBG-Szintigrafie): Retinoide zur Differenzierungs-
    induktion des Neuroblastoms; spezifische monoklonale Antikörper gegen
    Neuroblastomzellantigene (3F8, GD2a), IL2 und G-CSF

11.11.5 Rezidiv

━ Kurativer oder palliativer Einsatz von Topotecan, Paclitaxel (Taxol), Irinotecan
  oder Etoposid (orale Applikation)
━ Radioaktiviertes MIBG als gezielte, eine Neuroblastomzelllyse induzierende
  Therapie bisher experimentell

11.12 Prognose

━ Abhängig von Alter (<18 Monate bei Diagnose günstiger), Stadium
  (▶ Abschn. 11.9), N-MYC-Amplifikation, 11q-Veränderung, chromosomaler
  Ploidie, Histologie und Lokalisation:
  ━ Prognose besser bei Primärlokalisation im Thorax, präsakral und am
    Hals
  ━ Lymphknotenbefall korreliert mit schlechter Prognose
━ *Niedrigrisikogruppe (ohne N-MYC-Amplifikation;* ▶ s. oben): >90 % Langzeit-
  überleben
━ *Mittleres und hohes Risiko:*
  ━ Ansprechen auf Initialtherapie: 78 % der Kinder erreichen komplette und
    60 % partielle Remission
  ━ nach Konsolidierungstherapie (doppelte autologe Stammzelltransplanta-
    tion) beträgt das ereignisfreie 3-Jahres-Überleben 40–60 %

11.13   Sonderformen

11.13.1   Ganglioneuroblastom

- Vor allem bei älteren Kindern und Adoleszenten
- Lokalisation: in Nebennierenmark oder mediastinal
- Malignität ähnlich wie bei klassischem Neuroblastom
- Tumorgröße stark variabel
- Histologisch mit viel fibrillärem Material
- Vorgehen wie bei klassischem Neuroblastom

11.13.2   Ganglioneurom

- Gutartig
- Vorwiegend bei Adoleszenten und jungen Erwachsenen
- Oft Zufallsbefund auf Röntgenaufnahme des Thorax
- Urinkatecholaminkonzentration meist nicht erhöht
- Histologisch meist mit Kapsel, reife Ganglienzellen und Nissl-Granula, getrennt durch fibrilläres und kollagenes Stroma
- *Therapie:* Resektion
- **Cave:** *bei Lokalisation im oberen Mediastinum:* primär oder nach Operation oft Horner-Syndrom

11.13.3   Ästhesioneuroblastom

- Auftreten des Ästhesioneuroblastoms (Olfaktoriusneuroblastom) bei älteren Kinder und Erwachsenen
- *Erster Altersgipfel:* 11–20 Jahre
- *Zweiter Altersgipfel:* 50–60 Jahre
- *Symptome:* intranasale Masse führt zu unilateralem Verschluss des Nasengangs, Anosmie, Epistaxis, Rhinorhoe und Schmerz
- In 25 % der Fälle Metastasierung in Lymphknoten, Lunge, Pleura und/oder Knochen (Wirbelsäule!); ZNS-Befall zu 14 %
- *Therapie:* möglichst radikales chirurgisches Vorgehen und Radiotherapie
- *Prognose:* etwa zwei Drittel der Patienten werden geheilt

11.13.4   Zuckerkandl-Neuroblastom

- Von Mittellinienstrukturen ausgehend, sonst wie klassisches Neuroblastom
- Lokalisation: Bifurkation der Aorta oder A. mesenterica inferior

11.13.5   Phäochromozytom

- Stammt von chromaffinen Zellen der Neuralleiste ab
- Vorkommen:
    - v. a. im Bereich des Nebennierenmarks
    - zu etwa 20 % bilaterales Auftreten
    - manchmal multiple Tumorlokalisationen
    - vorwiegend bei Erwachsenen und bei Kindern >10 Jahre
- *Symptome oft in Zusammenhang mit attackeartigem Auftreten von Bluthochdruck:* starke Kopfschmerzen, Übelkeit, Schwitzen, Hautrötung, Herzklopfen, Blässe, Angst
- Blutdruck während Attacken hoch, später permanent hoch
- Gewichtsverlust (ähnlich wie bei Hyperthyreose)
- Durst und Polydipsie
- Katecholaminkonzentration in 24-h-Urin meist stark erhöht
- Diagnostik: Ultraschall, Computer- oder Magnetresonanztomografie sowie Szintigrafie; definitive Diagnose kann meist nur durch pathologische Untersuchung (Biopsie) möglich
- *Therapie:* vor und während jedem diagnostischen und therapeutischen Eingriff gute Vorbereitung auf Blutdruckkrisen (α-/β-Blocker, Intensivüberwachung!); operative Entfernung des Phäochromozytoms, bei multifokalem Auftreten evtl. in mehreren Sitzungen
- Für nichtresektablen Tumor: Chemotherapie und Octreotid-Therapie

Nephroblastom

Paul Imbach

P. Imbach et al. (Hrsg.), *Kompendium Kinderonkologie*,
DOI 10.1007/978-3-662-43485-7_12, © Springer-Verlag Berlin Heidelberg 2014

12.1 Definition

- Nephroblastom (Wilms-Tumor): maligner embryonaler Tumor des Nieren-
  gewebes
- Erstbeschreibung im Jahr 1899 durch Max Wilms als Nierenmischge-
  schwulst

12.2 Häufigkeit und Vorkommen

- 6 % aller Neoplasien des Kindesalters
- 8:1 Mio. <16-jährige Kinder pro Jahr mit Neuerkrankung
- 78 % bei Kindern <5 Jahren
- Altersgipfel zwischen 2. und 3. Lebensjahr
- Auch kongenital bei Geburt oder in Neonatalperiode
- Selten bei Adoleszenten und Erwachsenen
- Häufigkeitsunterschiede zwischen unterschiedlichen ethnischen Abstam-
  mungen mit höherer Inzidenz bei weißer Bevölkerung gegenüber asiatischer
  Population
- *Geschlechterverhältnis:* Jungen etwas häufiger betroffen als Mädchen
- 7 % der Kinder haben beidseitiges Nierenbefall

12.3 Chromosomale Assoziation

- Mehrere Chromosomenabschnitte mit Wachstumsfunktionen scheinen eine
  entscheidende Rolle für die Entstehung des Nephroblastoms und anderer
  Anomalien der Keimzellbahnen zu spielen
- Chromosomale Assoziation von:
  - Chromosom 11p13 mit Wilms-Tumor-Suppressorgen WT 1 bei 10–30 %
    der Nephroblastome
  - Chromosom 11p15 mit Wilms-Tumor-Suppressorgen WT 2
  - Chromosom 17q mit familiären WT 1 (FWT: chromosomale Assoziation
    bei familiärem Wilms-Tumor)
  - Chromosom 19q mit familiären WT 2
  - Chromosomen 16q, 1p, 7p und 17p mit Tumor-Suppressorgen p53
- Assoziation mit kongenitalen Missbildungen
- WAGR-Syndrom: **W**ilms-Tumor, **A**niridie, Malformation des **G**enitale,
  mentale **R**etardierung:
  - *genitale Malformation:* Kryptorchismus, Hypospadie, Pseudoherma-
    phroditismus, Gonadendysgenesie

- Deletion auf Chromosom 11p13
- Deny-Drash-Syndrom:
  - Pseudohermaphroditismus
  - Glomerulopathie
  - Mutation auf Chromosom 11p (nur ein Allel des WT 1 mutiert)
- Beckwith-Wiedemann-Syndrom (BWS):
  - Hemihypertrophie
  - Makroglossie
  - Omphalozele
  - Viszeromegalie
  - assoziiert mit WT 2 (▶ s. unten) auf Chromosom 11p15 mit einer Rate von 15 %
- Isolierte Hemihypertrophie
- Selten bei Neurofibromatose Typ 1, Perlman-, Simpsom-Golabi-Behmel-Syndrom
- Familiäres Vorkommen:
  - 1–2 % der Nephroblastome mit Chromosomenassoziation und familiären Genloci (FWT 1, FWT 2)
  - gelegentlich bilaterale Nephroblastome
  - erhöhtes Risiko für monozygote Zwillinge

12.4   Pathologie

12.4.1 Makroskopisch

- Starke Größenunterschiede und Gewebevarietäten
- Tumor oft mit lobulärer Anordnung und Kapsel, grau bis rosagräulich
- Gelegentlich mit Zysten und Hämorrhagien
- Direktes Einwachsen in V. renalis bei 8 % der Kinder
- Beidseitiges Auftreten zu 5–7,5 %, multifokale Herde in einer Niere zu 12 %

12.4.2 Mikroskopisch

- Meist Mischung von drei Zellelementen: Blastem-Epithel-Stroma-Komponenten mit unterschiedlicher Differenzierung
- Bei guter Differenzierung azinäre oder glomeruloide Strukturen sichtbar; Anordnung in Strängen, Nestern oder soliden Massen
- Stroma mit fibroblastären oder myxoiden Anteilen, mit glatter Muskulatur, Skelettmuskulatur, Knorpel oder Fettgewebe

- Nephrogenes Restgewebe:
  - bei 1 % aller pädiatrischen Autopsien; in 35 % der Fälle mit unilateralem Nephroblastom und nahezu bei allen Kindern mit bilateralem Nephroblastom
  - hyperplastisches nephrogenes Gewebe, das unter Chemotherapie verschwindet oder sich ausdifferenziert
- Minderzahl mit undifferenzierter Histologie:
  - *anaplastische Form* (5 % aller Nephroblastome): Anaplasie fokal oder diffus auftretend, mit stark vergrößerten und atypischen Zellkernen, Hyperchromasie und abnormen Mitosefiguren
  - *klarzelliges Sarkom* (3 %): polygonale Zellen mit wasserklarem Zytoplasma, angeordnet in Nestern, abgetrennt durch dünne, spindelzellige Septen mit Gefäßen; hohe Inzidenz für Knochen- und Lungenmetastasen; bei 85 % der <2-jährigen Kinder vorkommend, höhere Rezidivrate, hochmaligne Form, gelegentlich Deletion 22q11–12
  - *rhabdoider Typ* (2 %): azidophiles Zytoplasma, metastasiert auch in Fossa posterior des Schädels
  - *mesoblastisches Nephrom:* kongenital auftretend, mittleres Alter bei Diagnose beträgt 2 Monate; gelegentlich Translokation t(12;15) (p13;q25), wie bei infantilem Fibrosarkom

12.5 Klinische Manifestation

- Sichtbare und palpierbare abdominelle Masse
- Vorsichtige Palpation – Gefahr der Tumorruptur/-dissemination
- Unklares Fieber, Appetitlosigkeit, Erbrechen
- Mikro- oder Makrohämaturie zu 20–25 %
- Bluthochdruck bei reninproduzierenden Tumorzellen
- Selten Assoziation mit sekundärer Polyzythämie bei erhöhter Erythropoetinproduktion des Tumors
- Metastasen bei 13 % der Krankheitsfälle (Lungen, Leber, Lymphknoten, Knochen, Hirn)
- *Weitere seltene Symptome:* Varikozele, Inguinalhernie, akutes Nierenversagen, Husten, Pleuraschmerz und Pleuraeffusion bei Lungenmetastasen
- *Besondere Symptome:* bei Assoziation mit oben genannten kongenitalen Anomalien, Koagulopathie verursacht durch Von-Willebrand-Syndrom
- Bei Einwachsen von Tumor oder Thrombus in die V. caca inferior können Herzinsuffizienz und Lungenembolie entstehen

12.6   Labordiagnostik

- Ausschluss einer Niereninsuffizienz, Erhöhung der Serumkalziumkonzentration bei rhabdoidem Nephroblastom
- *Urin:* Mikrohämaturie, im Konzentrat evtl. zytologischer Tumorzellnachweis
- Bei 8 % der Patienten erworbene Von-Willebrand-Koagulopathie
- *Differenzialdiagnose zu Neuroblastom:* kein Katecholaminnachweis im Urin

12.7   Radiologische Diagnostik

- *Konventionelle Röntgenaufnahmen des Abdomens:* Darmverdrängung durch Tumormasse mit seltenen punktförmigen Verkalkungen (2–3 %)
- Sonografie, Computertomografie und/oder Magnetresonanztomografie (mit Kontrastmittel) des Abdomens, inklusive Leberdarstellung (Metastasen)
- Computertomografie des Thorax zum Nachweis bzw. Ausschluss von Lungenmetastasen
- Angiografie bei »stummer Niere« und bei Verdacht auf beidseitiges Nephroblastom, meist jedoch ersetzt durch Magnetresonanztomografie
- Magnetresonanztomografie des Zentralnervensystems bei entsprechender Symptomatik, Klarzellsarkom und rhabdoider Histologie (Metastasensuche)
- Knochenszintigrafie und/oder Skelettübersichtsröntgen bei Verdacht auf Knochenmetastasen

12.8   Differenzialdiagnosen

- Multizystische Niere, Hydronephrose, zystisches Nephrom
- Nierenabszess
- Zyste von Ductus choledochus oder Mesenterium
- Neuroblastom, Rhabdomyosarkom, Hepatoblastom
- Andere solide Tumoren im retroperitonealen Bereich
- *Beim Säugling:* kongenitales, mesoblastisches Nephrom (fetales Hamartom)
- Lymphom der Niere
- Nierenzellkarzinom

12.9 Stadieneinteilung

Die Stadieneinteilung des Nephroblastoms ist ❑ Tab. 12.1 zu entnehmen.

❑ Tab. 12.1 Nephroblastomstadieneinteilung bei primärer Operation und präoperativer Chemotherapie

Stadium	Befund
Primäroperation	
I	Tumor auf die Niere beschränkt, radikal operiert, Kapsel intakt
II	Ausdehnung in perirenales Fettgewebe, aber radikal operiert
III	residueller Tumor (nur im Abdomen) – befallene Nierenhiluslymphknoten oder paraaortale Lymphknoten, Peritonealmetastasen oder mikroskopisch oder makroskopisch inkomplett operierter Tumor
IV	Ausdehnung außerhalb der Abdominalhöhle oder in die Leber
V	bilateraler Tumor
Präoperative Chemotherapie	
I	Geringe Malignität: – zystisch partiell differenziert – komplett nekrotisch – hochdifferenzierte Epithelien
II	Standardhistologie: – epithelreich – stromareich – Mischtyp – fokale Anaplasie
III	Hohe Malignität: – diffuse Anaplasie – blastenreich
IV	Andere Tumoren: – *benigne:* mesoblastisch, zystisch oder Adenom – *maligne:* Klarzellsarkom, Rhabdoidtumor, Nierenzellkarzinom, renaler primitiver neuroektodermaler Tumor, renales Lymphom

12.10 **Therapie**

— Infolge von Wilms-Tumor-Studien hat sich die Prognose von 90-%iger Letalität zu 90-%iger Heilungsrate entwickelt
— Internationale Unterschiede beim therapeutischen Vorgehen:
  — SIOP (Societé Internationale d'Oncologie Pédiatrique): primäre Chemotherapie einhergehend mit seltenerer Tumorruptur bei anschließender Operation (Reduktion von 25 auf 8 %)
  — COG (Cooperative Oncology Group, USA): zuerst Operation mit präzisem Tumorstaging
— Therapieziel: Eliminierung des Nephroblastoms stadiengerecht und definitiv sowie ohne Kurz- und Langzeitnebenwirkungen
— Entweder primär operatives Vorgehen oder vorerst präoperative Chemotherapie (meist deutliche Tumorverkleinerung, Reduktion der intraoperativen Tumorruptur, v. a. bei beidseitigem Nephroblastom und primär inoperablem Tumor) – führen zu vergleichbaren Langzeitresultaten
— *Biopsie:* nur bei Zweifel an der Diagnose
— Nach Biopsie ist das Stadium I nicht länger primär relevant
— *Primäre Operation:* bei Säuglingen <6 Monaten und bei Jugendlichen >16 Jahren

12.10.1 **Chirurgisches Vorgehen**

— Tumorexstirpation via transabdominalem Zugang mit vollständiger Exploration des Abdomens, der Leber und der Nieren
— Tumorverdächtiges Gewebe (v. a. Lymphknoten) wird biopsiert
— *Bei großer Tumormasse:* Vorbehandlung mit Chemotherapie; evtl. Radiotherapie indiziert (▶ Abschn. 12.10.3)

12.10.2 **Chemotherapie**

— *Präoperative Chemotherapie* (◘ Tab. 12.1): Vincristin und Actinomycin D; *bei primärer Manifestation von Metastasen:* zusätzlich Anthrazyklin
— *Postoperative Chemotherapie:* Dauer und Kombination abhängig von Stadium und Histologie
— *Toxizität:* Venenverschlusskrankheit (»veno-occlusive disease«, VOD) der Leber, v. a. bei Säuglingen und Kleinkindern

12.10.3 **Radiotherapie**

- Das Nephroblastom ist radiosensitiv
- Aufgrund der kombinierten Chemotherapie kann die Radiotherapie auf Patienten mit hohem Risiko beschränkt werden: Stadium II mit Lymphknotenbefall, bei hoher histologischer Malignität sowie bei Metastasen
- Radiotherapiebeginn möglichst innerhalb der ersten 10 Tage postoperativ
- *Dosis:* 15–30 Gy mit Aufsättigung bei lokalem Tumorrest

12.10.4 **Rezidiv**

- Günstige Rezidivprognose:
    - später als 6 Monate nach Tumorexstirpation
    - im nichtbestrahlten Gebiet
    - ohne Lymphknotenmetastasen
    - einseitigem Organbefall
    - keine maligne Histologie
- Therapie: Chemotherapie mit Vincristin, Actinomycin D, Doxorubicin, Ifosfamid, Carboplatin und Etoposid
- Alle anderen Rezidive haben eine ungünstige Prognose
- Therapie: Hochdosischemotherapie mit Stammzelltransplantation evaluieren

12.11 **Metastasierung**

- Stadium IV: 10 % der Kinder
- Bilaterales Nephroblastom: 4–7 % der Kinder

12.12 **Prognose**

Die Prognose eines Nephroblastoms (◘ Tab. 12.2) ist abhängig von Stadium, Histologie, Alter, Zytogenetik und Ansprechen auf Chemotherapie.
- Ungünstige Faktoren:
    - diffuse Anaplasie
    - blastenreiches Nephroblastom (nach präoperativer Chemotherapie)
    - Infiltration der Tumorkapsel
    - Einbruch in Gefäße
    - unvollständige operative Entfernung
    - Lymphknotenbefall•

◨ **Tab. 12.2** Nephroblastomprognose (s. auch Stadieneinteilung ◨ Tab. 12.1)	
Histologie	**Überleben (%)**
Geringe Malignität	94–100
Standardhistologie	90
Hohe Malignität	<70

— Tumorruptur (auch Tumorbiopsie)
— Fernmetastasen
— großes Tumorvolumen
— *Histologie:* rhabdoider Tumor
— *Molekulargenetik:* »loss of heterozygosity« von Chromosom 1p, 11q, 16q und 22q; p53-Mutation

12.13   Sonderformen

12.13.1   Bilateraler Wilms-Tumor

— Meist initial bereits beidseitiger Tumor vorhanden; charakterisiert durch:
  — *durchschnittliches Patientenalter:* 15 Monate (unilateral: 42 Monate)
  — *Alter der Mütter:* durchschnittlich 34-jährig (unilateral: 28-jährig)
  — *assoziierte Missbildungsrate:* 45 % (unilateral: 4 %)

Therapie
— Präoperative Chemotherapie, evtl. kombiniert mit Radiotherapie
— Unilaterale Nephrektomie, Teilresektion der Gegenseite oder beidseitig
— Tumorresektion mit größtmöglichem Belassen von normalem Nierengewebe
— Bilaterale Resektion und spätere Nierentransplantation nach Chemotherapie
— *Radiotherapie:* möglichst niedrigdosiert (10–20 Gy) kann indiziert sein

Prognose
— Etwa 80 % 4-Jahres-Überlebensrate, jedoch mit hohem Risiko von Niereninsuffizienz aufgrund der aggressiven Therapie oder des persistierenden/rezidivierenden Nierentumors

12.13.2 Nephroblastomatosis

- *Häufigkeit:* >80 % der Nephroblastome des Neugeborenen und etwa 50 % der Nephroblastome des Säuglings (fibromatöse Variante)
- Potenziell maligne, zelluläre Variante (ältere Säuglinge und Kleinkinder)
- Diagnose auch bei 1 % unselektierter Neugeborenenautopsien

Pathologie
- Meist stark vergrößerte Niere

Klinische Manifestation
- Meist große abdominelle Tumormasse palpabel (bei Kindern nach Geburt bis zu 1 Jahr)
- Oft multifokal
- Assoziation zu Hemihypertrophie oder Beckwith-Wiedemann-Syndrom
- Abklärung wie bei klassischem Nephroblastom
- *Selten Hyperreninismus:* Bluthochdruck, sekundärer Aldosteronismus, Hyperreninämie

Therapie
- Spontanremission oder Entwicklung zu Nephroblastom
- Wenn progressiv: Behandlung mit Vincristin und Actinomycin D solange Tumorreste vorhanden
- Wenn histologisch Verdacht auf Malignität: Nephrektomie
- Gelegentlich Rückfälle beobachtet (nach inkompletter Entfernung)

12.13.3 Nierenzellkarzinom

- Häufigster renaler Tumor des Erwachsenen
- Nur 1–2 % bei <21-Jährigen, meist bei >5-jährigen Kindern
- Abnormität des Chromosoms 3 beobachtet

Pathologie
- Ausgehend vom Epithel der verschiedenen Tubulusabschnitte

Klinische Manifestation
- Flankenschmerz, intraabdominaler Tumor, Hämaturie
- Abklärung wie bei klassischem Nephroblastom, häufiger Tumorverkalkungen
- Metastasierung oft in Lunge, Leber, regionale Lymphknoten und Knochen

Therapie

- Komplette Resektion
- *Bei fortgeschrittenem Stadium:* Zytokintherapie (Interferon-α, Interleukin-2) oder hochdosierte Radio-/Chemotherapie inklusive Doxorubicin (da Nierenzellkarzinom wenig radio- und chemotherapiesensibel)
- Therapie mit Tyrosinkinase(TK)-Inhibitoren zeigen Ansprechen, wenn auch kein kuratives

Prognose

- Bei lokalisiertem Tumor 60 % Überleben
- Bei Metastasen: <40 % Überleben

12.13.4 Rhabdoider renaler Tumor

- 2 % der Nephroblastome
- Meist bei <2 Jährigen
- Zytogenetisch: Veränderungen am Chromosom 22q11 und SMARCB1(INI)-Mutation
- Trotz aggressiver Therapie weniger als 40 % Überlebende

12.13.5 Klarzellnephroblastom oder -sarkom

- 3 % der renalen Tumore
- Hohe Inzidenz von Knochen- und Lungenmetastasen
- Alter meist <2 Jahren
- Gelegentlich Deletion Chromosom 22q/1-12
- Therapie: Analog zu Stadium I oder bei höheren Stadien: wie bei Rückfall (▶ Abschn. 12.10.4)
- Prognose: 70–75 % Langzeitüberleben

Weichteilsarkome

Paul Imbach

P. Imbach et al. (Hrsg.), *Kompendium Kinderonkologie*,
DOI 10.1007/978-3-662-43485-7_13, © Springer-Verlag Berlin Heidelberg 2014

13.1 Allgemeines

13.1.1 Definition

Bei den Weichteilsarkomen handelt es sich um eine heterogene Gruppe von malignen Tumoren, die von Muskeln, Sehnen, Gefäßen, Lymphgefäßen, Bindegewebe, Faszien und Gelenkbestandteilen abstammen oder aus primitiven mesenchymalen Zellen entstehen. Die Weichteilsarkome werden auch in Rhabdomyosarkome (RMS) und Nicht-Rhabdomyosarkome (»non-rhabdomyosarcoma soft-tissue sarcomas«, NRSTS) eingeteilt. Behandlung und Prognose sind abhängig von Pathologie, Subtypen, Lokalisation, Tumorgröße, Alter, Lymphknotenbeteiligung und Stadium nach chirurgischer Entfernung (insofern diese möglich ist).

13.1.2 Tumorformen

Aus ◘ Tab. 13.1 sind die verschiedenen Tumorformen zu entnehmen.

◘ **Tab. 13.1** Arten von Weichteilsarkomen

Stammgewebe	Malignomart
Mesenchym	Myxom, Mesenchymom
Quergestreifter Muskel*	Rhabdomyosarkom
Glatter Muskel	Leiomyosarkom
Fettgewebe	Liposarkom
Bindegewebe	Fibrosarkom
Synoviagewebe	Synovialsarkom
Blutgefäße	Angiosarkom, Hämangioperizytom
Lymphgefäße	Lymphangiosarkom
Nervenscheide	Neurofibrosarkom (malignes Schwannom)

* Auch von embryonalem Mesenchym ausgehend

13.1.3 Differenzialdiagnosen

- *Trauma/Unfall/Hämatom:* bei Unsicherheit Biopsie
- Gutartiges Lipom, Myom, Neurofibrom
- Myositis (ossificans, entzündlich, eitrig)
- Entzündliche Myofibrohistiozytose (Pseudosarkom, Pseudotumor der Blase)
- Andere Neoplasien
    - Non-Hodgkin-Lymphom (► Kap. 7)
    - Neuroblastom (► Kap. 11)
    - Ewing-Sarkom (► Kap. 15)
    - Langerhans-Histiozytose (► Kap. 9)

13.1.4 Häufigkeit und Vorkommen

- 7,5 % aller Neoplasien im Kindesalter
- 8 Neuerkrankungen auf 1 Mio. <16-jährige Kinder pro Jahr
- 70 % bei <10-jährigen Kindern
- Verhältnis Jungen zu Mädchen = 1,4:1

13.2   Rhabdomyosarkom

13.2.1 Häufigkeit, Vorkommen, Lokalisation

- Etwa 50 % aller Weichteilmalignome
- 4,3–5,3 Neuerkrankungen auf 1 Mio. <16-jährige Kinder pro Jahr
- 67 % bei <10-jährigen Kindern (◘ Tab. 13.2)
- Verhältnis Jungen zu Mädchen = 1,15:1

◘ **Tab. 13.2** Altersverteilung und Lokalisation von Rhabdomyosarkomen

Alter [Jahre]	Häufigkeit [%]
<1	7
1–4	35
5–9	25
10–14	20
>15	13

❏ Tab. 13.2 (Fortsetzung)	
Lokalisation	
Kopf/Hals (ohne Orbita)	26
Orbita	9
Urogenital	22
Extremitäten	18
Stamm	7
Retroperitoneum	7
Perineum/Anus	2
Andere	9

Zu den Details ▶ Abschn. 13.2.5; ▶ Abschn. 13.2.11.

13.2.2 Ätiologie und Pathogenese

- Erhöhte Inzidenz für Hirntumor, Brustkarzinom und Nebennierenrinden-karzinom bei Familien mit Kind, das an Rhabdomyosarkom erkrankte (Li-Fraumeni-Syndrom mit Mutation des p53-Suppressorgens)
- Gehäuft bei fetalem Alkoholsyndrom, nach Marihuana- oder Kokain-konsum der Eltern
- Vermutet wird genetische Prädisposition, weil Rhabdomyosarkom gehäuft als Zweittumor in Erscheinung tritt
- *Zytogenetik:* N-ras-Onkogen-Abnormitäten zu 35 %
- Mausmodell mit inaktiviertem p53 oder pRB zeigt Störung von Muskel-differenzierung und Tumorentwicklung

13.2.3 Histopathologie

- Vier histologische Typen – beim embryonalen, alveolären und pleomorphen Sarkom sind muskelspezifische Proteine (eines oder mehrere) nachweisbar: Aktin, Myosin, Desmin, Myoglobulin u. a.

- Embryonales Rhabdomyosarkom (ERMS) :
    - *Häufigkeit:* 53–64 % aller Rhabdomyosarkome beim Kind
    - mikroskopisch erinnert das Bild an embryonales Muskelgewebe; Hauptanteil bilden primitive Rundzellen, daneben Spindelzellen mit zentralem Kern und eosinophilem Zytoplasma; Querstreifung nur bei etwa 30 % erkennbar
- Alveoläres Rhabdomyosarkom (ARMS):
    - *Häufigkeit:* 21 % aller Rhabdomyosarkome beim Kind
    - *Lokalisation:* v. a. Extremitäten, Stammmuskulatur
    - Rundzellen mit eosinophilem Zytoplasma, gelegentlich mit Vakuolen; mehrkernige Riesenzellen; selten Querstreifung; Tumorzellgruppen getrennt durch fibröse Septen = »alveoläre« Anordnung
- Pleomorphes Rhabdomyosarkom (Spindelzell- und botryoides RMS) :
    - *Häufigkeit:* 1 % aller Rhabdomyosarkome im Kindesalter
    - *Vorkommen:* v. a. bei Erwachsenen
    - *mikroskopisch:* Bild von undifferenziertem Muskelgewebe; Spindelzellen mit unterschiedlich eosinophilem Zytoplasma und pleomorphen Nuklei, häufig Mitosen, oft Querstreifung sichtbar; angeordnet in Reihen und Bündeln
    - *Untergruppe:* Sarcoma botryoides (*Häufigkeit:* 6 % aller Rhabdomyosarkome beim Kind; *Lokalisation:* Vagina, Harnblase, Uterus, Nasopharynx; mikroskopisch wie embryonaler Typ mit zusätzlich traubenförmigem Wachstumsmuster und subepithelialer Kambiumschicht)
    - *Häufigkeit:* 8 % ohne Nachweis von muskelspezifischen Proteinen oder Genen

13.2.4 Zytogenetik

- t(2;13q35;q14 mit 1q36) oder t(1;13p36;q14) beim alveolären RMS, die Fusionsproteine bilden und zur Transkription in Tumorzellen führen
- PAX3 (selten PAX7 auf Chromosom 1p36) scheint Transkriptionsvorgang via Stimulation eines Tyrosinkinaserezeptors zu verändern (PAX3 bzw. PAX7 ist eine charakteristische genetische Alteration, die molekulargenetisch an der genannten Stelle des Chromosoms festgestellt werden kann)
- LOH (»loss of heterozygosity«) auf 11p15-Locus beim embryonalen RMS, zusammen mit Wachstumsfaktor-IGF-2-Gen
- Hyperdiploide (>53 Chromosomen) gegenüber diploider Form (46 Chromosomen) mit günstigerer Prognose

13.2.5 **Klinische Manifestation**

- Symptome abhängig von Lokalisation des Tumors

Kopf-Hals-Bereich

- *Häufigkeit:* 35 %, inklusive Orbita
- *Lokalisation:* Orbita und parameningeale Bereiche, wie Mittelohr, Gehörgang, Mastoid, Nasengänge, paranasale Sinus, Pharynx, Fossa pterygopalatinum und Fossa infratemporalis; Weichteile des Halses
- Symptome:
  - *Orbita:* Proptose (Frühsymptom!)
  - *Mittelohr:* Schmerzen, chronische Otitis media, polypöse Masse im äußeren Gehörgang
  - *paranasal:* Sinusitis, einseitige Nasengangsverlegung, Schmerzen, Epistaxis, Schwellung
  - *Nasopharynx:* Luftwegsbehinderung, Sinusitis, lokale Schmerzen, Epistaxis, Schluckbeschwerden; evtl. Polyp im Pharynx oder Nasengang sichtbar
  - *Hals:* Heiserkeit, Schluckbeschwerden, Weichteilmasse
- *Komplikationen:* Tumoreinbruch in Zentralnervensystem per continuitatem (meningeale Symptome, Hirnnervenausfälle, Atemstörung durch Hirnstamminfiltration)

Urogenitalbereich mit Einschluss des Sarcoma botryoides

- *Häufigkeit:* 22 %
- *Lokalisation:* Urethra, Vagina, Uterus, Prostata, Blase, Hoden, Nebenhoden, Samenstrang
- Symptome:
  - Miktionsstörungen (Harnwegsobstruktion)
  - Hämaturie, Vaginalblutung
  - evtl. traubenförmige Masse aus Vagina bzw. Zervix (Sarcoma botryoides)
  - 40 % mit Lymphknotenbefall (v. a. bei paratestikulärem Rhabdomyosarkom)

Extremitäten und Stamm

- *Häufigkeit:* 18 bzw. 7 %
- *Lokalisation:* Stamm, Thoraxwand, Abdominalwand, paraspinal
- Symptome:
  - indolente Masse, oft fortgeschrittener Tumor bei Diagnosestellung
  - spinale Kompressionssymptome
  - Atembeschwerden (Differenzialdiagnose: Lungenmetastasen)

Retroperitoneum

- *Häufigkeit*: 7 %
- Symptome:
  - meist große Tumormasse, bevor klinische Symptome auftreten
  - Bauchschmerz, der Appendizitis vortäuschen kann
  - Symptome aufgrund von Passagehindernis in Darm oder Urogenitalorganen
  - palpable Tumormasse mit oder ohne Aszites

Seltene Lokalisationen

- Gallenwege
  - *Häufigkeit*: 3 %
  - Symptome wie bei Cholezystitis
  - Hyperbilirubinämie
- Intrathorakal (2 %)
- Perineum (2 %)

13.2.6 Labordiagnostik

- Neben Tumorbiopsie (Material auch für elektronenmikroskopische Untersuchung) Diagnostik in Abhängigkeit von der Lokalisation:
  - Blutbild, Thrombozytenzahl, klinische Chemie, Urinanalyse
  - Knochenmarksaspiration/-biopsie
  - Liquorzytologie

13.2.7 Radiologische Diagnostik

- Röntgenaufnahme
- Sonografie
- Magnetresonanz- ist Computertomografie (beide auch mit Kontrastmitteldarstellung) meist überlegen (bessere Kontrastierung zu normalem Gewebe)
- Skelettszintigrafie

13.2.8 Stadieneinteilung

Bei der Einteilung der »Intergroup-Rhabdomyosarkom-Studie« (IRS; ◻ Tab. 13.3) wird unterschieden nach:
- lokaler Ausdehnung

- postoperativen Residuen makro- oder mikroskopischer Tumoren
- lokalen oder Fernmetastasen

■ **Tab. 13.3** Rhabdomyosarkomstadieneinteilung nach der Intergroup-Rhabdomyosarkom-Studie und deren Häufigkeitsverteilung

Gruppe	Befund	Häufigkeit (%)
IA	lokaler Tumor, total reseziert (makro- und mikroskopisch); regionale Lymphknoten nicht befallen; beschränkt auf Muskel oder Ursprungsort	16
IB	über Muskel/Ursprungsorgan hinausgehend	
IIA	postoperativ nur mikroskopische Residuen, keine klinischen oder histologischen Anhaltspunkte für regionalen Lymphknotenbefall	
IIB	regionaler Tumor und befallene regionale Lymphknoten – beides mikroskopisch vollständig reseziert	20
IIC	regionaler Tumor und befallene regionale Lymphknoten makroskopisch vollständig reseziert, aber mikroskopisch unvollständig	
III	unvollständige Resektion oder nur Biopsie mit Tumorresiduen	48
IV	Initiale Metastasierung	16

Zusätzlich bewährt sich die TNM-Klassifikation (T = Tumorausdehnung; N = »nodes«, Lymphknotenbefall; M = Metastasierung, TNM) (■ Tab. 13.4).

Tab. 13.4 Rhabdomyosarkom-TNM-Klassifikation in Korrelation zur Stadieneinteilung nach IRS

IRS-Stadium	Lokalisation	Tumoraus-dehnung	Durchmesser [cm]	Lymphknoten-status	Metastasen-status	Prognose (Überleben nach IRS +/−IV) (%)
I	Orbita, Kopf/Hals, urogenital, (ohne Blase/Prostata)	T_1 oder T_2	Alle	N_0, N_1, N_x	M_0	>90
II	Blase/Prostata, Extremitäten, parameningeal, andere	T_1 oder T_2	≤5	N_0, N_x	M_0	80–90
III	Blase/Prostata, Extremitäten, parameningeal, andere	T_1 oder T_2	≤5 (Blase/Prostata) bzw. >5	N_1 (Blase/Prostata) bzw. N_0, N_1, N_x	M_0	70
IV	Alle	T_1 oder T_2	Alle	N_0, N_1	M_1	30–40

T_1 Tumor beschränkt auf Ursprungsorgan; T_2 Ausdehnung; N_0 regionale Lymphknoten nicht befallen; N_1 regionale Lymphknoten befallen; N_x regionaler Lymphknotenstatus unbekannt; M_0 keine Fernmetastasen; M_1 Fernmetastasen

13.2.9 Metastasen

- Entstehung lymphogen und/oder hämatogen
- Unterschiedliche Frequenz von Metastasen in Abhängigkeit von Lokalisation des Primärtumors ◘ Tab. 13.5.

13.2.10 Therapie

Allgemeine Aspekte

- Festlegen des multidisziplinären Vorgehens aufgrund von Lokalisation, Primärbefund (Metastasierungsgrad, Operabilität, Stadium) und Histologie
- Beispiele:
  - *Tumor in Orbitalbereich, parameningealem Bereich, weiblichem Genitaltrakt, Gallenblase oder Prostata*: primäre Biopsie, Chemotherapie, Radiotherapie, nur selten Operation notwendig bzw. möglich; Second-look-Biopsie wegen vieler falsch-negativer Resultate nicht indiziert
  - *lokaler Tumor im Bereich von Stamm, Extremitäten oder paratestikulär*: Operation (Entfernung im Gesunden), Chemotherapie, evtl. Radiotherapie
  - *bei anderen Lokalisationen ohne Metastasen*: initial Chemotherapie, dann Operation ohne Mutilation (Debulking) bei Resttumor; *in Abhängigkeit vom Resultat*: Radiotherapie, weitere Chemotherapie

Chirurgisches Vorgehen

- Totalexstirpation erfolgt, wenn:
  - Operation ohne größere funktionelle Einbuße möglich (Mutilation vermeiden)
  - Radiotherapie umgangen (vollständige Resektion im Gesunden) oder reduziert werden kann
  - räumliches Radiotherapiestrahlenfeld in der Folge reduziert werden kann
  - Gruppe-III-Situation in der Folge zur Gruppe-I- oder -II-Situation wird
- *Lymphknotenbefall*: in der Regel genügt Biopsie (v. a. bei Tumoren im Bereich der Extremitäten und im Urogenitalbereich, bei Lymphknotenmetastasen); totale regionale Lymphknotenresektion bei kombiniertem Vorgehen meist nicht notwendig

Radiotherapie

- *Gruppe I*: keine Radiotherapie
- *Gruppen II–IV*: Radiotherapie nach initialer Chemotherapie/evtl. nach chirurgischem Vorgehen mit mikro- oder makroskopischen Residuen indiziert

- Therapie mit <40 Gy führt zu erhöhter Rate an Lokalrezidiven
- *Lungenmetastasen:* 14–18 Gy Ganzlungenradiotherapie und zusätzlich 30 Gy auf residuale Metastasen
- *Solitäre Knochenmetastasen:* 50–60 Gy
- *Multiple Metastasen:* nach individuellem Bestrahlungsplan
- *Leberbefall:* 25–30 Gy

Chemotherapie

- Chemotherapie hochwirksam, insbesondere bei kombiniertem Vorgehen
- Verbesserte Resultate durch gleichzeitige Anwendung verschiedener Medikamente mit unterschiedlichem Wirkungsmechanismus und minimal überlappender Toxizität
- Alle Patienten mit Rhabdomyosarkom benötigen Chemotherapie, und zwar wegen möglicher okkulter (Mikro)Metastasen
- Nach initialer Operation/Biopsie folgt in der Regel eine erste Periode mit Chemotherapie vor der Radiotherapie (Tumorreduktion und Eliminierung möglicher Mikrometastasen)
- *Wirksame Zytostatika:* Vincristin, Actinomycin D, Doxorubicin, Ifosfamid; ferner Etoposid und Cisplatin
- Bei Metastasen: Möglichkeit einer zusätzlichen Erhaltungstherapie mit oralem Trofosfamid und Idarubizin

13.2.11 Spezielle Lokalisationen

Kopf-Hals-Bereich

Die Mehrzahl der Patienten gehört zur Gruppe III, daher erfolgt nach Biopsie meist zuerst eine Chemotherapie/Radiotherapie, dann die Resttumorentfernung und – je nach Histologie – zusätzlich eine Chemotherapie.

Parameningealer Bereich

- *Lokalisation:* Mittelohr, Gehörgang, Mastoid, Nasenhöhle, paranasale Sinus, Pharynx, Fossae pterygopalatinum und infratemporalis
- *Chirurgisches Vorgehen:*
  - Radikaloperation nur, wenn ohne kosmetische und funktionelle Einbuße möglich
  - evtl. erst nach initialer Chemotherapie Radikaloperation erwägen
  - nur befallene Lymphknoten entfernen
- *Radiotherapie:*
  - wie oben beschrieben
  - bei Befall des Zentralnervensystems: lokale Radiotherapie

- bei intrakraniellem Tumor, Liquorzytologie positiv, Magnetresonanztomografie und Myelogramm positiv: Ganzachsenradiotherapie, kombiniert mit intrathekaler Chemotherapie
- *Chemotherapie:* wie oben beschrieben; immer kombiniertes Vorgehen

Orbitabereich

- Oft lokalisierter Tumor mit besserer Prognose (Heilungsrate: >90 %)
- *Chirurgisches Vorgehen:* meist nur Biopsie; Exenteration nur bei Kindern mit
  lokalem Rezidiv oder Therapieresistenz (Radio- und Chemotherapie)
- Kombination von Radiotherapie und Chemotherapie hat Priorität, da die
  meisten Patienten zur Gruppe IIIB gehören.

Beckenbereich

- Insbesondere urogenital – Blase, Vagina, Uterus
- *Chirurgisches Vorgehen:* initial Biopsie/endoskopische Biopsie/Lymphknoten-
  biopsie, dann primär Chemotherapie – ermöglicht bei Second-look-Operation
  oft Totalexstirpation ohne Mutilation
- *Chemotherapie:*
  - primäre Chemotherapie hat sich bewährt: nach 8–16 Wochen wird
    mittels Second-look-Operation reevaluiert – wenn subtotale Resektion,
    anschließend Radiotherapie/Chemotherapie
  - wenn initial makroskopische und mikroskopische Totalexstirpation
    möglich – anschließend Chemotherapie allein
  - bei progressiver Krankheit nach primärer Chemotherapie: Debulking,
    gefolgt von Radio-/Chemotherapie; bei ausbleibendem Erfolg Einlegen
    von radioaktiven »seeds« erwägen, evtl. Exenteration
- *Radiotherapie:*
  - im Rahmen des kombinierten Vorgehens
  - Dosisreduktion bei Kleinkindern angesichts größerem Risiko von Lang-
    zeitnebenwirkungen verglichen mit größeren Kindern

Paratestikuläres Rhabdomyosarkom

- *Chirurgisches Vorgehen:*
  - an Hoden anliegender Tumor oder Tumor im Bereich des Samenstrangs:
    Orchiektomie
  - Skrotum mitbefallen: gleichzeitig Hemiskrotalektomie und inguinale
    Lymphknotenbiopsie
  - falls anschließend Radiotherapie (Gruppen II–III): vorübergehende Ver-
    lagerung des kontralateralen Hodens in Oberschenkel

- unilaterale retroperitoneale Lymphknotendissektion bei gesichertem Befall (zu 30–40 %) und bei fehlenden Fernmetastasen; sonst intensive Chemotherapie/Radiotherapie
- *Radiotherapie:* falls mikroskopische Residuen bestehen; nach oben genannten Richtlinien
- *Chemotherapie:* nach genannten Richtlinien (▸ Abschn. 13.2.10)

Retroperitoneales Rhabdomyosarkom

- *Chirurgisches Vorgehen:* oft große Tumormasse ohne Möglichkeit der primären Totalexstirpation – Debulking
- *Radiotherapie:* nach oben genannten Richtlinien
- *Chemotherapie:* nach oben genannten Richtlinien

Extremitätenbereich

- *Chirurgisches Vorgehen:*
  - wenn möglich, Tumorexzision im Gesunden, allenfalls mit nachfolgender Funktionseinbuße
  - Amputation für lokale Tumorkontrolle nicht indiziert
  - gleichzeitig regionale Lymphknotenbiopsie (Befall bis zu 50 %)
- *Radiotherapie:* lokale Radiotherapie nach oben genannten Richtlinien, inklusive regionale befallene Lymphknoten und benachbarte nichtbefalle Lymphknotenstationen
- *Chemotherapie:* nach oben genannten Richtlinien

◻ **Tab. 13.5** Rhabdomyosarkommetastasen in Abhängigkeit von Primärtumorlokalisation

Primärlokalisation	Metastasierungsort (nach Häufigkeit geordnet)
Kopf/Hals	Zentralnervensystem, Lunge, Lymphknoten
Stamm	Lunge, Zentralnervensystem
Urogenital	Lymphknoten, Lunge, Leber, Knochen, Knochenmark, Bindegewebe, Zentralnervensystem

13.2.12 Prognose

- Insgesamt überleben heute 20–80 % aller Kinder abhängig von Stadium und Lokalisation, verglichen mit 24 % vor Chemotherapie-/Radiotherapieära
- Vor Etablierung eines multidisziplinären Vorgehens zeigte die Mehrheit der Patienten eine Dissemination innerhalb des ersten Jahres

- *Prognose nach den einzelnen Spezialgruppen:* ▶ Abschn. 13.2.11; ◘ Tab. 13.3, ◘ Tab. 13.4
- *Prognostisch wichtig sind:* Tumorgröße/-ausdehnung nach Operation
- Prognose gut bei Tumor im Orbitabereich und im Urogenitaltrakt (Ausnahme: Prostata) – Frühsymptome, späte Metastasierung
- Prognose mäßig bis schlecht:
  - Extremitätenrhabdomyosarkom – Frühmetastasierung, häufiger alveoläre Histologie
  - Rhabdomyosarkom im Retroperitoneum – Spätdiagnose, große Tumormasse
- Prognose unterschiedlich bei Rhabdomyosarkom im Kopf-Hals-Bereich
- Prognose schlecht bei Befall des Zentralnervensystems
- *Histologie:* schlechte Prognose bei alveolärem und pleomorphem Typ (»unfavorable« Histologie) – hohe Rate an Lokalrezidiv und Metastasierung
- Alter:
  - <7-jährige Kinder mit besserer Prognose
  - bei älteren Kindern häufiger fortgeschrittene Stadien und eher alveolärer Typ

13.2.13 Therapie und Prognose bei Nichtansprechen oder Rezidiv

- ◘ Tab. 13.6 gibt Auskunft über die Überlebensraten nach Rezidiv
- Bei Nichtansprechen Kombinationstherapie mit Topotecan, Vinorelbin, Taxol, Irinotecan

◘ **Tab. 13.6** Überleben nach Rezidiv eines Rhabdomyosarkoms

Gruppe	Häufigkeit (%)
I	48±12
II	12±9
III	11±5
IV	8±4

- Rezidive treten hauptsächlich innerhalb von 2–3 Jahren auf, es gibt aber auch Spätrezidive
- *Bei lokalisiertem Rezidiv:* bisherige Chemotherapie plus Ifosfamid, Doxorubicin, Etoposid oder neuere Substanzen wie Topotecan, Irinotecan, Vinorelbin

- *Bei disseminiertem Rezidiv*: meist keine Heilung möglich
- Experimentelle Ansätze:
    - doppelte Hochdosistherapie mit autologer Stammzelltransplantation
    - allogene Stammzelltransplantation mit möglichem Antitumoreffekt durch transplantierte Immunkomponenten des Spenders (Graft-versus-Tumor-Effekt)
    - Tumorwachstumsblockade mit Tyrosinkinaserezeptorhemmer und Gefäßwachstumshemmern (beispielsweise mit Endostatin und Angiostatin)
    - Andere Immuntherapien mit monoklonalen Antikörpern oder zytotoxischen T-Zellen gezielt auf spezifische Proteine des RMS
- *Palliativtherapie*: Radiotherapie, chirurgisches Vorgehen, Chemotherapie zur Verhinderung von lokal exulzerierenden oder expansiv wachsenden Tumoren, die die Lebensqualität einschränken; daneben Standardpalliation (Schmerzlinderung etc.)

13.2.14   Zweittumoren

Von 1770 Kindern in der Intergroup-Rhabdomyosarkom-Studie I und II wurden 22 Zweittumorerkrankungen beobachtet, insbesondere Knochensarkom, Leukämie

13.3   Nicht-Rhabdomyosarkome

13.3.1   Fibrosarkom

Häufigkeit und Vorkommen

- 11 % aller Weichteilsarkome im Kindesalter
- 75 % bei <10-jährigen Kindern, davon 36 % bei Neugeborenen (inklusive kongenitales Fibrosarkom)
- Verhältnis Jungen zu Mädchen = 1,2:1
- Gradeinteilung ◘ Tab. 13.7

Lokalisation

Nach Häufigkeit:
- Untere Extremitäten
- Obere Extremitäten
- Kopf/Hals
- Stamm
- Beckengürtel
- *Selten*: Retroperitoneum, Brust, Viszera

Pathologie und Zytogenetik

- Vorwiegend in Skelettmuskulatur der Extremitäten
- Infiltrativ wachsend
- Histologie:
  - *kongenitale Form:* uniforme Fibroblasten oder Myofibroblasten; Mitoserate meist gering; *Zytogenetik:* t(12;15)
  - *Fibrosarkom:* anaplastische Spindelzellen in fischgrätenähnlicher Anordnung, Kollagen fast immer nachweisbar; *Zytogenetik:* t(x;18), t(2;5), t(7;22); Mutation von p53 mit schlechter Prognose

☐ Tab. 13.7 Fibrosarkom Gradeinteilung

Grad	Befund
I	Gut differenziert, wenig zellreich
II	Mäßig gut differenziert
III	Mäßig undifferenziert, höhere Mitoserate
IV	Undifferenziert, hochzellulär, hohe Mitoserate

Differenzialdiagnosen

- Noduläre Fasziitis
- Myositis ossificans
- Entzündlicher Pseudotumor
- Neurofibrosarkom
- Peripherer Nervenscheidentumor/Schwannom
- Wenig differenziertes embryonales Rhabdomyosarkom
- Monophasisches (Spindelzell-)Synoviasarkom

Klinische Manifestation

- Schmerzfreie Masse im Weichteilgewebe

Therapie

- **Chirurgisches Vorgehen**
- Primärbehandlung möglichst mit Totalexzision im Gesunden; Amputation nur ausnahmsweise notwendig
- Regionale Lymphknotenbiopsie bei Verdacht indiziert (Befall zu 4–10 %)

- **Radiotherapie**
  - *Bei Resttumor nach Operation oder bei Rückfall:* 60–65 Gy notwendig, evtl. Brachytherapie

- **Chemotherapie**
  - *Bei metastasierendem Fibrosarkom:* Vorgehen wie beim Rhabdomyosarkom (▶ Abschn. 13.2.10 Chemotherapie)
  - *Bei Patienten mit Grad 3-4:* nach Exzision Vorgehen wie beim Rhabdomyosarkom (▶ Abschn. 13.2.10 Chemotherapie)

Verlauf

- 30–75 % der Patienten zeigen Rezidive innerhalb von 18–20 Monaten; Rezidive aber auch bis 20 Jahre nach Erstmanifestation möglich
- >50 % der Patienten mit Grad II–IV zeigen Metastasierung, wenn nur Lokaltherapie erfolgte
- Metastasierung v. a. in Lunge, Gehirn und Blase

Prognose

- *Grade I und II:* 10-Jahres-Überlebensrate: 70 %
- *Grade III und IV:* 10-Jahres-Überlebensrate: 30–40 %
- Alter:
  - bei <5-jährigen Kindern 5-Jahres-Überlebensrate ≤80 %, Metastasierung bei 4–8 % der Patienten
  - bei >10-jährigen Kindern 5-Jahres-Überlebensrate von 60 %, Metastasierung bei 50 % der Patienten

13.3.2 Synovialsarkom

Häufigkeit und Vorkommen

- >10 % der Weichteilsarkome im Kindesalter
- Vorwiegend bei Adoleszenten und jungen Erwachsenen
- Verhältnis Jungen zu Mädchen = 1,2:1

Lokalisation

- 80–90 % in Extremitäten, davon 50–65 % in den unteren
- *Nach Häufigkeit:* Oberschenkel, Fuß, Knie, Unterarm, Unterschenkel und Hand; selten Kopf/Hals, Thoraxwand, Rückengegend und Schädel

Pathologie und Zytogenetik

- Tumor hat praktisch nie Verbindung zur Gelenkhöhle
- *Histologisch zwei zelluläre Elemente:* Spindelzellen, wirbel- oder bogenförmig angeordnet, umgeben von Epithelzellen mit PAS-positivem Polysaccharid und glandulären Strukturen
- Immunhistochemischer Nachweis von Keratinantikörpern, epithelialem Membranantigen, BCL-2, CD99, Vimentin, S 100
- *Zytogenetik:* Translokation t(X;18)p11.23;q11) oder andere, Trisomie 7, 8, 12

Klinische Manifestation

- Schmerzlose Schwellung zu 58 %, druckempfindliche Schwellung zu 22 % oder schmerzende Stelle mit Schwellung zu 18 %
- *Metastasierung:* Lunge, Lymphknoten, Knochen; selten Gehirn

Diagnostik

- *Magnetresonanz- und/oder Computertomografie:* häufig Verkalkungen im Tumorbereich

Therapie

- Wegen starker Neigung zu Lokalrezidiv und Metastasierung kombinierte Therapie mit Operation, Chemo- und Radiotherapie
- Eine adjuvante Chemotherapie hat allerdings noch keine definitiv besseren Resultate gezeigt

- **Chirurgisches Vorgehen**
- Totalentfernung im Gesunden und regionale Lymphknotenbiopsie (Befall zu 25 %)

- **Radiotherapie**
- 50–60 Gy lokal; evtl. befallene Lymphknotenregion

- **Chemotherapie**
- Wie beim Rhabdomyosarkom (▶ Abschn. 13.2.10); ohne Chemotherapie entwickeln 75 % der Patienten innerhalb von 3 Jahren Lungenmetastasen

Prognose

- *Gruppen I und II:* 5-Jahres-Überlebensrate: 80 %
- *Gruppen III und IV:* 5-Jahres-Überlebensrate: 17 %
- Rückfall noch nach 10 Jahren möglich
- *Gruppen III und IV:* präoperative Hochdosistherapie mit Cisplatin, Ifosfamid plus Doxorubicin, evtl. Etoposid, verbessert Prognose

13.3.3 Liposarkom

Häufigkeit/Vorkommen

— 4 % aller Weichteilsarkome im Kindesalter
— Altersgipfel im Säuglings-/Kleinkindalter und während der Adoleszenz
— Verhältnis Jungen zu Mädchen = 2:1
— Häufiger Tumor des Erwachsenenalters

Pathologie und Zytogenetik

— Stammt von Fettzellenvorläufern ab
— 5 histologische Typen:
  — *gut differenzierter Typ*: ähnlich wie Lipom mit Bezirken von hochatypischen Zellen, manchmal zusammen mit fibroblastischen oder spindelzellig-sklerosierenden Anteilen
  — *myxoider Typ*: monomorphe, fusiforme oder sternförmige Zellen, in Mukoid eingebettet, Anteil: 68 %
  — *Rundzellentyp*: runde oder ovale Zellen mit zentralem Kern und schaumigem Zytoplasma
  — *pleomorpher Typ*: pleomorphe Zellen mit mehreren Vakuolen und einem bis mehreren Zellkernen, eosinophiles Zytoplasma, Anteil: 15 %
  — Mischtyp
— *Zytogenetik*: Translokation t(12;16)(q13;p11) und andere

Klinische Manifestation

— Masse im Fettgewebe, v. a. am Oberschenkel und im Retroperitonealraum; auch im Bereich von Kopf/Hals, Schulter, Thoraxwand, Fuß und Omentum; selten in Nieren
— *Metastasierung*: Lunge, Leber; selten Gehirn, Pleura, Pankreas, Knochen

Therapie

— *Abhängig vom Subtyp*: gut differenzierte Form mit seltener Metastasierung, aber nicht seltenen Lokalrezidiven

● **Chirurgisches Vorgehen**
— Möglichst Totalexstirpation im Gesunden

● **Radiotherapie**
— Fragwürdige Indikation trotz guter Strahlensensibilität; 50–60 Gy notwendig bei histologisch ungünstigem Typ und makro- oder mikroskopischen Tumorresiduen postoperativ

- **Chemotherapie**
- Nur bei wenig differenziertem Typ oder nicht resezierbarem Sarkom indiziert; wie beim Rhabdomyosarkom (▶ Abschn. 13.2.10).

Prognose

- Abhängig vom Ausmaß der Radikalität der Tumorentfernung und vom histologischen Typ:
  - *gut differenzierter Typ:* günstig – 5-Jahres-Überlebensrate: >80 %
  - *myxoider Typ:* unterschiedlich – 5-Jahres-Überlebensrate: >80 %
  - *Rundzell- und pleomorpher Typ:* ungünstig; 5-Jahres-Überlebensrate: 15–30 %
  - *retroperitoneales Liposarkom:* schlechte Prognose

13.3.4 Maligner peripherer Nervenscheidentumor

- *gutartige Variante:* Schwannom

Häufigkeit

- 3–4 % der Weichteilsarkome im Kindesalter
- Mehr als die Hälfte bei Kindern mit Neurofibromatose Typ 1

Lokalisation

- *Extremitäten:* 42 %
- *Retroperitoneum:* 25 %
- *Stammgegend:* 21 %
- *Andere Lokalisationen:* selten

Pathologie und Zytogenetik

- Von peripherem Nerv ausgehend (Nervenplexus, spinale Nervenwurzel), Spindelzellcharakter (schwierige Differenzialdiagnose zu Fibrosarkom); Mitoserate korreliert mit Malignitätsgrad
- Andere histologische Subtyten: epitheliale, glanduläre oder kartilaginöse Formen
- Elektronenmikroskopie für Differenzialdiagnose gegenüber Schwannom
- *Immunhistochemie:* S-100-Antikörper positiv (im Gegensatz zu anderen Weichteilsarkomen)
- Hohe Assoziation zwischen Neurofibromatose Typ 1 mit 17q11.2-Chromosomenalteration und chromosomalen Abnormitäten der Chromosomen 1, 11, 12, 14, 17 und 22, was auf Verlust von 17p und 22q hindeutet

- *Große Unterschiede zwischen den histologischen Formen:* epithelial, glandulär und kartilaginär
- Wegen neuroektodermaler Abstammung kommen mesodermale und ektodermale Varianten vor:
  - melanom-rhabdomyoblastom-artige Variante
  - epitheliale oder drüsenartige Variante (mit Muzinproduktion)

Klinische Manifestation

- Schwellung
- Selten schmerzhaft

Therapie

- Vorgehen wie bei Graden III und IV des Fibrosarkoms, also wie beim Rhabdomyosarkom (▶ Abschn. 13.2.10).

13.3.5 Leiomyosarkom

Ein Leiomyosarkom ist ein Tumor der glatten Muskulatur

Häufigkeit

- 2–5 % aller Weichteilsarkome im Kindesalter
- 50 % bei <5-jährigen Kindern
- Zweiter Altersgipfel während Adoleszenz
- Verhältnis Jungen zu Mädchen = 1:1
- Beziehung zu HIV-Infektion und anderen immunsuppressiven Zuständen
- Auftreten als sekundärer Tumor, hauptsächlich bei hereditärem Retinoblastom

Lokalisation

- Viszeral, v. a. gastrointestinal (Magen), urogenital, retroperitoneal oder selten in Weichteilen der Peripherie

Pathologie

- Histologisch Spindelzellen mit stumpf endenden Kernen mit oft hervorstechenden Nukleoli; gelegentlich längliche Myofibrillen im Zytoplasma sichtbar
- Malignitätsgrad abhängig von:
  - Anzahl der Mitosen (>10 Mitosen pro 10 Gesichtsfelder sind prognostisch ungünstig)
  - Grad der Anaplasie
  - Anzahl bizarrer Formen

Klinische Manifestation

- Abhängig von Lokalisation
- *Gastrointestinal:* Meläna, Hämatemesis, Anämie; selten Erbrechen, Bauchschmerzen, Schwindel und Gewichtsverlust
- Urogenital:
    - *Vorkommen:* Uterus, Blase, Prostata
    - *Symptome:* Vaginalblutung, Dysurie, Urinretention; sichtbarer bzw. tastbarer Tumor
- *Peripheres Leiomyosarkom:* Tumor der Extremität, des Kopfes oder des Halses

Therapie

- *Bei günstiger Histologie:* in der Regel genügt Resektion im Gesunden
- Bei ungünstiger Histologie:
    - häufig Lokalrezidive und Metastasierung, v. a. in Lunge, gastrointestinal in Leber oder regionale Lymphknoten, urogenital mit intraabdomineller Ausbreitung in Umgebung und in Lymphknoten
    - kombinierte Behandlung wie beim Rhabdomyosarkom (▶ Abschn. 13.2.10) mit möglichst radikaler Exzision, da das Leiomyosarkom nicht strahlensensibel ist

Prognose

- *Generell:* 5-Jahres-Überlebensrate: 20–25 %
- Ungünstige Prognose bei Tumor im viszeralen Bereich (hohe Rate an Metastasierung)
- Günstige Prognose bei anderen Primärlokalisationen und totaler Resektion

13.3.6 Hämangioperizytom

Häufigkeit

- 3 % aller Weichteilsarkome im Kindesalter

Lokalisation

- Häufig an (unteren) Extremitäten, im Bereich des Retroperitoneums, Kopf und Hals
- *Säuglinge:* Zunge und Sublingualbereich

Pathologie und Zytogenetik

- Ausgehend von Perizyten, d. h. Zellen, die Gefäße (Kapillaren) umgeben
- Histologisch schwierige Differenzierung zwischen gutartiger, intermediärer und bösartiger Form

— Metastasen vorwiegend in Lunge und Knochen
— *Zytogenetik:* t(12;19)(q13;q13.3), t(13;22)(q22;q11)

Therapie

— *Chirurgisches Vorgehen:* Wenn möglich Exzision im Gesunden
— Chemo- und Radiotherapie bei Resttumor (nach chirurgischem Eingriff) wie beim Rhabdomyosarkom (▶ Abschn. 13.2.10).

Prognose

— Generell 5-Jahres-Überlebensrate: 30–70 %
— Prognose hängt wesentlich vom Grad der Bösartigkeit ab, die initial oft schwierig zu beurteilen ist
— Im Kindesalter dominieren Hämangioperizytome mit klinisch günstigem Verlauf

Variante

— Kongenitales oder Säuglingshämangioperizytom
— In Subkutis
— *Prognose:* im Säuglingsalter besser als später
— Therapeutisch genügt in der Regel die chirurgische Exzision

13.3.7 Malignes Fibrohistiozytom

— Ein malignes Fibrohistiozytom (MFH) ist im Vergleich zum Erwachsenen beim Kind selten
— 5–8 % aller Weichteilsarkome
— Zytogenetische Abnormität auf Chromosom 19p+
— *Differenzialdiagnosen:* echtes Fibrosarkom, angiomatöses MFH
— *Lokalisation:* Extremitäten, Schädel, Niere
— Selten metastasierend
— Therapie:
  — chirurgische Exzision
  — Chemotherapie bei fortgeschrittenem Stadium und hoher Mitoserate: wie beim Rhabdomyosarkom (▶ Abschn. 13.2.10)

Osteosarkom

Thomas Kühne

P. Imbach et al. (Hrsg.), *Kompendium Kinderonkologie*,
DOI 10.1007/978-3-662-43485-7_14, © Springer-Verlag Berlin Heidelberg 2014

14.1   Definition

- Primärer maligner Tumor des Knochens
- *Ursprung:* primitives knochenbildendes Mesenchym
- Produktion von Osteoid oder unreifem Knochengewebe durch proliferierende maligne Spindelzellen

14.2   Häufigkeit

- Innerhalb der malignen pädiatrischen Tumoren hinsichtlich der Häufigkeit des Auftretens an sechster Stelle
- Bei Adoleszenten und jungen Erwachsenen an dritter Stelle aller Neoplasien (ungefähr die Hälfte aller Knochentumoren ist maligne)
- Häufigster maligner Knochentumor (etwa 60 % der malignen Knochentumoren der ersten beiden Lebensjahrzehnte und 35 % aller primären Sarkome des Knochens)
- Tritt am häufigsten während des Wachstumsschubs im zweiten Lebensjahrzehnt auf (etwa 60 %), im ersten Lebensjahrzehnt selten (<5 %)
- 4,6 Patienten pro 1 Mio. weiße Kinder <15 Jahre, etwas seltener bei schwarzen Kindern (USA)
- Verhältnis Jungen zu Mädchen = 1,3–1,6:1

14.3   Lokalisation

- Skelettregionen mit stärkstem Wachstum im Adoleszentenalter, d. h. Metaphysen der langen Röhrenknochen
- Metaphyse des distalen Femurs und der proximalen Tibia
- Proximaler Humerus, mittlerer und proximaler Femur
- Flache Knochen, v. a. Becken (<10 %)

14.4   Ätiologie und Tumorgenetik

- Ursache unbekannt
- Folge ionisierender Strahlen
- Alkylierende Substanzen und Anthrazykline können evtl. zur Bildung eines sekundären Osteosarkoms beitragen
- Assoziation mit Morbus Paget
- Familiäre Osteosarkome sind bekannt, was auf genetische Ursache hindeutet

- Sekundäres Osteosarkom nach hereditärem Retinoblastom als deutlicher Hinweis auf Bedeutung der Genetik
- Patienten mit Osteosarkom haben in der Regel normale Retinoblastomgen(RB)-Allele
- p53-Tumorsuppressor-Gen (für die Integrität des Genoms wichtig) scheint eine wichtige Rolle zu spielen

14.5 Pathologie

- Morphologische Einteilung (z. B. osteoblastisch, chondroblastisch, fibroblastisch)
- Einteilung nach Wachstumsmuster, beispielsweise :
  - *intramedulläres Osteosarkom:* Ursprung und Wachstum primär innerhalb des Knochens
  - *Oberflächenosteosarkom:* Wachstum an Knochenoberfläche im periostealen oder parostealen Gewebe
- Es gibt verschiedene Klassifikationssysteme, es existiert jedoch kein einheitliches
- Einteilung deskriptiv, oft mit großer mikroskopischer Variabilität, Mischung aus verschiedenen Komponenten (Osteoidbildung, anaplastische Stromazellen, unterschiedlich viel Knochen, kleine und große runde Zellen, Riesenzellen, normale Osteoklasten); keine klinische Assoziation mit den morphologischen Subtypen

---

Einteilung der Osteosarkome

Konventionelles Osteosarkom
- osteoblastisch
- chondroblastisch
- fibroblastisch
- kleinzellig
- riesenzellig
- epitheloid

Sekundäres Osteosarkom
- Retinoblastom
- Morbus Paget
- Strahlentherapie
- fibröse Dysplasie u. a.

▼

Oberflächenosteosarkom
- parosteal (juxtakortikal)
- periosteal

Teleangiektatisches Osteosarkom

Hochdifferenziertes Osteosarkom

Multifokales Osteosarkom

14.6   Klinische Manifestation

- Häufigstes Symptom ist Schmerz, entsprechend der Tumorlokalisation, oft über Wochen und Monate
- Manchmal Schwellung mit Überwärmung
- Funktionseinbuße
- Pathologische Fraktur

14.7   Metastasierung

- Makrometastasen in etwa 15–20 % der Fälle, vor allem in der Lunge
- Selten Skelettmetastasen mit oder ohne gleichzeitige Lungenmetastasen
- Multiple Knochenmetastasen könnten aber auch einem multifokalen primären Tumor entsprechen, der eine sehr schlechte Prognose hat
- Bei Fehlen von Makrometastasen oft Nachweis primärer Mikrometastasen

14.8   Evaluation

- Klinisches Bild (Schmerzen, Lokalisation, Schwellung, Überwärmung, Funktionseinschränkung der betroffenen Gelenke)
- Radiologische Untersuchung des Lokalbefunds (konventionelles Röntgenbild in zwei Ebenen; Magnetresonanztomografie – Beurteilung der Ausdehnung des Tumors in Markraum und Weichteile; MRT der Computertomografie überlegen)
- Metastasensuche (konventionelle Röntgenuntersuchung sowie Computertomografie des Thorax, Skelettszintigramm)

- Tumorbiopsie (sollte durch dasselbe orthopädische Team vorgenommen werden, das die definitive Operation durchführt; enge Zusammenarbeit mit Pathologie und pädiatrischer Onkologie)

14.9 Radiologie

- Variabel
- Radiologische Einteilung (lytisch oder sklerotisch, oft jedoch beide Komponenten)
- Mineralisation der Tumormatrix verursacht wolkenförmige Aufhellungen in variabler Größe, Form und Dichte
- Destruktives Wachstumsmuster mit Übergängen von lytischen oder sklerotischen Arealen in normalen Knochen, mit schlecht definierbaren Tumorrändern
- Manchmal auf Knochenmarkraum beschränkt; meist ist jedoch der Kortex involviert und oft zerstört
- Oft starke Periostreaktion, manchmal als Sunburst-Zeichen sichtbar, gelegentlich als periostale Reaktion in Form eines offenen Dreiecks, das der diaphysealen Seite der Tumorläsion aufliegt (Codman-Dreieck); manchmal zeigt sich die periostale Reaktion in mehreren Schichten (Zwiebelschalenphänomen)

14.10 Differenzialdiagnosen

- Konventionelles intramedulläres Osteosarkom kann mit benignen und malignen Knochenläsionen verwechselt werden
- Kallus nach Fraktur
- Ermüdungsfraktur
- Osteogenesis imperfecta tarda
- Akute und chronische Osteomyelitis
- Osteoid/Osteom
- Aneurysmatische Knochenzyste
- Benignes und aggressives Osteoblastom
- Chondrosarkom
- Langerhans-Zell-Histiozytose
- Malignes fibröses Histiozytom
- Riesenzelltumor
- Metastase eines Karzinoms (im Kindesalter sehr selten)

14.11 Therapie

- Therapie im Rahmen von nationalen und internationalen Studien, z. B. »cooperative osteosarcoma study« (COSS) in Deutschland
- Multimodale Therapie
- Neoadjuvante Chemotherapie, d. h. präoperative Chemotherapie mit standardisierter Evaluation deren Wirkung zur Zeit der definitiven Tumorresektion (Tumoransprechen), danach risikoadaptierte adjuvante Therapie
- Chirurgisches Vorgehen:
  - Ziel: Tumorresektion im Gesunden: möglichst vollständige Resektion im sicher gesunden Gewebe, wenn möglich extremitätenerhaltende Operationsverfahren (»limb saving«) mit autologem Knochengewebe oder Allograftprothese oder Umkehrplastik, je nach Tumorlokalisation
  - *bei unklarer Situation und bei schlecht ansprechenden Tumoren:* Amputation Vorrang geben
  - Überprüfung des Tumoransprechens auf die neoadjuvante Chemotherapie mit standardisierter Beurteilung
  - Hochdosierte Chemotherapie mit autologer Stammzelltransplantation: wenig Erfahrung
- Osteosarkom wenig strahlensensibel
- Mifamurtid ist ein Analogon eines Zellwandbestandteils von Mycobacterium sp. und wirkt wahrscheinlich als immunmodulatorische Substanz; dessen Bedeutung in der Behandlung von Patienten mit Osteosarkom ist bisher unklar und muss mit prospektiven Studien untersucht werden

14.12 Prognose

Die folgenden Zahlen stammen aus den COSS-Studien:
- Gesamtüberleben nach 5 Jahren: etwa 65 %
- Gesamtüberleben nach 5 Jahren bei Patienten ohne Metastasen bei Diagnosestellung: etwa 70 %
- Patienten mit Metastasen bei Diagnosestellung haben eine schlechtere Prognose; Gesamtüberleben nach 5 Jahren beträgt etwa 30 %
- Günstige Faktoren sind singuläre Metastasen und ihre komplette chirurgische Resektion
- Patienten mit gutem Ansprechen auf neoadjuvante Chemotherapie haben eine deutlich bessere Prognose als jene mit schlechtem Ansprechen
- Weitere wichtige prognostische Faktoren:
  - Tumorlokalisation (Osteosarkome am Rumpf haben eine schlechtere Prognose als Extremitätenosteosarkome)

- Tumorgröße
- chirurgischer Remissionsstatus (Patienten mit makroskopisch unvollständiger Resektion haben eine schlechtere Prognose)
- Das Überleben von Patienten mit einem Osteosarkomrezidiv liegt nach multimodaler Therapie bei ungefähr 20 %

14.13 Komplikationen

- Je nach Tumorlokalisation
- Sekundärtumor
- Psychische Komplikationen (Diagnose, Lokalisation, Therapie, Körperbild, funktionelle Einschränkungen)
- Soziale Probleme (Kosten, Schule, Beruf, Sozialkontakte)

Ewing-Sarkom-Familie

Thomas Kühne

P. Imbach et al. (Hrsg.), *Kompendium Kinderonkologie*,
DOI 10.1007/978-3-662-43485-7_15, © Springer-Verlag Berlin Heidelberg 2014

15.1   Merkmale

— Definiert durch zytogenetische Eigenschaften der Tumorzellen (Translokation t(11;22), die Expression des Fusionsgens EWS-FLI1 und anderer genetische/molekulare Marker)
— Histologische Subklassifikation aufgrund des Grades der neuroektodermalen Differenzierung:
  — klassisches Ewing-Sarkom des Knochens (von James Ewing im Jahr 1921 erstmals beschrieben)
  — extraossäres oder Weichteil-Ewing-Sarkom
  — Askin-Tumor des Thorax
  — peripherer primitiver neuroektodermaler Tumor (PNET) des Knochens oder der Weichteile
— Gemeinsamkeiten der Ewing-Sarkom-Familie:
  — Gemeinsame neuroektodermale Histogenese
  — Genetik (▶ Abschn. 15.5): häufig Translokation t(11;22)

15.2   Häufigkeit

— Zweithäufigster Knochentumor im Kindesalter, insgesamt sechsthäufigster maligner Knochentumor
— Jährliche Inzidenz: 3,5 Neuerkrankungen pro 1 Mio. <15-jährige Kinder (USA)
— Häufiger bei Jungen (Verhältnis Jungen zu Mädchen = 1,5:1)
— 80 % der Tumoren treten vor dem 20. Lebensjahr auf
— 50 % der Tumoren erscheinen im zweiten Lebensjahrzehnt
— Durchschnittsalter bei Erstdiagnose: 15 Jahre
— Vor allem bei weißer, selten bei schwarzer Bevölkerung

15.3   Lokalisation

— Vor allem Schaft der langen Röhrenknochen der unteren, etwas seltener der oberen Extremität
— Becken
— Rippen
— Seltener Wirbelsäule und Schädel

15.4 Pathogenese

- Nicht assoziiert mit vorausgehender Strahlentherapie (im Gegensatz zum Osteosarkom)
- Nicht mit familiären Tumorsyndromen assoziiert
- Ursprung: Daten aus Ultrastruktur, Immunhistochemie und Genetik sowie andere experimentelle Daten sprechen für eine Vorläuferzelle mit der Potenz zur neuroektodermalen Differenzierung
- Widersprüchliche Daten über die Bedeutung von Viren (z. B. Adenoviren) und deren Zusammenhang mit dem Auftreten zytogenetischer Aberrationen

15.5 Tumorgenetik

- In etwa 95 % der Fälle liegt eine reziproke Translokation des ews-Gens auf Chromosom 22q12 mit einem der ets-Onkogenfamilie angehörenden Gen vor; letzeres ist entweder *fli1* auf Chromosom 11q24 oder *erg* auf Chromosom 21q22
- Die klinische Bedeutung der molekularen Subklassifikation ist unklar

15.6 Pathologie

Einteilung in Ewing-Sarkom und PNET:
- wird unterschiedlich beurteilt
- basiert oft auf Subjektivität und semiquantitativer Analyse des Grades der neuralen Differenzierung

15.6.1 Makroskopisch

- Grau-weißer Tumor mit unterschiedlichen nekrotischen, hämorrhagischen oder zystischen Anteilen
- Intramedulläre Massen können weite Teile des Knochenmarkraums ausfüllen, dabei kein kortikaler Befall; allerdings ist die Kortikalis typischerweise mit kleinen Zellnestern befallen, die den Kortex schließlich vollständig penetrieren (Havers- und Volkmann-Kanäle)
- Früher Befall der periostalen Weichteile bzw. extraossärer Weichteilanteil ist für Ewing-Sarkom-Familie typisch
- Oft überwiegt die extraossäre die intraossäre Tumormasse

15.6.2 Mikroskopisch

- Prototyp eines nichthämatologischen kleinen Rundzelltumors
- Proliferation undifferenzierter mesenchymaler Zellen, angeordnet in soliden, dichten Zellsträngen
- Runde Zellen mit zentral lokalisiertem Zellkern und dünnem Zytoplasmasaum
- Chromatin feingranulär, 1–3 Nukleoli
- Oft biphasisches Muster mit hellen und dunklen Zellen, letztere entsprechen apoptotischen Zellen
- Zellen bilden manchmal rosettenartige Strukturen (20 % beim PNET als Homer-Wright-Rosetten identifizierbar – diese Eigenschaft ist als Hinweis auf einen PNET jedoch umstritten)
- Ultrastruktur (Elektronenmikroskopie) kann entsprechend hilfreich sein (v. a. zur Identifizierung der neuralen Differenzierung)

15.6.3 Immunhistochemie

- Glykogennachweis positiv (periodic acid schiff reaction)
- Expression des MIC2-(CD-99-)Genprodukts bei etwa 90 % der Ewing-Sarkome und PNET
- äußerst hilfreich für die Differenzialdiagnose
- kodiert für ein Membranprotein (p30/32)
- nicht spezifisch für Tumoren der Ewing-Sarkom-Familie
- Vimentinnachweis zu 80-90 % positiv
- Positiver Nachweis der neuronenspezifischen Enolase
- S-100-Protein, Leu-7, HNK-1 u. a

15.7 Klinische Manifestation

- Schmerzen, Schwellung, palpabler Tumor
- Fieber (in etwa 20 % der Fälle; **Cave:** Osteomyelitis)
- Evtl. Anämie, Leukozytose, erhöhte Blutkörperchensenkungsgeschwindigkeit
- Pathologische Fraktur in etwa 10 % der Fälle
- Nicht selten der Tumordiagnose vorangehendes Trauma
- Symptome durch Metastasen (z. B. Beinschwäche, »Ataxie« und Miktionsbeschwerden bei intraspinalem Tumorwachstum)

15.8 Metastasierung

- Aufgrund sensitiver Analysen der für die Ewing-Sarkom-Familie typischen Translokation scheint eine frühe Metastasierung häufig vorzuliegen; die klinische Bedeutung eines Ewing-Sarkoms mit Mikrometastasierung, d. h. ohne sichtbare Metastasierung, ist jedoch noch unklar
- Makroskopische Metastasen bei Diagnosestellung zu etwa 20-30 %
- Primär hämatogen: am häufigsten Lunge, gefolgt von Knochen und Knochenmark
- Selten Lymphknoten, Leber und Zentralnervensystem
- Metastasierungsmuster scheint eher der Lokalisation des Primärtumors zu entsprechen als der Tumorhistologie

15.9 Diagnostik

- Multidisziplinäres Team ist Voraussetzung für optimale Diagnostik und Therapie
- Evaluation muss in enger Zusammenarbeit mit pädiatrischer Onkologie, Orthopädie, Pathologie und Radiologie erfolgen

15.9.1 Labor

- Blutbild
- Tumorlyseparameter, Elektrolyte, Nieren- und Leberparameter, Laktatdehydrogenase
- Evtl. Vanillinmandelsäure und Homovanillinsäure im Urin (Differenzialdiagnose: Neuroblastom)
- Blutkörperchensenkungsgeschwindigkeit, C-reaktives Protein

15.9.2 Radiologie

- Primärtumor:
    - konventionelles Röntgenbild (Periostreaktion, Zwiebelschalenphänomen im konventionellen Röntgenbild – entspricht verschiedenen Schichten periostealer Knochenneubildung)
    - Magnetresonanztomografie
    - evtl. Computertomografie zur Tumorvolumenmessung

- Metastasen:
  - Skelettszintigramm und anschließend Magnetresonanztomografie der »hot spots«
  - Knochenmarkaspiration (Zytologie und Molekularbiologie)
  - konventionelles Röntgenbild des Thorax
  - Computertomografie der Lungen

15.9.3 Offene Biopsie

- Sollte von demselben Team durchgeführt werden, das die Tumorresektion durchführen wird
- Sollte das genügende und repräsentative, aber auch schonende Entnehmen von Gewebe zum Ziel haben
- Gemäß der von aktivierten Therapieoptimierungsstudien vorgegebenen Maßnahmen

15.10 Differenzialdiagnosen

- Selten diagnostische Probleme dank Immunhistochemie und Molekularbiologie
- Osteomyelitis (20 % der Patienten mit einem Tumor der Ewing-Sarkom-Familie haben Fieber!)
- Kleine Rundzelltumoren:
- Metastatisches Neuroblastom (v. a. beim Kleinkind)
- Non-Hodgkin-Lymphom
- Rhabdomyosarkom
- Kleinzelliges Osteosarkom
- Undifferenziertes Sarkom
- Desmoplastischer Rundzelltumor
- Akute Leukämie

15.11 Therapie

- Komplexe multimodale Therapie aufgrund prospektiver randomisierter Studien
- Idealziel: risikoadaptierte individuelle Therapie
- Voraussetzungen für den Erfolg sind eine enge Zusammenarbeit der verschiedenen Disziplinen sowie personelle und logistische Aspekte

- Die Verbesserung der Prognose ist u. a. auf die verschiedenen Zytostatika und deren gezielten Einsatz im Behandlungsplan zurückzuführen
- Behandlungen mit hochdosierten Zytostatika, gefolgt von autologer Stammzelltransplantation zur Verkürzung der gefährlichen Aplasiephase der Blutbildung, können wirksam sein, Studienresultate zur Bewertung dieser Therapiemodalität müssen jedoch abgewartet werden
- Lokaltherapie: nach intensiver neoadjuvanter Chemotherapie erfolgt die chirurgische Behandlung, die zum Ziel hat, möglichst viel Tumorgewebe zu entfernen, dessen Analyse bezüglich des Ansprechens auf die neoadjuvante Therapie wichtige Rückschlüsse erlaubt und die weitere Behandlung definiert
- Die chirurgische Entfernung des Primärtumors scheint mit einem Überlebensvorteil assoziiert zu sein – Patienten, die mittels Operation oder mittels Operation und Radiotherapie behandelt wurden, scheinen eine geringere Rezidivrate aufzuweisen als jene Patienten, die allein mit Radiotherapie therapiert wurden
- Das Ewing-Sarkom ist strahlensensibel; die Radiotherapie sollte sorgfältig und entsprechend Studien eingesetzt werden; ein ungenügendes Ansprechen auf eine neoadjuvante Chemotherapie rechtfertigt die Strahlentherapie

15.12 Prognose

- Abhängig von Resektionserfolg, Tumorlokalisation, Tumorvolumen, Vorhandensein makroskopischer Metastasen und molekularbiologischen Eigenschaften
- 5-Jahres-Überlebensrate in den 1970er Jahren von 5–10 % auf zurzeit etwa 75 % beim lokalisierten Ewing Sarkom angestiegen; Prognose des metastasierten Ewing-Sarkoms allerdings immer noch schlecht: 5-Jahres-Überlebensrate etwa 20–30 %

15.13 Komplikationen

- Das erhöhte Langzeitüberleben ist auch mit dem vermehrten Auftreten von Komplikationen vergesellschaftet
- Rezidiv
- Funktionelle Probleme (Chirurgie, Radiotherapie)
- Weitere Probleme, die auf die Grundkrankheit, einen chirurgischen Eingriff, Radiotherapie und Zytostatika zurückzuführen sind (z. B. Sekundärmalignome)
- Psychologische und soziale Probleme

Retinoblastom

Paul Imbach

P. Imbach et al. (Hrsg.), *Kompendium Kinderonkologie*,
DOI 10.1007/978-3-662-43485-7_16, © Springer-Verlag Berlin Heidelberg 2014

16.1 Definition

- Maligner, kongenitaler Tumor der Netzhaut (Retina) des Auges
- Hereditäre und erworbene Form
- Hohe Heilungsrate
- Hohe Zweittumorrate bei hereditärer Form des Retinoblastoms

16.2 Häufigkeit und Vorkommen

- 2–3 % aller Neoplasien im Kindesalter
- 3 Neuerkrankungen auf 1 Mio. <16-jährige Kinder pro Jahr
- 11 Neuerkrankungen auf 1 Mio. <5-jährige Kinder pro Jahr
- nach dem 5. Lebensjahr selten
- Medianes Alter bei Diagnose: 2 Jahre
- Verhältnis Jungen zu Mädchen = 1:1
- Beidseitiger oder multifokaler Befall 30–40 % der Kinder, entweder als Resultat einer defekten Kopie des RB1 Gens von betroffenen Elternteil (15–20 %) oder neue Keimzelllinien Mutation (75–85 %)
- Beidseitiger Befall häufiger bei Mädchen
- Unilateraler Befall bei zwei Drittel der Kinder, vorwiegend während des zweiten bis dritten Lebensjahrs

16.3 Ätiologie, Genetik, Pathogenese

- *Sporadische Form* (60 %): Familienmitglieder und Nachkommen ohne Retinoblastom
- *Hereditäre Form* (40 %; 15 % unilateral, 25 % bilateral): zwei Mutationsschritte des RB Gens sind zur Krebsentstehung erforderlich:
  - *erster Schritt*: Befall von germinaler Zelle (Keimzelle)
  - *zweiter Schritt*: Befall der Zielzelle (Retinazelle)
  - bilaterales Retinoblastom ist eine Keimzellmutante mit autosomal dominantem Erbgang und hoher Penetranz, d. h. etwa 50 % der Nachkommen leiden ebenfalls an einem (vorwiegend beidseitigen) Retinoblastom
- Die ursächliche Veränderung liegt auf Chromosom 13q14 im Bereich des Retinoblastomgens RB1; in dessen Nachbarschaft liegt auch die Konstellation, die zum osteogenen Sarkom führt, das gehäuft als Zweittumor nach Retinoblastom auftritt
- RB1-mRNS ist auch in normalem Gewebe von Gehirn, Niere, Ovar, Milz, Leber, Plazenta und Retina vorhanden, es beteiligt sich am Zellzyklus, indem es den Übertritt von G_1- zu G_2-Phase sowie die Differenzierung der Zellen kontrolliert

- *Bei hereditärer Form:* Geschwister und Nachkommen genetisch abklären, regelmäßige Visitation eines Ophthalmologen hinsichtlich einer Retinoblastomentwicklung bis zum 4. Lebensjahr
- *Gelegentlich vorkommend bei kombinierten Missbildungen:* Mikrozephalie, Mikroophthalmie, kardiovaskulären Defekten, kortikaler Hyperostose, Skelett- und urogenitale Anomalien und bei Incontinentia pigmenti

16.4 Pathologie und Klassifikationen

16.4.1 Makroskopisch

- Einer bis mehrere Tumorherde, vorwiegend vom Ora-serrata-Bereich ausgehend
- Zwei Wachstumstypen:
  - *exophytisch:* von Außenschicht der Retina ausgehend in den subretinalen Raum vorstoßend und die Retina ablösend
  - *endophytisch:* von Innenschicht der Retina ausgehend in den Glaskörper einwachsend, in dem schwimmende Tumorflocken entstehen
- *Ausbreitung:* Richtung Chorioidea, Lamina cribrosa, N. opticus oder umgebenden Subarachnoidalraum und Zentralnervensystem
- *Fernmetastasen:* hämatogen in Lymphknoten, Knochenmark, Knochen und Leber, selten Lunge (ähnlich wie Neuroblastom).
- Die Reese-Ellsworth-Klassifikation (◘ Tab. 16.1) dient vorwiegend zur Diagnosestellung und für die Radiotherapie; sie ist entscheidend für Patienten, die sich einer Enukleation unterziehen müssen
- Die Internationale Klassifikation (»International Classification of Retinoblastoma«, ICRB; ◘ Tab. 16.2) basiert auf klinischen und pathologischen Daten
- Etwa 80 % der unilateralen Retinoblastome und 90 % der bilateralen Retinoblastome gehören bei Diagnosestellung zu Gruppe V

◘ **Tab. 16.1** Retinoblastomklassifikation nach Reese-Ellsworth

Gruppe	Solitäres/multiples Auftreten	Größe	Lokalisation
Ia	Solitärer Tumor	<4-Faches des Papillendurchmessers	Bei oder hinter Äquator
Ib	Multiple Tumoren	4-Faches des Papillendurchmessers	Bei oder hinter Äquator

◻ **Tab. 16.1** (Fortsetzung)

Gruppe	Solitäres/multiples Auftreten	Größe	Lokalisation
IIa	Solitärer Tumor	4- bis 10-Faches des Papillendurchmessers	Bei oder hinter Äquator
IIb	Multiple Tumoren	4- bis 10-Faches des Papillendurchmessers	Bei oder hinter Äquator
IIIa	Tumor vor Äquator		
IIIb	Solitärer Tumor	10-Faches des Papillendurchmessers	Bei oder hinter Äquator
IVa	Multiple Tumoren	10-Faches des Papillendurchmessers	
IVb	Tumor vor Ora serrata		
Va	Tumormasse, die sich über die Hälfte der Retina ausbreitet		
Vb	Glaskörperbefall		

◻ **Tab. 16.2** Internationale Klassifikation des Retinoblastoms

Klasse	Befund
0	Konservative Behandlung, bevor chirurgische Klassifikation
I	Auge entfernt und histologisch analysiert
II	Auge entfernt mit residuellem Tumor (außerhalb Sklera und/oder am Rand des N. opticus) und/oder im subarachnoidalen Raum
III	Regionale Ausdehnung des Retinoblastoms
IIIa	Orbitaler Befall
IIIb	Präaurikulärer und/oder zervikaler Lymphknotenbefall
IV	Metastasen
IVa	Hämatogene Metastasen
IVb	ZNS-Metastasen

16.4.2 Mikroskopisch

- Hochzellulärer Tumor mit dunklen Kernen und wenig Zytoplasma, oft in Rosetten angeordnet (ähnlich wie Neuroblastom)
- Viele Mitosen und nekrotische Anteile sowie gelegentlich Kalkablagerungen
- 80 % des unilateralen und 90 % des bilateralen Retinoblastoms befinden sich zum Zeitpunkt der Diagnose in Gruppe V

16.5   Klinische Manifestation

- Leukokorie »*Katzenaugenreflex*«: wenn Licht auf das Auge scheint, tritt bei der Mehrzahl der Patienten das erste Symptom auf
- Strabismus (Schielen)
- Anisokorie
- Sehverlust
- Bei obigen Symptomen Fundoskopie in Mydriasis, evtl. in Narkose; Tumor meist im Bereich der Ora serrata häufig *Glaskörperblutung, Retinaablösung oder Glaskörpertrübung*
- Ultraschall, Magnetresonanz-/Computertomografie – für Beurteilung der Ausdehnung innerhalb der Orbita, im Sehnervenbereich und im intrakraniellen Raum
- *Metastasenabklärung:* Liquoruntersuchung; bei klinischem Verdacht auf Metastasierung Knochenmarkpunktion, evtl. Skelettübersicht, Knochenszintigrafie und Röntgenaufnahme der Lunge
- Gelegentlich Erhöhung der α-Fetoproteinkonzentration oder des karzinoembryonalen Antigens (CEA)

16.6   Differenzialdiagnosen

- Toxokaragranulom (oft ohne Eosinophilie)
- Retinaastrozytom – selten
- Leukokorie und Glaskörperhyperplasie
- *Bei Retinaablösung:* Retinopathie des Frühgeborenen, Coats-Syndrom, kongenitale Retinaablösung, juvenile Retinoschisis, Angiomatosis retinae
- *Bei Glaskörperblutung:* Trauma, Blutung bei Neugeborenen
- Ultraschall und Magnetresonanztomografie sind für die Differenzialdiagnose oft entscheidend und verbessern die exakte Feststellung der Ausdehnung

16.7 Therapie

- Retinoblastombehandlung sollte an ein spezialisiertes Zentrum delegiert werden
- Ziel der Therapie ist es, die Sehkraft des Patienten – wenn möglich – zu erhalten, ohne das Leben des Kindes zu gefährden
- In fortgeschrittenen Stadien (Gruppen III bis V) und bei unilateralem Retinoblastom steht die Enukleation im Vordergrund
- Bei doppelseitigem Retinoblastom wird in der Regel das Auge mit dem größeren Tumor bzw. der ausgedehnteren Sehkraftminderung enukleiert, beim verbleibenden Auge werden andere Therapiemöglichkeiten angewandt
- Bei extraokulärem Retinoblastom und Metastasen im Bereich des Zentralnervensystems: Radiotherapie von Schädel und Wirbelsäule, hochdosierte Chemotherapie mit oder ohne autologer Knochenmarktransplantation bei Kindern >24 Monate
- Bei Überlebenden und Familien eines Kindes mit Retinoblastom wird eine genetische Beratung und ein genetisches Screening empfohlen

16.7.1 Chirurgisches Vorgehen

- Enukleation: Bei Patienten ohne Ruptur des Auges und insofern der N. opticus ausreichend lang ist
- Frühzeitige Augenprothese ist hilfreich, um das Wachstum der Orbita zu unterstützen und den kosmetischen Eindruck des Gesichts zu verbessern

16.7.2 Chemotherapie

- Reduktion der Retinoblastomtumormasse gelingt durch Kombination von Vincristin, Etoposid und Carboplatin, evtl. auch Cyclophosphamid oder Anthrazyklinen
- Primärer Einsatz der Chemotherapie bei bilateralem Retinoblastom
- Chemotherapie verringert die Strahlentherapienotwendigkeit und damit das Zweittumorrisiko
- *Bei extraokulärem Retinoblastom und/oder Metastasen:* kombiniertes Vorgehen, evtl. unterstützt durch autologe Stammzelltransplantation
- Intraarterielle Applikation von Melphelan oder Carboplatin über A. ophthalmica reduziert deren Toxizität. Wegen technischen Schwierigkeiten und dem einhergehenden Anfallsrisiko wird dieses Vorgehen jedoch limitiert

— Palliativtherapie mit Vincristin/Endoxan oder Vincristin/Doxorubicin ist oft hilfreich

16.7.3 Chemothermotherapie

— Mit Ultraschall, Mikrowellen oder Infrarotbestrahlung wird die Gewebetemperatur auf 42–60°C erhöht, was einen synergistischen Effekt bei kleinen Retinoblastomherden erzeugt.

16.7.4 Radiotherapie

— Retinoblastome sind radiosensibel
— Die Radiotherapie wird in der Regel mit einer Hochvoltquelle (lineare Beschleunigung) durchgeführt
— *Dosis:* 35–45 Gy abhängig von der Tumorgröße (Reese-Ellsworth-Gruppe I–II, <10-Faches des Papillendurchmessers)
— Applikation gelegentlich nur in Narkose möglich, evtl. nach Gabe von Chloralhydrat oder mit spezieller Kopfhalterung (»plaster cast«)
— Inzidenz von Zweittumoren nach Radiotherapie höher

16.7.5 Laserphotokoagulation

— *Indikationen:* primär bei kleinen Tumorherden der Retina (Durchmesser von <4,5 mm und Dicke von <2,5 mm), bei Rezidiv nach Radiotherapie
— *Komplikationen:* Glaskörperblutung, Retinaablösung

16.7.6 Kryotherapie

— Für kleine Herde, v. a. im Bereich vor dem Äquator des Auges
— Kryotherapie verursacht intrazelluläre Kristallbildung, die den Tumor durch Unterbrechung der Mikrozirkulation zerstört

16.7.7 Brachytherapie

— Implantation von radioaktiven »seeds« mit 40 Gy für 7 Tage

16.7.8 Vorgehen bei verschiedenen Retinoblastommanifestationen

Unilaterales intraokuläres Retinoblastom

- Enukleation inklusive N. opticus ist meist kurativ; bei Sehnervbefall Therapie wie bei extraokulärem Befall (▶ s. dort)
- *Gruppen I bis III*: wenn möglich keine Enukleation, sondern oben dargestellte Techniken (Chemotherapie ▶ Abschn. 16.7.2; Radiotherapie ▶ Abschn. 16.7.4; Laserphotokoagulation ▶ Abschn. 16.7.5; Kryotherapie ▶ Abschn. 16.7.6)
- *Gruppen IV und V ohne familiäre Anamnese*: Enukleation; bei gleichzeitigem Befall von Retinapigmentschicht, Chorioidea, N. opticus und/oder Lamina cribrosa oft unumgänglich

Unilaterales extraokuläres Retinoblastom

- *Bei Befall von Sklera, Lamina cribrosa, Orbita, Liquorraum oder Zentralnervensystem oder bei extrakraniellen Metastasen*: Chemotherapie mit oder ohne autologe Stammzellsubstitution, evtl. Radiotherapie oder andere lokale Therapie und intrathekale Methotrexatapplikation

Bilaterales Retinoblastom

- Primär Chemotherapie und oben genannte Methoden (Radiotherapie ▶ Abschn. 16.7.4; Laserphotokoagulation ▶ Abschn. 16.7.5; Kryotherapie ▶ Abschn. 16.7.6); *nur bei ungenügendem Ansprechen*: ein- oder doppelseitige Enukleation

16.7.9 Prognose

- *Überleben*: 80–90 % aller Patienten mit Retinoblastom (hereditäre und sporadische Form) nach risikoadaptierter Therapie

16.8   Zweittumor

Risiko

- Zweittumor tritt oft mehrere Jahre später auf bleibt lebenslänglich bestehen
- Die Häufigkeit von Zweittumoren liegt im Bereich von 3–6 %
- Bei bilateralem Retinoblastom beträgt das Zweittumorrisiko 11–13 %

Formen

- Vorwiegend osteogenes Sarkom – drei Viertel innerhalb, ein Viertel außerhalb des bestrahlten Gebiets
- Inzidenz 500-mal höher als bei primärem osteogenem Sarkom bei Patienten ohne angeborenem Retinoblastom
- Pinealoblastom, das hochinvasiv ist und meist fatal endet; es wird auch dreifaches (trilaterales) Retinoblastom genannt, das mittlerweile aufgrund der systemischen Chemotherapie seltener auftritt
- Rhabdomyosarkom, Sinus-maxillaris-Sarkom und andere Weichteilsarkome

Keimzelltumoren

Paul Imbach

P. Imbach et al. (Hrsg.), *Kompendium Kinderonkologie*,
DOI 10.1007/978-3-662-43485-7_17, © Springer-Verlag Berlin Heidelberg 2014

17.1   Definition

━ Keimzelltumore, die sich aus Anlagen der embryonalen Keimzellen entwickeln und können Anteile von ektodermalem, mesodermalem und/oder endodermalem Gewebe enthalten

17.2   Häufigkeit, Epidemiologie

━ 2,5 % aller Malignome im Kindesalter
━ 2–4 Neuerkrankungen auf 1 Mio. <16-jährige Kinder pro Jahr
━ Epidemiologie: Bimodale Altersverteilung: Säuglinge und Kleinkinder mit Knaben:Mädchen Ratio 6:1 verändert sich während später Kindheit und Adoleszenz mit Knaben:Mädchen Ratio 1:3
━ Assoziation zu angeborenen Syndromen und Keimzell Tumor, die oft genetische Veränderungen aufweisen wie beim Klinefelter Syndrom, Fraser Syndrom, Down Syndrom, Ataxia telangiectasia und anderen
━ Lokalisation und Häufigkeit von extragonadalen Tumoren:
  ━ Ovar 25–30 %
  ━ Coccyx 15–20 %
  ━ ZNS 20–25 %
  ━ Mediastinum 5–7 %
  ━ andere Lokalisationen 5–10 % (Vagina, Uterus, Prostata, Retroperitoneum, Schilddrüse)

17.3   Pathogenese

━ 4./5. Schwangerschaftswoche: extraembryonale Keimzelle wandert zur gonadalen Furche des Embryos
━ 6./7. Schwangerschaftswoche:
  Geschlechterdifferenzierung in gonadaler Furche:
  ━ Ovardifferenzierung zu Ovozyten
  ━ Spermatozytenbildung bei Vorhandensein des Y-Chromosoms
━ Klassifikation der gonadelen und extragonadalen Tumoren ◘ Tab. 17.1
━ Extragonadale Keimzelltumoren des größeren Kindes entwickeln sich bei inkompletter Migration der Keimzelle, die sich zu Keimzelltumoren meist entlang der Mittellinienstrukturen des Mittelhirns, des Mediastinums und des Steißbeins entwickeln

		Tab. 17.1 Pathogenetische Klassifikation der gonadelen und extragonadalen Tumoren		
A		Keimzelle und Germinom/Dysgerminom sowie embryonale Dottersacktumore (pluripotente Zelle):
	a)	extraembryonale Strukturen: Dottersacktumor (Yolk-Sack- oder Endodermalsinustumor), Chorionkarzinom
	b)	embryonales Ekto-, Meso-, Endodermgewebe: Teratom
	c)	embryonales Karzinom
B		Gonadenstrangzellen und Stromatumoren (Sertoli- bzw. Leydig-Zellen)
C		Epithelzelle (vom Ovar stammend) und Granulosazelltumor oder Mischform sowie Epithelzelltumor, die häufiger beim Erwachsenen auftreten

17.4 Genetik

- Keimzelltumor des adoleszenten Ovars:
  - *reifes Teratom mit normalem Karyotyp*
  - *unreifes Teratom mit heterogenem Karyotyp*: teilweise isochromosomales 12p, entweder diploid (meist Grad-I- und -II-Tumore) oder aneuploid (Grad-III-Tumore)
  - *bösartiger Ovartumor*: aneuploid und isochromosomales 12p und/oder Veränderung der Chromosomen 21, 1q13 und 8
- Testikuläre Keimzelltumoren des Adoleszenten:
  - Aneuploidie und Isochromosom 12p
  - Verlust der Heterogenität auf Chromosomen 12q13 und 12q22

17.5 Histologische Klassifizierung

Zur Klassifizierung gonadaler und extragonadaler Tumore ◼ Tab. 17.2

◼ **Tab. 17.2** Histologische Klassifizierung gonadaler/extragonadaler Tumore

A: Gonadale Tumore			
– mit Keimzellcharakter		– ohne Keimzellcharakter	
Mädchen	Jungen	Mädchen	Jungen
Teratom	Dottersacktumor	Epithelzellkarzinom	Leydig-Zell-Tumor
Dysgerminom	Embryonales Karzinom	Granulosa-, Sertoli-Leydig-Zell-Tumor	Sertoli-Zell-Tumor
Embryonales Karzinom	Teratom	Mischform	
Gemischtzelliger Tumor	Teratokarzinom		
Chorionkarzinom	Gonadoblastom		
Gonadoblastom	Seminom (Erwachsene)		
	Chorionkarzinom		
	Gemischtzelliges Karzinom		
B: Extragonadale Tumoren (sakral, mediastinal, retroperitoneal, Pinealisgegend, selten in anderen Bereichen auftretend)			
Teratom ± Dottersackanteil			
Teratom ± embryonales Karzinom			

17.6   Diagnostik

- *Klinische Diagnostik:* ▶ s. einzelne Keimzelltumoren
- *Bildgebende Diagnostik:* Ultraschall, Computer- oder Magnetresonanztomografie
- Tumormarker
- α-Fetoprotein (AFP) (◘ Tab. 17.3):
  - *Erhöhung des AFP-Werts:* Hinweis auf malignen Charakter des Keimzelltumors
  - *Halbwertszeit von AFP:* 5–7 Tage
  - erhöhte AFP-Werte auch bei Hepatoblastom, Pankreastumor, Wilms-Tumor, Leberzellstörungen etc.
- β-HCG (humanes Choriongonadotropin):
  - *Halbwertszeit:* 24–36 h
  - Werte erhöht bei Germinom/Dysgerminom, Chorionkarzinom; bei Tumorlyse nach Chemotherapie
  - normalerweise erhöht
  - während Schwangerschaft durch Zellen der Plazenta produziert
  - *normaler Serum-β-HCG-Spiegel beim Erwachsenen:* <5 U/ml
- *Serum-LDH-Wert:* unspezifisch erhöht bei raschem Zellwachstum
- *Fetales Isoenzym der alkalischen Serumphosphatase:* Wert erhöht bei 30 % der Patienten mit Keimzelltumor (bei 100 % der erwachsenen Patienten mit Seminom)

◘ Tab. 17.3 α-Fetoprotein: Diagnostik und Verlauf

Alter	Serumwerte (I.E.)
Neugeborenes	48.000 ± 34.000
≤1 Monat	9000 ± 12.000
≤2 Monate	320 ± 280
≤4 Monate	74 ± 56
≤6 Monate	12 ± 10
≤8 Monate	8 ± 5

Hohe Werte während Embryogenese und Fetogenese sowie bis 8. Monat nach Geburt

17.7   Therapieübersicht

- Die Heterogenität der Keimzelltumoren erfordert ein individuelles und lokalisationsspezifisches Vorgehen
- Neben chirurgischer Exzision/Biopsie trägt die Chemotherapie zu deutlich besseren Langzeitüberlebensraten bei:
    - Cisplatin in Kombination mit Actinomycin D, Etoposid, Vinblastin und Bleomycin sowie Cyclophosphamid/Ifosfamid werden in Kuren eingesetzt
    - bei Kindern mit therapierefraktärem Keimzelltumor oder mit Rezidiv wird eine Hochdosistherapie mit autologer Stammzelltransplantation eingesetzt

17.8   Keimzelltumoren des Hodens

- 2 % der soliden Neoplasien bei Jungen
- Inzidenz: 1,1-0,9:100 000 pro Jahr < 16-jährige Jungen
- Risiko erhöht bei nichtdeszendierten Hoden
- *Symptome:* skrotale Masse, evtl. assoziiert mit Hydrozele
- *Bildgebung:* Ultraschall, Computer- und Magnetresonanztomografie
- *Metastasierungsweg:* Knochenszintigrafie, Computertomografie der Lunge

Stadieneinteilung
- *Stadium I:*   lokal auf Hoden beschränkt
- *Stadium II:*   Ausdehnung nur auf retroperitoneale Lymphknoten
- *Stadium III:*   mit solitärer oder multipler Metastasierung

17.8.1 Dottersacktumor

Synonyme: Yolk-Sack-Tumor, endodermaler Sinustumor
- Anteil von 26 %
- Mittleres Alter: 2 Jahre
- AFP-Wert meist erhöht

Makroskopisch
- Tumor gut abgrenzbar, solide, homogen, brüchig, mit zystischen und nekrotischen Anteilen.

Mikroskopisch

- Netzwerk von Stromagewebe
- Papilläre Strukturen mit zentralem Gefäß
- Intra- und extrazelluläre eosinophile, PAS-positive Einschlüsse, in denen α1-Fetoproteine und α1-Antitrypsin nachgewiesen werden können

Therapie

- Radikale En-bloc-Exzision, Chemotherapie ab Stadium II und bei Rezidiv
- Langzeitüberlebensrate von 80 %.

17.8.2 Teratom

- Anteil von 24 %
- *Mittleres Alter:* 3 Jahre

Histopathologie

Teratome stammen von pluripotenten Keimzellen des Ekto-, Meso- und Endoderms ab:

- *ektodermal:* Epithel und neuronales Gewebe
- *mesodermal:* Muskel, Zähne, Knochen und Knorpel
- *endodermal:* schleimproduzierende Anteile von gastrointestinalem und/oder respiratorischem Gewebe
- Zellcharakter ist embryonal, fetal oder adult

Histologische Teratomgradeinteilung

- *Grad 0:* reifes Gewebe ohne Mitosen
- *Grad I:* leichte Unreife des Gewebes ohne oder nur vereinzelt mit Neuroepithel
- *Grad II:* unreifes Gewebe mit mäßig vorhandenem Neuroepithel
- *Grad III:* vorwiegend unreifes und neuroepitheliales Gewebe

---

17

Therapie

- Radikale En-bloc-Exzision mit günstigem Verlauf im Stadium I
- *In Stadien II und III sowie bei Jugendlichen nach der Pubertät:* Chemotherapie, oft gefolgt von Radiotherapie

17.8.3 Embryonales Karzinom

- Meist bei >10-Jährigen
- Anteil von 20 %
- Embryonale Karzinome
- Konzentrationen von AFP ± β-HCG meist erhöht; erhöhtes β-HCG weist auf eine gemischten Keimzelltumor mit Chorionkarzinomanteilen hin
- *Therapie:* radikale Operation und Chemotherapie

17.8.4 Teratokarzinom

- Anteil von 13 %
- Meist bei >10-jährigen Jungen
- Zu 80 % Stadium I mit Überlebensrate von 75 % nach alleiniger Totalexzision
- *In fortgeschrittenem Stadium:* Chemo-, Radiotherapie

17.8.5 Seminom

- Tritt beim Erwachsenen auf
- Gemischtzelliger Keimzelltumor und Chorionkarzinom
- Selten bei Kindern und Adoleszenten

17.9 Tumoren des Ovars und Subtypen

- Insgesamt 1 % der Mädchen mit onkologischer Erkrankung
- Häufigkeitsgipfel bei 10- bis 14-jährigen Mädchen
- *In abnehmender Häufigkeit:* reifes Teratom, Dysgerminom, Dottersacktumor, unreifes Teratom, gemischtzelliger Keimzelltumor und embryonales Karzinom, Gonadoblastom
- *Symptome:* Bauchschmerz; akutes Abdomen
- *Diagnostik:* mit Ultraschall, Computer- und Magnetresonanztomografie zeigen meist zystische abdominale/retroperitoneale Masse

17.9.1 Teratom

- *Reife Form:* Anteil von 31 %
- Totalexstirpation mit nachfolgender Beobachtung (Rezidivrisiko von 18 %)
- Bei Teilresektion Chemotherapie
- *Unreife Form:* Anteil von 10 % (Stadien: ▶ Abschn. 17.8.2)
- ein Drittel mit erhöhtem AFP-Wert
- Tumor unilateral bei 50–79 %
- Vorgehen abhängig vom Stadium – Chemotherapie in Stadien II und III

17.9.2 Dysgerminom

- Anteil von 20 %
- Bilaterales Auftreten bei 20 % der Mädchen

Makroskopisch

- Diffuser Befall: kann massiv groß sein
- Homogene, grau-rosafarbene Masse mit gelegentlich Nekrose, Hämorrhagien und Zysten
- Gelegentlich riesige Masse bis >50 cm im Durchmesser (Ovar)
- Bilateraler Befall zu 10 % (Ovar)

Mikroskopisch

- Monotones Bild von runden Zellen mit viel klarem Zytoplasma; Kern mit einem bis mehreren prominenten Nukleoli
- Mitosen vorhanden
- Anordnung in Nestern, getrennt durch fibröses Stromagewebe
- Gelegentlich mehrkernige Riesenzellen (immunhistochemisch oft positiver Choriongonadotropinnachweis)

Therapie

- *Bei lokalisiertem Tumor mit intakter Kapsel:* unilaterale Salpingo-Oophorektomie, Biopsie der Gegenseite, Exploration der paraaortalen Lymphknoten mit Biopsie, Zytologie durch Lavage des kleinen Beckens
- *Fortgeschrittene Stadien oder Rezidiv:* Chemotherapie, evtl. Radiotherapie – hochsensibler Tumor
- Prognose: 90 % Langzeitremissionen

17

17.9.3 Dottersacktumor

- Anteil von 16 %
- AFP-Wert oft erhöht
- Wegen hoher Rezidivrate bereits im Stadium I Chemotherapie notwendig
- Langzeitüberlebensrate von 80 %

17.9.4 Gemischtzelliger maligner Keimzelltumor

- Anteil von 11 %
- Oft vor Menarche bei Pubertas praecox
- AFP-/β-HCG-Wert oft erhöht
- *Therapie:* nach Exzision Chemotherapie

17.9.5 Embryonales Karzinom

- Anteil von 6 %
- Vorgehen wie beim gemischtzelligen malignen Keimzelltumor (▶ Abschn. 17.9.4).

17.9.6 Gonadoblastom

- Selten
- Bei dysgenetischen Gonaden
- Polyembryom, Chorionkarzinom (mit früher Metastasierung)

17.10 Extragonadale Keimzelltumoren

- Mittellinientumor
- Aberrierende Migration der embryonalen Gonaden (▶ Abschn. 17.3)
- *Häufige Lokalisationen:* Steißbein, Mediastinum, Intrakranium, Retroperitoneum
- Meist gute Prognose nach Totalexstirpation allein bei Stadium I oder nach kombinierter Radio-/Chemotherapie bei Stadium II und III

17.10.1 Teratom im Steißbeinbereich

- 78 % aller extragonadalen Tumoren
- Inzidenz: 1 Neuerkrankung auf 40.000 Neugeborene pro Jahr
- Oft schon beim Fetus per Ultraschall diagnostizierbar
- Verhältnis Jungen zu Mädchen = 1:3
- Gelegentlich mit kongenitalen Missbildungen
- Zu etwa 17 % mit malignen Komponenten (erhöhter AFP- und β-HCG-Wert, meist embryonales Karzinom)
- Frühzeitige komplette Resektion mit Entfernung des Os coccyx
- Heilung in 95 % der Fälle
- *Maligne Form:* zusätzlich Chemotherapie bei höheren Stadien als Stadium I

17.10.2 Intrakranielles Teratom

- Im Bereich von Pinealis oder suprasellär oder kombiniert
- *Symptome:* Sehveränderungen, Diabetes insipidus, Hypopituitarismus, Anorexie, Pubertas praecox
- AFP- und β-HCG-Wert oft erhöht
- *Histologie:* v. a. Germinom, sonst gemischte Form, Chorionkarzinom oder Teratokarzinom
- Gelegentlich Abtropfmetastasen
- *Vorgehen:* Biopsie, Chemotherapie, evtl. Radiotherapie

17.10.3 Mediastinales Teratom

- Vorderes Mediastinum betroffen
- *Mittleres Alter:* 3 Jahre
- *Symptome:* Dyspnoe, Thoraxschmerz, keuchende Atmung, Einflussstauung der V. cava superior
- Meist benigne-dermoidartig; gelegentlich kalkdichte Strukturen im Röntgenbild sichtbar
- *Differenzialdiagnosen:* Thymom, Lymphom, bronchogene Zyste, Lipom, intrathorakale Schilddrüse
- *Therapie:* Operation, eventuell Chemotherapie in Abhängigkeit von der Histologie
- *Prognose:* 4-Jahres-Überleben 71 %
- Wenn maligne Anteile vorhanden sind, ist die Prognose ungünstig, trotz Chemo-/Radiotherapie (30–50 % der Patienten mit Fernmetastasen: Lunge, Knochen, Rückenmark)

Lebertumoren

Paul Imbach

P. Imbach et al. (Hrsg.), *Kompendium Kinderonkologie*,
DOI 10.1007/978-3-662-43485-7_18, © Springer-Verlag Berlin Heidelberg 2014

18.1   Formen

- Hepatoblastom: 43 %
- Hepatozelluläres Karzinom: 23 %
- Sarkome: 6 %
- Gutartige vaskuläre Tumoren (Hämangioendotheliome): 13 %
- Hamartome: 6 %
- Andere, inklusive malignes Mesenchymom: 9 %

18.2   Häufigkeit und Vorkommen

- 1–3 % aller Neoplasien beim Kind
- 1,4 Neuerkrankungen auf 1 Mio. <16-jährige Kinder pro Jahr
- Verhältnis Jungen zu Mädchen = 1,4–2,0:1
- Unterschiedliche Inzidenz weltweit, beispielsweise Ferner Osten > Europa/ USA
- *Zusammenhang mit Hepatitis B in Taiwan:* infolge systematischer Hepatitis-B-Impfung Rückgang der Leberkarzinomhäufigkeit
- *Zusammenhang mit Frühgeburtlichkeit:* Geburtsgewicht indirekt proportional zur Lebertumorhäufigkeit; 15-mal höheres Risiko bei Geburtsgewicht von <1000 g
- *Gehäuftes Vorkommen bei genetisch bedingten Syndromen:* Beckwith-Wiedemann-Syndrom, familiäres polypöses Adenom, Trisomie 18, Glykogenspeicherkrankheit, Tyrosinämie, Agille-Syndrom, Li-Fraumeni-Syndrom, Ataxia teleangiectatica, tuberöse Sklerose, Fanconi-Anämie

18.2.1 Hepatoblastom

- Vorwiegend bei Säuglingen, selten nach dem 3. Lebensjahr
- Entwicklung des Hepatoblastoms bereits intrauterin

18.2.2 Hepatozelluläres Karzinom

- Meist bei >4-jährigen Kindern; vorwiegend bei Adoleszenten
- Histologisch identisch mit Karzinom des Erwachsenen

18.3 Pathologie und Genetik

18.3.1 Makroskopisch

- Große, solitäre Masse; Durchmesser von 2–10 cm
- Vorwiegend im rechten Leberlappen
- Minderzahl mit multinodulärem, ausgedehntem Hepatoblastom (15–30 %)

18.3.2 Mikroskopisch

- *Hepatoblastom:* Unterschiedliche Differenzierung mit drei Mustern:
  - epithelialer Typ mit embryonalem oder fetalem Charakter
  - gemischt epithelial-mesenchymaler Typ, z. T. mit Osteoidbildung
  - viele Varianten mit embryonalen Differenzierungsstufen
- *Hepatozelluläres Karzinom:* Histologie ähnlich wie beim hepatozellulären Karzinom des Erwachsenen
- Karyotyp (Hepatoblastom):
  - vorwiegend Trisomien der Chromosomen 2 und 20 sowie seltener von Chromosom 8
  - Verlust der Heterozygotie (»loss of heterozygosity«, LOH) an Chromosom 1p15 (wie auch bei anderen embryonalen Tumoren, z. B. Nephroblastom oder Rhabdomyosarkom)

18.4 Klinische Manifestation

- Große palpable Masse im Oberbauchbereich oder generalisierte Vergrößerung des Abdomens
- Appetitlosigkeit/Nahrungsverweigerung, Gewichtsverlust
- Schmerzen
- Erbrechen
- Blässe
- Ikterus und Aszites
- Gelegentlich Pubertas praecox bei hepatozellulärem Karzinom
- *Metastasen:* vorwiegend in Lunge, selten in Knochen, Gehirn und Knochenmark

18.5   Labordiagnostik

— Serum-α-Fetoproteinwert bei Hepatoblastom bei 70 % der Patienten, bei
hepatozellulärem Karzinom bei 40 % erhöht, β-HCG-Wert (HCG: humanes
Choriongonadotropin) gelegentlich erhöht; beides sind Parameter für Diagnostik, Therapie und Verlauf
— Bilirubinwert bei etwa 15 % der Kinder mit Hepatoblastom erhöht und bei
etwa 25 % der Kinder mit hepatozellulärem Karzinom
— Oft Anämie, gelegentlich Thrombozytopenie oder Thrombozytose

18.6   Radiologische Diagnostik

— *Ultraschall und Röntgenaufnahme des Abdomens:* vergrößerte Leber mit Ver-
drängung von Magen und Kolon, Zwerchfellhochstand rechts, gelegentlich
Verkalkungen im Tumorgebiet
— *Computer- und Magnetresonanztomografie:* speziell für Ausdehnung und
Bezug zu anderen Organen
— *Leberszintigrafie:* zusätzliche Informationen über Lokalisation des Tumors
und Beurteilung der postoperativen Regeneration der Leber bzw. der
Rezidivmanifestation.

18.7   Differenzialdiagnosen

— Hämangioendotheliom
— Adenom
— Kavernöses Hämangiom
— Malignes Mesenchymom der Leber
— Mesenchymales Hamartom der Leber
— Lebermetastase(n) anderer Tumoren.

18.8   Stadieneinteilung

— Stadien I–IV wie bei anderen soliden Tumoren
— Die PRETEXT(PRETreatmentEXTent)-Stadieneinteilung wurde für primäre
Lebertumoren entwickelt
— Sagt die Resektionsmöglichkeit der Leber voraus und erlaubt prognostische
Aussagen

18.9 Therapie

18.9.1 Chirurgisches Vorgehen

- Initial >50 % der Lebertumoren nicht total resezierbar
- Oft führt präoperative Chemotherapie zu operabler Situation, speziell bei Hepatoblastom
- Komplette Tumorresektion ist für die Heilung notwendig, was oft eine Lobektomie unumgänglich macht
- Regenerationsfähigkeit der Leber bei Säugling und Kleinkind gut

18.9.2 Lebertransplantation

- Bei unvollständiger Resektion des Tumors und ungenügendem Ansprechen auf eine Chemotherapie (▶ Abschn. 18.9.4) ist die Lebertransplantation zu ungefähr 60 % erfolgreich (5-Jahres-Überlebensrate durch partielle Leberlappenspende oder Leberspende post mortem)

18.9.3 Radiotherapie

- Kaum kurativ, selten indiziert

18.9.4 Chemotherapie

- Für initiale Tumorreduktion und nachfolgende Operation oft entscheidend
- *Wirksame Substanzen:* Cisplatin ist die Hauptsubstanz bei Hepatoblastom; auch, vorwiegend bei Hepatoblastomrezidiv angewandte Chemotherapeutika sind: Vincristin, Doxorubicin, 5-Fluorouracil, Etoposid und Irinotecan

18.10 Prognose

- Bei kompletter Tumorentfernung mit/ohne Chemotherapie (▶ Abschn. 18.9.4) Langzeitüberleben 65 %der Kinder mit Hepatoblastom und 40–60 % der Kinder mit hepatozellulärem Karzinom
- Einige Patienten können mit kompletter Resektion geheilt werden

- Prognose abhängig von:
    - *Tumorstadium:* zwei Drittel der Kinder mit Hepatoblastom zeigen initial Hochrisikostadium III oder IV
    - Stadien mit Metastasen haben eine Überlebensrate von 56–74 %
- Die seltene Unterform mit exklusiv fetalem Hepatoblastom und möglicher primärer Totalresektion hat auch ohne Chemotherapie eine günstige Prognose

18

Seltene Tumoren

Thomas Kühne

P. Imbach et al. (Hrsg.), *Kompendium Kinderonkologie*,
DOI 10.1007/978-3-662-43485-7_19, © Springer-Verlag Berlin Heidelberg 2014

19.1   Einführung

19.1.1 Epidemiologie und Definition

- Maligne Tumoren im Kindesalter sind selten: nur 0,5 % aller Tumoren sind pädiatrische Tumoren
- Inzidenz des häufigsten pädiatrischen Malignoms: ungefähr 3 Neuerkrankungen pro 100.000 Kinder <15 Jahre
- Das so geringe Vorkommen dieser seltenen pädiatrischen Tumoren macht eine Studie aus einem einzigen Zentrum praktisch unmöglich
- In diesem Kapitel werden die seltenen Tumoren innerhalb der pädiatrischen Tumoren diskutiert; weil alle pädiatrischen Tumoren selten sind, ist »Seltenheit« innerhalb der Gruppe pädiatrischer Tumoren schwierig zu definieren. Es gibt verschiedene Definitionen:
    - »Orphan disease«: Synonym seltener Krankheiten; internationale Konsensusgruppe definierte seltene Tumoren bei Erwachsenen mit der Inzidenz von <6 pro 100.000 Patienten pro Jahr
    - International Classification of Childhood Cancer (ICCC-3) for childhood rare cancer [Steliarova-Foucher et al (2005)]: jährliche Inzidenz <1 pro 1 Mio Kinder
- Für Kinder mit seltenen Tumoren gibt es oft keine Behandlungsprotokolle oder -richtlinien, es existieren allerdings Beispiele für effiziente internationale Zusammenarbeit
- Auf diese schlecht definierte Gruppe von seltenen pädiatrischen Tumorkrankheiten soll aufmerksam gemacht werden, auch wenn sie in einem Zentrum häufig weniger als einmal pro Jahr gesehen werden.
- Diskussion von Diagnose, Therapie und Nachsorge von sechs ausgewählten seltenen Tumoren

19.1.2 Klassifikation

- Es gibt keine allgemein gültige Klassifikation seltener pädiatrischer Tumoren
- Die Klassifikation richtet sich nach Epidemiologie, Tumorlokalisation, Prognose, Histologie, vorhandene Informationen und andere Faktoren

19.1.3 **Probleme**

- Kleine Patientenzahl und breites Diagnosespektrum
- Epidemiologie seltener Tumoren ist oft nicht bekannt und deren Inzidenz beruht entsprechend auf Schätzungen
- In der Regel sind seltene Tumoren epidemiologisch, biologisch und klinisch wenig untersucht
- Internationale wissenschaftliche Aktivitäten sind oft komplex, arbeitsintensiv, teuer und bergen das Risiko, dass ein geringer Nutzen für Patienten und Forscher resultiert
- Schwierigkeiten bei evidenzbasierten Krankheitsdefinitionen und Risikostratifikationen bezüglich Therapieansprechen und Prognose
- Schwierigkeiten klinische Studien mit innovativen Methoden zu entwickeln
- Die in diesem Kapitel diskutierten seltenen Tumoren wurden willkürlich ausgewählt. Ihre Auswahl widerspiegelt persönliche Erfahrungen und Interesse des Autors. Das Kapitel erhebt also keine Ansprüche auf Vollständigkeit

19.2 **Haut und subkutanes Gewebe**

Kutanes Melanom, Hautkarzinom, Dermatofibrosarkoma protuberans, angiomatoides fibröses Histiozytom, plexiformer fibrohistiozytärer Tumor, vaskuläre Tumoren

19.2.1 **Kutanes Melanom**

Pathologie

- Die Schwierigkeiten betreffen die Seltenheit dieses Tumors bei Kindern, Eigenschaften von Kindern, die bei Erwachsenen fehlen
- Differenzierung von proliferierenden Knötchen bei angeborenen Naevi vom Melanom, als melanozytär oder als Tumoren mit unbekanntem metastatischen Potenzial (MELTUP) beschriebene Hautveränderungen
- Fünf Haupttypen des Melanoms der Erwachsenen können auch bei Kindern auftreten:
  - oberflächlich sich ausbreitendes Melanom
  - noduläres Melanom
  - Lentigo-maligna-Melanom
  - akral lentiginöses Melanom
  - lentiginöses Melanom der Schleimhaut
- Im Kindesalter bestehen die Herde der Haut aus epitheloiden Zellen und Spindelzellen mit spitzoiden Eigenschaften

- Melanomverdacht bei:
  - Hautläsion >7 mm
  - asymmetrischer Befund
  - unscharfe Ränder
  - Ulzerationen
  - pleomorphes Bild
  - expansives Wachstum
  - Mitosen:
    - hohe Zahl
    - tiefen Hautschichten
    - atypische
    - keine Zellreifung
  - Gefäßinfiltration
  - perineurale Diffusion
  - Pruritus

Ätiologie und Risikofaktoren

- Die bei den Erwachsenen bekannten Risikofaktoren können auch beim Kind vorhanden sein:
  - heller Hauttyp
  - Sommersprossen
  - erhöhte Anzahl an melanozytärer Naevi (Muttermale) u. a.
- Für malignes Melanom prädisponierende Krankheiten:
  - Xeroderma pigmentosum
  - Retinoblastom
  - Werner-Syndrom
  - transplazentäre erworbene Malignome (kongenitales Melanom)
  - mittelgroße kongenitale Naevi
  - angeborene melanozytäre Riesennaevi
- Angeborene und medikamentös induzierte Immunsuppression
- Genetische Faktoren:
  - Familienanamnese
  - BRAF-Onkogenaktivierung
  - Keimbahnmutationen
  - Verlust von CDKN2A-Gen und anderen)
- Umweltfaktoren:
  - UV-Strahlenexposition (vor allem Sonnenbrand im frühen Kindesalter)
  - Hauttyp
  - Lebensraum (erhöhte Inzidenz von Melanomen im Kindesalter in Queensland, Australien) u. a.

19

Klinische Präsentation

- Schmerzlose peripher vergrößerte, relativ flache und komplex verfärbte primäre Hautläsion
- Radiale schmerzlose Wachstumsphase mit niedrigem Metastasierungspotenzial
- Vertikale Wachstumsphase mit Metastasierung in tiefere Hautschichten
- Typische Symptome:
  - Vergrößerung präexistierender Muttermale
  - Blutungen
  - Pruritus
  - Farbänderungen
  - palpable subkutane Masse
  - Lymphadenopathie

Diagnose

- Oft verzögerte Diagnosen oder Fehldiagnosen
- Keine Leitlinien für Kinder
- Biopsie der klinisch verdächtigen Hautbefunde, die sich oft schnell verändern und eine atypische Morphologie aufweisen
- Melanome mit dicken Läsionen und bei individueller Situation:
  - Computertomografie des Thorax und eventuell des Abdomens
  - Sonografie
  - Skelettszintigrafie
  - Positronenemissionstomografie

Stadieneinteilung

- Stadieneinteilung entsprechend TNM-Klassifikation
- Kriterien für »staging«:
  - Dicke des Primärtumors
  - Ulzeration
  - Mitoserate
  - Anzahl involvierter Lymphknoten
  - mikroskopische Herde
  - Metastasenlokalisation

Therapie

- Es sind dieselben Behandlungsrichtlinien empfohlen wie bei Erwachsenen
- Standardtherapie ist die chirurgische Tumorentfernung; Sicherheitsabstände entsprechend der Tumorgröße sollten wie bei Erwachsenen eingehalten werden
- Sentinel-Lymphknoten (Wächter-Lymphknoten) Untersuchungen bei dickeren Läsionen

- Geringe Erfahrungen mit medikamentöser Therapie; α-Interferon, Dacarbazin
- Bei Erwachsenen vielversprechende Resultate mit BRAF-Inhibitoren (Vemurafenib) und Ipilimumab

Prognose
- Gute Prognose bei lokalisierten und schlechte Prognose bei metastasierenden Melanomen

19.3 Thorax

Pleuropulmonales Blastom (PPB), Pleuramesotheliom, Thymom und Thymuskarzinom, bronchiales Karzinoid und Karzinom, Mammakarzinom

19.3.1 Pleuropulmonales Blastom

Ätiologie
- Ist ein Marker für familiäre dysplastische und neoplastische Krankheiten innerhalb der PPB-Tumorfamilie und Dysplasie Syndrome (PPB-FTDS)
- Oft wird eine Mutation im DICER1 Gen gefunden. Bei einigen Patienten wurde eine p53 Mutation und eine MYC Amplifikation gefunden

Pathologie und Pathogenese
- Beim PPB handelt es sich um ein malignes Sarkom der Lunge und der Pleura. Hat seinen Ursprung wahrscheinlich aus primitivem pleuropulmonalem Mesenchym
- PPB-Typen:
  - Typ I: zystisch luftgefüllter Tumor des peripheren Lungenparenchyms oder der viszeralen Pleura
  - Typ Ir: entspricht Typ I mit Regression und stellt keinen malignen Tumor dar; seltene Variante des PPB und kommt in der Regel bei Verwandten von Patienten mit PPB vor
  - Typ II: zystisch und solid; zystische Anteile sind mit Typ-I-PPB morphologisch identisch, solide Anteile bestehen aus einem aggressiven gemischten Sarkom. Typ-II-PPB wird oft im peripheren Lungenparenchym oder in der viszeralen Pleura gefunden
  - Typ III: komplett solides aggressives und gemischtes Sarkom; erscheint im Lungenparenchym, in der viszeralen und in der parietalen Pleura
- Progression (und Regression; s. Typ Ir) von Typ I in II oder III sind möglich

19

Klinische Präsentation

— Erscheint bei Kindern, die jünger als 6 Jahre alt sind
— Klinische Manifestation in Abhängigkeit vom Typ:
  — Typ I:
    – frühes Stadium der Tumorgenese, Diagnostik eventuell im pränatalen Ultraschall
    – erscheint typischerweise im Säuglingsalter
    – wird auch als kongenitale Missbildung der Luftwege betrachtet
    – Zysten sind oft flüssigkeitsgefüllt oder infiziert
    – große Zysten können respiratorische Probleme und Pneumothorax verursachen
    – ggf. Zufallsbefund bei Thorax-Röntgen
  — Typ II:
    – Kinder im Alter von 1–3 Jahre
    – oft Husten und Dyspnoe
  — Typ III
    – oft ist ganzer Hemithorax mit Tumorgewebe ausgefüllt
    – häufig Pneumonie als Fehldiagnose eines Typ-II- oder -III-PPB
    – kann Lungenembolien durch Tumorinvasion in Arterien und Venen verursachen
— Unspezifische Symptome: Dyspnoe, Husten, Fieber, Schwäche, Brust- und Bauchschmerzen, Lungenentzündungen, Pneumothorax, Appetitlosigkeit und Gewichtsabnahme
— Ungefähr 60 % der PPB befinden sich auf der rechten Thoraxseite
— Typ-II- und -III-PPB können Hirnmetastasen verursachen
— Weitere Metastasen in Pleuraraum, Lungenparenchym, Knochen, Leber und selten im Knochenmark; Hirnmetastasen können auch ohne (erwarteten) Primärtumor gefunden werden

Diagnose und Differenzialdiagnose

— Histologie
— Thorax-Computertomografie, -Magnetresonanztomografie
— Dieselben diagnostischen Untersuchungsmethoden sollten auch für das Therapieansprechen verwendet werden
— Metastasensuche:
  — Magnetresonanztomografie des Schädels zum Ausschluss von Hirnmetastasen
  — Skelettszintigrafie
  — anschließend konventionelles Röntgen oder Computertomografie der verdächtigen Herde im Skelettszintigramm (»hot spots«)
  — Sonografie des Abdomens (Leber), ggf. auch Computertomografie und Magnetresonanztomografie

- Genetische Analysen
- Differenzialdiagnosen:
  - Pneumonie
  - benigne Lungenkrankheiten
  - Neuroblastom, Non-Hodgkin-Lymphom
  - Ewing-Sarkom (Askin-Tumor)
    Rhabdomyosarkom
  - Keimzelltumoren
  - Schilddrüsenkarzinom u. a.

Therapie

- Komplette chirurgische Tumorresektion mit Lobektomie oder Pneumonektomie, falls möglich
- Chemotherapie kann als neoadjuvante Therapie verabreicht werden, falls komplette Tumorresektion nicht möglich ist, mit nachfolgender adjuvanter Chemotherapie (bei Sarkomen eingesetzte Medikamente: beispielsweise Ifosfamid, Vincristin, Dactinomycin, Doxorubicin, Cisplatin und Cyclophosphamid)
- Strahlentherapie ist umstritten

Prognose

- Komplette Tumorresektion ist wichtigster prognostischer Faktor
- Hohe Inzidenz von Rezidiven nach alleiniger Chirurgie; selbst Patienten mit Typ-I-PPB erhalten eine adjuvante Chemotherapie
- Wichtig bei Nachsorge bei Typ-II- und -III-PPB: Berücksichtigung des erhöhten Hirnmetastasenrisikos
- Schlechte PPB-Prognose, allerdings könnte eine konsequente Anwendung des internationalen Protokolls (www.ppbregistry.org) mit einer Verbesserung einhergehen

19.4   Kopf und Schulter

Tumoren der Speicheldrüsen, odontogen Tumoren, Nasopharynxkarzinom (NPC), endokrine Tumoren (Schilddrüsenkarzinom)

19.4.1 Nasopharynxkarzinom

Ätiologie

- Umweltfaktoren, beispielsweise Verzehr von gesalzenem Fisch und Fleisch (flüchtige Nitrosamine in gekochtem Zustand)
- Allele der humanen Leukozytenantigene (HLA)

Klinische Präsentation

- Zweigipflige Altersverteilung mit einem ersten Gipfel im Teenageralter
- Medianes Alter bei Diagnosestellung: 13 Jahre
- Weiterer Anstieg in der vierten Lebensdekade und später
- Männer sind häufiger betroffen als Frauen
- Symptome werden durch oft schmerzlose Tumormassen im oberen Halsbereich und zervikaler Lymphadenopathie verursacht
- Raumfordernde Massen können Nasenbluten und verstopfte Nase verursachen, aber auch Hörstörungen und Tinnitus, sowie Hirnnervenlähmungen (oft Nn. trigeminus und abducens)
- Kopfschmerzen, Doppelbilder, Gesichtsschmerzen und Taubheitsgefühl
- Nasopharynxkarzinome werden angesichts unspezifischer Symptome häufig erst in fortgeschrittenem Tumorstadium diagnostiziert
- Oft führen Hörstörungen und rhinologische Symptome (Nasenbluten, verstopfte Nase) zur Diagnosestellung

Diagnose und Differenzialdiagnose

- Histologie
- Sonografie, Computertomografie und Magnetresonanztomografie, Positronenemissionstomografie
- EBV-Diagnostik
- Differenzialdiagnose: Rhabdomyosarkom, Non-Hodgkin-Lymphom, Angiofibrom, Esthesioneuroblastom

Stadieneinteilung

- Gemäß TNM-Klassifikation

Pathologie und Pathogenese

- WHO-Klassifikation [Krüger (1981)]:
  - Typ I: keratinisierendes Plattenepithelkarzinom
  - Typ II: nichtkeratinisierendes epidermoides Karzinom
    - a ohne
    - b mit Lymphknoteninfiltration
  - Typ III: undifferenziertes Karzinom (Lymphoepitheliom)
    - a ohne
    - b mit Lymphknoteninfiltration
- Häufiger Tumor in Südostasien, sonst sehr selten
- Asien und mediterraner Raum: in der Regel Tumortypen II und III, endemisch und mit Umwelt- und genetischen Faktoren assoziiert
- Westliche Hemisphäre: in der Regel Tumortyp I, sporadisch und mit Alkohol und Rauchen assoziiert

- Epstein-Barr-Virus (EBV) wird sowohl bei hoher als auch niedriger Inzidenz gefunden.
- EBV-Infektionen ereignen sich offenbar während früher Tumorpathogenese
- EBV-DNA-Kopien können vor und nach der Behandlung als prognostischer Faktor dienen

Therapie

- Strahlentherapie ist Standardtherapie; T1- und T2-Tumoren können mit Strahlentherapie allein behandelt werden
- Chemotherapie:
  - NPC sind zytostatikasensibel
  - bei Kindern mit fortgeschrittener Erkrankung indiziert, auch als neo-adjuvante Chemotherapie
  - am häufigsten angewendete Medikamente: Cisplatin, Methotrexat und 5-Fluorouracil
  - Interferon wurde in kleinen Studien erfolgreich versucht
- Gezielte Therapie gegen EBV ist erfolgversprechend

Prognose

- TNM-Stadium korreliert mit klinischem Ausgang
- Häufig lymphatische, aber auch hämatogene Metastasierung
- Metastasen erscheinen früh und stellen wichtigsten lebensbedrohlichen Faktor dar

19.5   Gastrointestinaltrakt

Neuroendokrine Tumoren der Appendix, gastrointestinaler Stromatumor, Lebertumoren, Pankreastumoren, Tumoren von Ösophagus und Magen, intestinale Karzinome, peritoneales Mesotheliom

19.5.1 Kolorektalkarzinom

Ätiologie

- Ungefähr ein Drittel der Kinder weist vermutlich eine vererbte Ursache auf, allerdings finden sich bei den meisten Patienten keine spezifische Genmutationen
- Bekannte prädisponierende Syndrome für das Kolorektalkarzinom (CRC):
  - Peutz-Jeghers-Syndrom
  - familiäre juvenile Polypose

- hereditäres gemischtes Polypose-Syndrom
- hereditäres Non-Polypose-Kolonkarzinom
- familiäre adenomatöse Polypose

Pathologie und Pathogenese

- Maligner Tumor des Drüsen- und Schleimhautepithels
- Dritthäufigstes Malignom des Erwachsenen, jedoch sehr selten bei Kindern
- Verglichen mit Erwachsenen haben Kinder häufiger geringdifferenzierte Tumoren

Klinische Präsentation

- Bei Kindern oft fortgeschrittene Erkrankung
- Kann a- oder oligosymptomatisch sein
- Bauchschmerzen, Verstopfung, Durchfall, Kaliberwechsel des Stuhls (Tumoren von Rektum und Sigmoid) Teerstühle, rektale Blutung, Anämie, Appetitlosigkeit und Gewichtsverlust
- Tumoren von Zoekum und Colon descendens können bereits sehr groß sein bevor sie symptomatisch werden

Diagnose und Differenzialdiagnosen

- Stuhluntersuchung auf okkultes Blut
- Blutbild (Anämie, Mangelernährung)
- Bei Kindern besteht wenig Erfahrung mit Tumormarkern (Carcinoembryonales Antigen: CA 19-9, CA 242, Interleukin 6)
- Fiberoptische Untersuchung des ganzen Dickdarms (Koloskopie)
- Bildgebung: Abdominelle Sonografie, Computertomografie und Positronenemisionstomografie (Metastasensuche)
- Differenzialdiagnosen:
  - benigne Ätiologien:
    - Appendizitis
    - Gastroenteritis und deren Komplikationen
  - gastrointestinaler Stromatumor (GIST)
  - gastrointestinale autonome Nerventumore (GANT)
  - neuroendokrine Tumore
  - Leiomyosarkom
  - Non-Hodgkin Lymphom
  - malignes fibröses Histiozytom
  - Metastasen anderer Tumore

Stadieneinteilung

- Gemäß TNM-Klassifikation

Therapie

- Die Seltenheit dieses Malignoms ermöglicht kein Studium der Erkrankung ausschließlich bei Kindern; es gelten dieselben Therapieempfehlungen wie bei Erwachsenen
- Therapie nach Tumorstadium und Histopathologie
- Für alle lokalisierten Tumoren ist die chirurgische Tumorentfernung Therapie erster Wahl
- Postoperative Strahlentherapie ist für rektales Karzinom (kombiniert mit 5-Fluorouracil) empfohlen
- Adjuvante Chemotherapie bei fortgeschrittener Erkrankung (5-Fluorouracil, Leukovorin, Oxaliplatin oder 5-Fluorouracil, Leukovorin und Irinotekan)

19.6 Peripheres Nervensystem

Phäochromozytom, extraadrenales Paragangliom, adrenokortikaler Tumor (ATC), Medulloepitheliom, Chordom

19.6.1 Adrenokortikaler Tumor

Pathologie und Pathogenese

- Bei Kindern ist die Unterscheidung in gut- (Adenom) und bösartige Tumoren (Karzinom) manchmal schwierig; benigne und maligne Tumoren scheinen Punkte ein und derselben Zelltransformationsentwicklung darzustellen
- Unklare Tumorgenese: wahrscheinlich mehrere durch Hormone beeinflusste biologische Prozesse, welche Differenzierung und Proliferation von Gewebe involvieren; »insulin-like growth factor« in den Krankheitsprozess involviert
- Inzidenz bei Kindern mit Beckwith-Wiedemann-Syndrom, Hemihypertrophie und angeborene Nebennierenhyperplasie erhöht

Klinische Präsentation

- Erscheint in früher Kindheit mit einem medianen Alter von 3–4 Jahre, manchmal erst in der Adoleszenz
- Verhältnis Jungen zu Mädchen = 1:1,6
- Abdominale Tumormasse
- Oft mit endokrinen Symptomen assoziiert:
  - Virilisierung
  - Cushing-Syndrom
  - arterielle Hypertonie mit hypertensiven Krisen inkl. Krampfereignis

- Conn-Syndrom (arterielle Hypertonie, Hypokaliämie und Pseudoparalysen)
- Ruptur der Tumorkapsel mit Tumorzellaussaat ist häufig, weshalb auf Feinnadelaspiration verzichtet werden muss (**Cave:** spontane Ruptur mit akutem Abdomen)
- Lymphknotenbeteiligung bei ungefähr einem Drittel aller Kinder

Diagnose und Differenzialdiagnose

- Körperuntersuchung hinsichtlich: Virilisierung, Cushing-Syndrom, arterieller Hypertonie, Beckwith-Wiedemann-Syndrom, maligner endokriner Neoplasiesyndrom Typ I (MEN 1)
- Labor: Hormone der Nebennieren
- Bildgebung: abdominelle Sonografie, Computertomografie und Magnetresonanztomografie, (beachte: Tumorthromben in adrenalen Venen und V. cava inferior)
- Metastasen: Computertomografie Thorax, Positronenemissionstomografie
- Differenzialdiagnosen:
  - Nebennierenhormone produzierende Erkrankung
  - ACTH-unabhängige makronoduläre adrenale Hyperplasie (AIMAH)
  - MEN 1
  - primär pigmentierte noduläre adrenokortikale Erkrankung (PPNAD)

Stadieneinteilung

- Stadien I–IV [Sandrini (1997)]

Therapie

- Wenn möglich komplette chirurgische Resektion des Primärtumors und aller Metastasen
- Mitotan- und Cisplatin-basierte Therapie bei fortgeschrittener Erkrankung
- COG-Protokoll (ARAR0332) mit Chirurgie, Mitotan, Cisplatin, Etoposid und Doxorubicin gemäß Stadien I–IV
- Strahlentherapie ist von untergeordneter Bedeutung

Prognose

- Zum Zeitpunkt der Diagnose haben zwei Drittel der Kinder eine lokalisierte Erkrankung mit der Möglichkeit, eine komplette Tumorresektion zu erreichen; ein Drittel zeigt einen inoperablem Tumor und/oder Metastasen

19.7   Ableitende Harnwege

Rhabdoidtumor (RTK), Nierenzellkarzinom, Klarzellsarkom der Nieren, renaler primitiver neuroektodermaler Tumor, anaplastisches Nierensarkom, renales medulläres Karzinom

19.7.1 Rhabdoidtumor der Nieren

Ätiologie

- Mutationen oder Verlust (Chromosom 22q11) des SMARCB1-Tumorsuppressorgens als wichtige Voraussetzung der Tumorgenese
- Keimbahnmutationen wurden berichtet

Pathologie und Pathogenese

- Kann in verschiedenen anatomischen Regionen vorkommen: zentrales Nervensystem, Nieren, Weichteile
- Rhabdoidzellen:
  - exzentrischer Kern und prominente Nukleolen
  - reichlich Zytoplasma mit eosinophilen Einschlusskörperchen und deutlichen Zellmembranen
  - Ausschüttung von: Vimentin, epithelialen Membranantigenen und Zytokeratinen, seltener Aktin der glatten Muskulatur
- INI1-Protein-Verlust bestätigt Diagnose

Klinische Präsentation

- Sehr aggressives Malignom
- Erscheint im Säuglings- und Kleinkindesalter
- Frühe Metastasen
- Sehr schlechte Prognose

Therapie

- Erstbeschreibung im Jahr 1981 [Haas (1981)]
- Behandlung von Rhabdoidtumoren in der Regel mit Protokollen von Weichteilsarkomen, Hirntumoren und Nierentumoren, obwohl sie sich von denen stark unterscheiden
- Europäisches Rhabdoid-Register (EU-RHAB):
  - prospektive Erforschung dieser Erkrankung
  - Ausarbeitung einer standardisierten Behandlungsempfehlung (bisherige Erfahrung und Meinung von Experten)
  - Planung künftiger Studien

19.8 Informationen

19.8.1 Allgemeine Bemerkungen zu Tumorregistern

- Register sind innovative Instrumente, um oben erwähnte Schwierigkeiten zu überwinden (seltene Krankheiten, internationale Zusammenarbeit, Kosten)
- Register, die die Erforschung seltener Tumoren zum Ziel haben:
  - Pleuropulmonary Blastoma Registry (www.ppbregistry.org)
  - Pediatric adrenocortical carcinoma Registry (www.stjude.org/ipactr)
  - Prepubertal Testis Tumor Registry [Ross (2004)]
  - NUT Midline Carcinoma Registry [French (2010)]
  - European Rhabdoid Registry (EU-RHAB; www.kinderkrebsinfo.de/sites/kinderkrebsinfo/content/e1676/e9032/e1758/e83294/download84621/EURHAB101115_B_ger.pdf)

19.8.2 Ausgewählte Arbeitsgruppen

- Seltene Tumoren der Children's Oncology Group (COG) [Rodriguez-Galindo (2013)]
- European Cooperative Study Group for Paediatric Rare Tumors (EXPeRT Initiative) [Bisogno (2012)]
- Deutsche Gesellschaft für Pädiatrische Onkologie und Hämatologie (GPOH) [Brecht (2009)]
- Italienisches Projekt für seltene pädiatrische Tumoren: Rare tumors in pediatric age (TREP) [Ferrari (2009)]
- Französische Gruppe für seltene pädiatrische Tumoren der Société Française des Cancer de l'Enfant et de l'Adolescent (SFCE)
- Polnische Paediatric Rare Tumours Study Group

19.8.3 Internetquellen

- International Society of Paediatric Oncology (SIOP) (www.siop-online.org)
- Children's Oncology Group (U.S.) (www.childrensoncologygroup.org)
- Children's Cancer and Leukaemia Group (U.K.) (www.cclg.org.uk)
- Society for Paediatric Oncology and Haematology (Germany) (www.kinderkrebsinfo.de)

- Rare Tumors in Pediatric Age (Italy) (Tumori Rari in Età Pediatrica, TREP Project) (www.trepproject.org)
- Société Française de Lutte contre les Cancers et Leucémies de l'Enfant et de l'Adolescence (France) (http://sfce1.sfpediatrie.com)

Literatur

Bisogno G et al (2012) Rare cancers in children – The EXPeRT initiative: A report from the European Cooperative Study Group on Pediatric Rare Tumors. Klin Padiatr 224:416–420

Brecht IB et al (2009) Networking for children and adolescents with very rare tumors: Foundation of the GPOH pediatric rare tumor group. Klin Padiatr 221:181–185

Ferrari A (2009) The challenge of very rare pediatric tumors: the Italian TREP project. Educational Book, American Society of clinical Oncology Annual Meeting:620-624

French CA (2010) NUT midline carcinoma. Cancer Genet Cytogenet 203:16–20

Haas JE, Palmer NF, Weinberg AG et al (1981) Ultrastructure of malignant rhabdoid tumor of the kidney. Hum Pathol 12:646–657

Krueger GRF, Wustrow J (1981) Current histological classification of nasopharyngeal carcinoma (NPC) at Cologne University. In: Grundmann E, Krueger GRF, Ablashi DV (Hrsg) Nasopharyngeal carcinoma. Vol 5. Gustav Fischer Verlag Stuttgart:11–15

Pappo AS, Rodriguez-Galindo C, Furman WL (2011) Management of infrequent cancers of childhood. In: Pizzo AP, Poplack DG, Principles and practice of pediatric oncology. 6th edition, Lippincott Williams & Wilkins:1098–1123

Pashankar FD et al (2012) Development of a therapeutic approach to rare cancers in children: The children's Oncology Group Experience. J Pediatr Hematol Oncol;34 (Suppl 2):S37–S79

Rodriguez-Galindo C et al (2013) Children's Oncology Group's 2013 blueprint for research: rare tumors. Pediatr Blood Cancer 60:1016–1021

Ross JH, Kay R (2004) Prepubertal testis tumors. Rev Urol 6:11–18

Sandrini R, Ribeiro RC, De Lacerda L (1997) Childhood adrenocortical tumors. J Clin Endocrinol Metab 82:2027–2031

Schneider DT et al (2012) Rare tumors in children and adolescents. Springer Heidelberg, Berlin, New York

Steliarova-Foucher E, Stiller C, Lacour B et al (2005) International Classification of Childhood Cancer. Third edition. Cancer 103:1457–1467

19

Kinderonkologische Notfälle

Thomas Kühne

P. Imbach et al. (Hrsg.), *Kompendium Kinderonkologie*,

DOI 10.1007/978-3-662-43485-7_20, © Springer-Verlag Berlin Heidelberg 2014

20.1 Tumorlysesyndrom und Hyperleukozytose

20.1.1 Allgemeines

- Spontaner oder durch Zytostatika ausgelöster Zellzerfall → Hyperkaliämie, Hyperurikämie, Hyperphosphatämie, Hypokalzämie
- Kommt v. a. bei Tumoren mit hoher Proliferationsrate vor:
    - Burkitt-Lymphom
    - T-Zell-ALL und Non-Hodgkin-Lymphom
- Seltener bei Vorläufer-B-Zell-ALL, AML und Neuroblastom, Stadium IVS

20.1.2 Diagnostik

- Symptome: Symptomatik der Hyperkaliämie (▶ Abschn. 20.2), evtl. Hypokalzämie (▶ Abschn. 20.1.3)
- Labor: Blutgasanalyse; Blutbild, inklusive Differenzierung der Leukozyten; Konzentrationsbestimmungen von Natrium, Kalium, Kalzium, Magnesium, Harnstoff, Kreatinin, Phosphat, Harnsäure
- Andere diagnostische Maßnahmen in Abhängigkeit von der Verdachtsdiagnose
- Überwachung: regelmäßig Puls und Blutdruck sowie Respirationsrate und Temperatur; EKG und Gewichtsmessung
- Fortlaufende Flüssigkeitsbilanz: Urinausfuhr alle 4 h; falls Ausfuhr < 60 % der Einfuhr: Furosemid (0,5–1,0 mg/kgKG i. v.)
- Urin-pH-Wert nach jeder Miktion – Richtwert: 6,5–7,5
- Regelmäßige Laboruntersuchungen alle 2–4 h

20.1.3 Therapie

- Keine Kalium- und keine Kalziumzufuhr, außer bei hypokalzämischer Prätetanie/Tetanie (Klinisches Bild: Chvostek-Zeichen, Trousseau-Zeichen)
- Venöser Zugang: wenn möglich zentralvenös, sonst periphervenös
- Hyperhydrierung (3–5 l/m^2 KO)
- Urinalkalisierung; Urin-pH Richtwert: 6,5–7,5 (Beginn mit 50 ml Natriumbikarbonat 8,4 %, d. h. 50 mEq/l Flüssigkeit)
- Allopurinol (400 mg/m^2 KO/d oder 10–20 mg/kgKG/d per os oder i. v. in 3–4 Einzeldosen; maximale Dosis: 400 mg/d) oder rekombinantes Uratoxidaseenzym (0,20 mg/kgKG/d, einmal täglich als intravenöse Infusion über 30 min)
- Indikation zur Hämodialyse in Absprache mit der Nephrologie

20.2 Hyperkaliämie

20.2.1 Allgemeines

- In der Onkologie oft Folge eines Tumorlysesyndroms (▶ Abschn. 20.1.1)
- Andere Ursachen: Niereninsuffizienz, zu hohe Einfuhr (alimentär, Behandlungsfehler, Transfusion »alter« Blutkonserven), Hämolyse, Medikamente (z. B. Kortikosteroide, Digitalisintoxikation, kaliumsparende Diuretika wie Spironolakton)
- Zusammenarbeit mit Nephrologie und Intensivmedizin erforderlich

20.2.2 Diagnostik

- Symptome: neuromuskuläre und kardiale Symptome – Herzrhythmusstörungen bis Kammerflimmern und Herzstillstand, neuromuskuläre Schwäche, Parästhesien, aszendierende Paralyse
- EKG: hohes, spitzes T, QT-Verkürzung, PR-Verlängerung, QRS-Verbreiterung, P-Abflachung
- Labor: Konzentrationen von Natrium, Kalium (Normwert: 3,5–5,5 mmol/l), Harnstoff, Kreatinin; andere Untersuchungen in Abhängigkeit von der Hyperkaliämie

20.2.3 Therapie

- Keine Kaliumzufuhr; wenn Kaliumwert >6,5 mmol/l – »Hausmeinungen« beachten, oft variierend!
- Kalziumglukonat (0,5–1 ml einer 10-%igen Lösung/kgKG über 10 min, verabreicht unter EKG-Kontrolle) und Natriumbikarbonat (2 mmol/kgKG i. v. über 5–10 min) und/oder Glukose (0,5–1,0 g/kgKG) und Insulin (0,3 E/g Glukose über 30 min i. v.; Komplikation: Hypoglykämie)
- Resonium (0,5–1 g/kgKG/d, rektal und evtl. per os) oder Sorbisterit-Kalzium (1 g/kgKG/d, rektal und evtl. per os – falls möglich – im Verhältnis 1:1)
- Zusammen mit Nephrologie Peritoneal- oder Hämodialyse erwägen

20.3 Hyperkalzämie

20.3.1 Allgemeines

Selten bei Kindern mit malignen Tumoren, v. a. bei ALL, Non-Hodgkin-Lymphom, Skelettmetastasen (z. B. bei Non-Hodgkin-Lymphom), Ewing-Sarkom, Rhabdomyosarkom, Neuroblastom

20.3.2 Diagnostik

- Symptome: Anorexie, Übelkeit, Erbrechen, Polyurie, Diarrhö, nachfolgend Dehydratation; weitere Symptome sind Polydipsie, Obstipation, Ileus, Bradykardie, Arrhythmie, Apathie, Depression, Müdigkeit, Stupor, Koma
- Pathophysiologie der »onkologischen« Hyperkalzämie: humoral, osteolytisch und Vitamin-D-vermittelt
- Serumkalziumwert beeinflussende Faktoren: Thiaziddiuretika, Antazida mit Kalziumkarbonat, Lithium, Hypervitaminosen A oder D, Nierenkrankheiten, Nebenniereninsuffizienz, Frakturen, Immobilisierung, orale Kontrazeptiva
- Labor: Serumkalziumwert und Konzentration des ionisierten Kalziums; Konzentration von Magnesium, Phosphat, Natrium, Kalium, Gesamtprotein, Albumin, alkalischer Phosphatase, Harnstoff, Kreatinin; Urin (Portion): Kalzium, Kreatinin, Phosphor (Kalzium-/Kreatinin- und Phosphatrückresorption berechnen!)
- Bildgebung: Sonografie der Nieren zum Ausschluss von Nephrokalzinose und -lithiasis

20.3.3 Therapie

- Hyperkalzämie (>3,5 mmol/l) erfordert sofortige Therapie
- Infusion mit NaCl 0,9 % (10–20 ml/kgKG/h für 1–4 h) und Furosemid (1–2 mg/kgKG i. v. alle 2–6 h)
- Überwachung: Serumnatrium- und -kaliumwert, Natrium- und Kaliumausscheidung sowie Urinmenge regelmäßig messen und evtl. ersetzen (Dehydratation)
- Evtl. Glukokortikoide, z. B. Prednison (2 mg/kgKG/d per os)
- Evtl. Kalzitonin (2–4 IU/kgKG alle 6–12 h; Wirkung innerhalb von Stunden)
- Evtl. Mithramycin i. v. (25 µg/kgKG)
- Bei Erwachsenen Bisphosphonate – bei Kindern erst wenige Daten vorhanden

— Bei lebensbedrohlicher Hyperkalzämie in Absprache mit Nephrologie Hämodialyse erwägen

20.4   Atemwegskompression

20.4.1 Allgemeines

— Sofortige Diagnostik und Einbeziehen der Intensivmedizin/Anästhesie und Onkologie
— Differenzialdiagnose maligner Ursachen: Non-Hodgkin-Lymphom, Neuroblastom, Hodgkin-Lymphom; selten Keimzelltumor, Ewing-Sarkom, Rhabdomyosarkom, unspezifische maligne Tumoren, Thymom u. a.

20.4.2 Diagnostik

— Symptome: Husten, Heiserkeit, Stridor, Dyspnoe, Orthopnoe, Thoraxschmerzen, Ängstlichkeit, Kopfschmerzen, Synkope u. a.
— Labor: Blutgasanalyse; Blutbild, inklusive Differenzierung der Leukozyten; Spiegel von Natrium, Kalium, Kalzium, Magnesium, Harnstoff, Kreatinin, Phosphat, Harnsäure, LDH
— Bildgebung: Röntgenuntersuchung des Thorax; Fragestellung (u. a.): verbreitertes Mediastinum, Verlauf und Darstellung der Trachea (»shift«), Pleuraerguss; Computertomografie – Fragestellung: Kompression der Trachea und evtl. der Bronchien, raumfordernder Prozess, Lage dieses Prozesses (vorderes/hinteres Mediastinum), Lungeninfiltrate, Kompression der V. cava superior
— Diagnostischer Algorithmus in Absprache mit der Onkologie (z. B. Lymphknotenbiopsie, Knochenmarkdiagnostik, Pleurapunktion, Aszitespunktion u. a.)

20.4.3 Therapie

— Sofort Anästhesie bzw. Intensivmedizin und Onkologie hinzuziehen
— Lebensrettende Maßnahmen
— Venöser Zugang
— Evtl. Dexamethason (mit Onkologie absprechen; initial 0,2–0,4 mg/kgKG/Tag, dann 0,3 mg/kgKG/d in 3–4 Einzeldosen)
— Rasche Therapie der Grundkrankheit (z. B. Zytostatika bei Non-Hodgkin-Lymphom oder Leukämie)
— Falls Tumorlysesyndrom besteht: ▶ Abschn. 20.1.3

20

20.5 Spinalkanal- und Rückenmarkkompression

20.5.1 Allgemeines

Differenzialdiagnose maligner Ursachen: Neuroblastom, Non-Hodgkin-Lymphom, Abtropfmetastase eines Hirntumors, neuroektodermale Tumoren, Metastasen, Langerhans-Zell-Histiozytose

20.5.2 Diagnostik

- Symptome: lokale oder radikuläre Rückenschmerzen, Klopfdolenz, motorische Schwäche der oberen und/oder unteren Extremitäten (in Abhängigkeit von der Kompressionslokalisation), sensorische Ausfälle, Urinverhalt
- Labor: Blutgasanalyse; Blutbild, inklusive Differenzierung der Leukozyten; Spiegel von Natrium, Kalium, Kalzium, Magnesium, Harnstoff, Kreatinin, Phosphat, Harnsäure, LDH
- Lumbalpunktion erst nach Bildgebung und in Absprache mit Neurologie und Onkologie
- Bildgebung: Röntgenuntersuchung des Thorax und evtl. des Abdomens zum Ausschluss eines raumfordernden Prozesses; Integrität der Wirbelsäule kontrollieren; Magnetresonanztomografie: extra- und/oder intraspinale Raumforderung; evtl. Computertomografie (Multislice-Technik) zur Beurteilung der knöchernen Strukturen

20.5.3 Therapie

- Neurologie und Onkologie hinzuziehen
- Dexamethason (initial 0,2–0,4 mg/kgKG/d, dann 0,3 mg/kgKG/d in 3–4 Einzeldosen)
- Evtl. Notfallstrahlentherapie

20.6 V.-cava-superior- und Mediastinalsyndrom

20.6.1 Allgemeines

- Obere Einflussstauung (in der Pädiatrie selten)
- Hämatoonkologische Ursachen: mediastinale Tumoren (Non-Hodgkin-Lymphom, Neuroblastom, Hodgkin-Lymphom, Sarkome, Keimzelltumor

u. a.), Thrombosierung bei zentralvenösem Verweilkatheter (z. B. Port-a-Cath), Thrombophilie, Medikamente (z. B. Asparaginase)

20.6.2 Diagnostik

- Symptome: Husten, Heiserkeit, Dyspnoe, Orthopnoe, evtl. Verwirrtheit, Müdigkeit, Kopfschmerzen, Visusprobleme; Zunahme der Symptomatik in aufrechter Lage
- Status: Schwellung von Gesicht, Hals und Armen; Stridor; vermehrte Venenzeichnung auf der Brust; evtl. Pleura- und/oder Perikarderguss (▶ Abschn. 20.7.2)
- Bildgebung: Röntgenuntersuchung des Thorax; weiterführende Diagnostik in Absprache mit Onkologie und Anästhesie/Intensivmedizin
- Labor: Blutgasanalyse; Blutbild, inklusive Differenzierung der Leukozyten; Spiegel von Natrium, Kalium, Kalzium, Magnesium, Harnstoff, Kreatinin, Phosphat, Harnsäure, LDH

20.6.3 Therapie

- Evtl. Aufnahme auf Intensivpflegestation
- Therapie der zugrunde liegenden Krankheit

20.7   Pleura- und Perikarderguss

20.7.1 Allgemeines

- Transsudat (Proteinkonzentration niedrig, spezifisches Gewicht <1015, wenige Zellen) oder Exsudat (hohe Proteinkonzentration von oft >0,25 g/l, spezifisches Gewicht >1015, hoher Zellgehalt)?
- Kleine Pleura- und Perikardergüsse oft asymptomatisch

20.7.2 Diagnostik

- Symptome: von asymptomatisch bis zu schwerer Ateminsuffizienz, in Abhängigkeit von Ausmaß und Ursache; atem- und hustenabhängige Thoraxschmerzen bei Pleuramitbeteiligung (Pleurareiben), Pulsus paradoxus
- Bildgebung: Röntgenuntersuchung des Thorax, Sonografie (Perikarderguss)

- Labor: Blutgasanalyse, Blutbild
- Pleura- oder Perikardpunktion nur in Absprache mit Onkologie (Zellgehalt, Zytologie, Mikrobiologie, Proteinkonzentration, spezifisches Gewicht, LDH-Wert)
- EKG

20.7.3 Therapie

- Evtl. Aufnahme auf Intensivpflegestation
- Therapie der zugrunde liegenden Krankheit

20.8 Herztamponade

20.8.1 Allgemeines

- Linker Ventrikel kann »Output« nicht aufrechterhalten (Druck von außen oder intrinsische Tumormasse)
- Dauer des Drucks auf den linken Ventrikel entscheidend – langsame Ansammlung von Flüssigkeit im Perikardraum ermöglicht Kompensation

20.8.2 Diagnostik

- Symptome: Husten, Thoraxschmerzen, Dyspnoe, Singultus, evtl. Bauchschmerzen; Zyanose und Pulsus paradoxus
- Auskultation: Reibegeräusche, diastolische Geräusche, Arrhythmie
- Bildgebung: Röntgenuntersuchung des Thorax, Sonografie des Herzens
- EKG

20.8.3 Therapie

- In Abhängigkeit von der Ursache, z. B. ultraschallgeführte Flüssigkeitsentfernung
- Evtl. Hydrierung, Sauerstoffgabe
- Onkologie und evtl. Chirurgie hinzuziehen (vor Punktion Rücksprache mit Onkologie wegen Diagnostik)

20.9   Hämolyse

20.9.1   Allgemeines

In der Regel kein echter Notfall

20.9.2   Diagnostik

- Symptome: unspezifische Anämiezeichen
- Klinischer Status: Blässe, Ikterus, Milzvergrößerung, dunkler Urin
- Labor: Blutbild, inklusive Retikulozytenzahl; Morphologie der roten Blutzellen; kernhaltige rote Blutzellen (Normoblasten) sichtbar? Coombs-Test
- Hämolysezeichen: LDH-Wert, Bilirubinkonzentration (direktes und indirektes Bilirubin), Leberenzymwerte, Haptoglobinkonzentration
- Im Falle einer hypoplastischen/aplastischen Anämie (keine Retikulozyten, keine Hämolysezeichen): Knochenmarkaspiration
- Differenzialdiagnosen der aplastischen Anämie erwägen (Infektionskrankheiten, z. B. Infektion mit dem Parvovirus B19, Medikamentenwirkung, Infiltration des Knochenmarks, myelodysplastisches Syndrom, angeborene Ursache, idiopathisch)

20.9.3   Therapie

- Zugrunde liegende Erkrankung behandeln, evtl. Erythrozytentransfusion

20.10   Tumor in abdomine

20.10.1   Allgemeines

- Differenzialdiagnosen der onkologischen Ursachen:
  - Nephroblastom (abdominale Beschwerden nicht selten einzige Symptomatik bei sonst gutem Allgemeinzustand; im Kleinkindesalter)
  - Neuroblastom (häufig gleichzeitig noch andere Symptome, wie Fieber, Krankheitsgefühl, Diarrhö u. a. m.)
  - Non-Hodgkin-Lymphom (in der Regel Burkitt-Lymphom, »explosiv« wachsender Tumor mit frühen Zeichen einer Tumorlyse und deren Komplikationen: ► Abschn. 20.1.1; bei Invagination an onkologische Ursache denken!)
  - seltener Sarkome, Keimzelltumoren

- Typische Ursachen eines »akuten Abdomens« beim immunsupprimierten Patient: Ösophagitis, Typhilitis, hämorrhagische Pankreatitis, Hepatomegalie, paralytischer Ileus (Medikamente, z. B. Vincaalkaloide, Analgetika vom Opioidtyp), akute Magenblutung

20.10.2 Diagnostik

- Anamnese und klinischer Status entscheidend
- Frühzeitige Zusammenarbeit mit Onkologie beginnen
- Operationsindikation nur in Absprache mit Onkologie stellen
- Symptome: Bauchschmerzen, Obstipation, Aszites
- Komplikationen: Blutungen; Kompression von Organen, Gefäßen, Nerven
- Labor: Blutgasanalyse; Blutbild, inklusive Differenzierung der Leukozyten; Spiegel von Natrium, Kalium, Kalzium, Magnesium, Harnstoff, Kreatinin, Phosphat, Harnsäure, LDH; Leberwerte (in Abhängigkeit von differenzialdiagnostischen Überlegungen)
- Bildgebung: Sonografie, evtl. Abdomenleeraufnahme (seitlicher Strahlengang); weitere Bildgebung in Absprache mit Radiologie und Onkologie (in Abhängigkeit von Alter, Ursachenarbeitshypothese, Zustand des Patienten) Magnetresonanz- und Computertomografie (Nachteil: Kontrastierung des Magen-Darm-Trakts!)

20.10.3 Therapie

- In Abhängigkeit von der Ursache

20.11 Hämorrhagische Zystitis, Oligurie, Anurie

20.11.1 Allgemeines

- Ursachen der hämorrhagischen Zystitis: viraler Infekt (z. B. Infektion mit Adenoviren, v.a. bei immunsupprimierten Patienten), medikamentös (v. a. Ifosfamid und Cyclophosphamid); frühe Phase der Zystitis: Schleimhautödem, Entzündung, Ulzeration, submuköse Fibrose; Spätkomplikationen: Blasenfibrose, vesikoureteraler Reflux, Hydronephrose
- Ursachen der Dysurie: Rückenmarkerkrankungen, raumfordernder Prozess im Bereich des Beckens, Medikamente (Opioide, Phenothiazine, Vincaalkaloide)

20.11.2 Diagnostik

- Symptome: schmerzhafte Miktion, Erythrozyturie, evtl. Blutkoagel im Urin
- Bildgebung: Sonografie
- Labor: Blutbild, inklusive Differenzierung der Leukozyten; Gerinnungsanalyse (Prothrombinzeit, aktivierte partielle Thromboplastinzeit, Thrombinzeit, Fibrinogenwert); Urinstatus und -kultur (Bakterien, Pilze, Viren)
- Evtl. Zystoskopie (mit Versuch der Elektrokoagulation)

20.11.3 Therapie

- Evtl. Blasenkatheter einlegen
- Hydrierung, evtl. Erythrozyten- und Thrombozytentransfusion, evtl. Gerinnungstherapie (»fresh frozen plasma«, Faktor VIIa), Analgetika
- Evtl. Zystoskopie mit Elektrokoagulation bei persistierender anämisierender Blutung
- Evtl. Blasenspülung mit Eiswasser

20.12 Akute Bewusstseinsstörung

20.12.1 Allgemeines

- Neurologische Notfälle in der Onkologie können auf direkte und indirekte Wirkungen von zerebralen raumfordernden Prozessen und deren Therapie zurückgeführt werden
- Ursachen der akuten Bewusstseinsstörung beim onkologischen Patienten: intrakranielle Blutung, Hirninfarkt, Infektionskrankheiten (Enzephalitis, Hirnabszess), Metastasen, Leukenzephalopathie, Hirndruck

20.12.2 Diagnostik

- Symptome: Müdigkeit, Schläfrigkeit, Koma, Krampfanfall
- Multidisziplinäres Vorgehen
- Geschwindigkeit der Symptomentstehung differenzialdiagnostisch wichtig
- Vitalzeichen prüfen
- Notfallanamnese und -status, inklusive Neurostatus und »Glasgow coma scale«

- Zeichen der zerebralen Herniation und des erhöhten Hirndrucks – bei Zeichen erhöhten Hirndrucks Lumbalpunktion erst nach Bildgebung (z. B. Computertomografie)
- Labor:
  - Blutgasanalyse
  - Blutbild, inklusive Differenzierung der Leukozyten
  - Gerinnungsanalyse (Prothrombinzeit, aktivierte partielle Thromboplastinzeit, Thrombinzeit, Fibrinogenwert)
  - Konzentrationen von Elektrolyten, Glukose, Nieren- und Leberwerten
  - Entzündungszeichen
- Bildgebung: Computer- oder Magnetresonanztomografie
- EEG

20.12.3 Therapie

- Lebensrettende Maßnahmen
- Blutdruck stabilisieren, Oxygenierung
- Spezifische Therapie in Absprache mit Onkologie, Intensivmedizin u. a.

20.13 Zerebraler Krampfanfall

20.13.1 Allgemeines

- Fokaler Anfall, Dauer von >15 min und mehrmaliges Krampfereignis mit oder ohne Fieber differenzieren den »komplizierten Krampf« vom »einfachen Fieberkrampf«

20.13.2 Diagnostik

- Symptome: fokaler, aber auch generalisierter Krampfanfall – in Abhängigkeit von der zugrundeliegender Krankheit
- Labor: Blutgasanalyse; Blutbild, inklusive Differenzierung der Leukozyten; Elektrolytwerte, Glukosespiegel, Nieren- und Leberwerte; Entzündungszeichen
- Bildgebung: Computer- oder Magnetresonanztomografie
- EEG

20.13.3 Therapie

- Antikonvulsiva: Diazepam, Clorazepam, Phenobarbital, Phenytoin u. a.; Absprache mit Neurologie
- Spezifische Therapie der zugrunde liegenden Krankheit; Absprache mit Onkologie, Neurochirurgie u. a.

Kinderonkologische Pflege

Annette Schneider, Franziska Oeschger-Schürch, Christine Verdan

P. Imbach et al. (Hrsg.), *Kompendium Kinderonkologie*,
DOI 10.1007/978-3-662-43485-7_21, © Springer-Verlag Berlin Heidelberg 2014

21.1 Rolle der Pflegefachperson in der Kinderonkologie

21.1.1 Direkte Pflege

— Die Pflege von Kindern mit onkologischen Erkrankungen stellt für das gesamte interdisziplinäre Behandlungsteam eine große Herausforderung dar. Ein wichtiges Ziel ist es, so rasch wie möglich eine Vertrauensbasis mit den Patienten und deren Bezugspersonen aufbauen zu können.

— Der Patient[1] kommt nicht »nur« für eine Chemotherapie in die Klinik, sondern auch zur Behandlung von Komplikationen und Nebenwirkungen, wie z. B. Infektionsbehandlung, Stomatitisbehandlung, Transfusionen, Blutbildkontrollen etc.

— Die Behandlung ist eine nichtapparative Intensivpflege mit psychosozialen Komponenten: die hohe Belastung der ganzen Familie, Abwesenheit des Patienten in der Schule, eingeschränkte soziale Kontakte, kurze oder lange Hospitalisationen usw.

— Die Einbeziehung der Gesamtfamilie von Anfang an ist sehr wichtig und bildet einen Schwerpunkt in der Betreuung.

Acht Punkte für eine ganzheitliche Pflege onkologischer Patienten [Mod. nach Bachmann-Mettler (1983)]

1. Laufende Information und Instruktion (Erstinformation erfolgt durch den Arzt; die Pflegefachperson ist die Schlüsselstelle, sie überprüft das Verständnis der Information und leitet Beobachtungen über den Patienten an den Arzt weiter)

2. Aufbau einer tragfähigen Beziehung zu Patient und Angehörigen (die Pflegemaßnahmen werden erst durch die Qualität unserer Beziehung zum Patienten wirklich wirksam, und der Patient muss von unseren fachlichen Fähigkeiten überzeugt sein)

3. Kenntnis über den Therapieplan (Induktions-, Konsolidierungsphase und Erhaltungstherapie; gleichzeitig muss die Pflegeperson über den Krankheitsverlauf und das Ziel der jeweiligen Zytostatikatherapie orientiert sein)

4. Kenntnis über die pharmazeutischen Wirkungsmechanismen (alkylierende Substanzen, Antimetaboliten, Mitosehemmer, zytostatische Antibiotika etc.)

▼

---

1 Die männliche Form gilt im ganzen Kapitel auch für die weibliche Form und umgekehrt

5. Sicherer Umgang mit Zytostatika (Bewusstsein darüber, dass Zytostatika Medikamente sind, die bei fehlerhafter Anwendung und falscher Dosierung zu lebensbedrohlichen Situationen führen können)
6. Kenntnis der Nebenwirkungen
7. Zielformulierung und Planung im Rahmen des Pflegeprozesses (zur Krankenpflegeplanung gehört zuerst die Informationssammlung über die Bedürfnisse des Patienten; die Pflegeplanung ist für den täglichen Gebrauch bestimmt – gerade bei der onkologischen Pflege sind Planung, Zielsetzung und das Wissen über die Wirkung unserer spezifischen Maßnahmen zur Verhütung von Nebenwirkungen äußerst wichtig)
8. Enge, respektvolle Zusammenarbeit zwischen Pflegepersonal, Ärzten und anderen Fachgebieten

Die Eltern von krebserkrankten Kindern tragen viel zu einer umfassenden Pflege sowie zur angenehmen Atmosphäre und Zusammenarbeit bei. Eine **ganzheitliche Pflege** verlangt die Einbeziehung der Angehörigen, d. h. auch ihnen gebührt unsere Empathie. Begleitete und unterstützte Angehörige werden zu einer wertvollen Ressource für den Patienten sowie für die Pflegefachpersonen, wie Juchli (1991) treffend beschreibt: »Wo Patienten in ein gut funktionierendes Sozialnetz eingebettet sind, braucht die Pflegeperson nicht ›Bezugsperson‹ zu sein. Unsere Aufgabe liegt eher darin, die Situation für den Patienten und seine Familie so erträglich wie möglich zu machen, mit dem Ziel, dem Patienten die Unterstützung seiner Familie zu erhalten.«

»Als Professionelle müssen wir herausfinden, welches die richtige Balance ist zwischen verfügbarer, unterstützender und anbietender Beratung, ohne die Fähigkeit der Familie, ihre eigenen Entscheidungen zu treffen, zu beeinträchtigen.« [Glaus (1997)]

Kinder sind neugierige Persönlichkeiten; sie können sich sehr gut einschätzen und machen nur das oder lassen nur das zu, was sie vertragen.

Pflegerisches Verhalten beim Umgang mit einem onkologisch erkrankten Kind und dessen Eltern:

- Sich Zeit nehmen für den Patienten und seine Angehörigen, ihnen Zuwendung und Fürsorglichkeit vermitteln; ausführlich auf Fragen, Wünsche oder Anliegen antworten.
- Empathische Beziehung zu Patient und Eltern aufbauen, welche auf gegenseitigem Vertrauen beruht – ohne Vertrauen und Verständnis kann eine Kommunikation nicht oder nur sehr erschwert stattfinden.
- Die Pflege des Kindes erfordert Verständnis für die Krankheit und ihre Auswirkungen auf alle Betroffenen.

— Die Information muss bezüglich Quantität und Qualität den Bedürfnissen des Kindes und seiner Bezugspersonen, seinem Alter, seinem physischen und psychischen Zustand, seiner seelischen Belastbarkeit und seiner familiären Situation angepasst werden.

— Akzeptanz, dass Eltern die Bezugspersonen sind, sofern ein soziales Netz vorhanden ist; deshalb Eltern in die Pflege einbeziehen und mit ihnen zusammenarbeiten.

— Im Rahmen des Pflegeprozesses Bedürfnisse und Wünsche wahrnehmen (Informationssammlung), daraus die entsprechende Zielformulierung ableiten sowie Maßnahmen planen und überprüfen.

— Bei schlechter Prognose mit den Patienten hoffen und sie in ihrer schweren Situation begleiten, unterstützen, anleiten oder beraten – denn Hoffnung haben gibt Kraft, Mut und Erneuerung.

— Gegenseitige Informationen in der Pflege (eine Pflegefachperson sollte zudem bei jedem Arztgespräch anwesend sein).

— Bei fremdsprachigen Familien, regelmäßige Gespräche mit Dolmetscher führen.

21.1.2 Indirekte Pflege

Für die vielen administrativen Arbeiten der Pflege, welche in einer onkologischen Abteilung anfallen, bedarf es einer Abteilungssekretärin, sodass die Pflegefachpersonen wirklich Zeit für das »Kerngeschäft«, die komplexe Pflege, haben.

21.1.3 Forschung

— Mittels Pflegeforschung werden die Pflegeaktivitäten wissenschaftlich belegt und das professionelle Handeln durch systematische wissenschaftliche Methoden gefördert

— Die Kosteneffizienz der Pflegetätigkeit wird aufgezeigt

— Die Pflegeforschung auf dem Gebiet der Onkologie führt zur Verbesserung der Qualität und fördert u. a. die Arbeit mit Pflegestandards [Tucker (1998)].

21

21.2 Nebenwirkungen der Therapie und Behandlung

21.2.1 Nausea und Emesis

> **Nausea und Emesis**
> - Nausea und Emesis gehören zu den häufigen Nebenwirkungen einer Chemotherapie, sind individuell sehr unterschiedlich ausgeprägt und hängen von der Art der Zytostatika ab.
> - Sie können einzeln oder kombiniert auftreten.
> - Es stehen sehr gut wirksame Medikamente zur Verfügung, um diesen Nebenwirkungen vorzubeugen, sie zu lindern oder fast vollständig zu unterdrücken.

Ursachen

Nausea und Emesis werden in der Regel durch Reizung bestimmter Hirnzentren ausgelöst. Zytostatika aktivieren das Brechzentrum im Gehirn. Zusätzlich wird nach Zytostatikagabe in Zellen des Magen-Darm-Trakts Serotonin freigesetzt, das via N. vagus im Gehirn das Brechzentrum anregt.

Formen

- *Akutes Erbrechen:* Phase innerhalb der ersten 24 h der Zytostatikaverabreichung
- *Verzögertes Erbrechen:* Symptome, welche >24 h nach Abschluss der Chemotherapie auftreten und über mehrere Tage anhalten können
- *Antizipatorisches Erbrechen:* tritt vor Beginn der Behandlung auf oder beim Gedanken daran, z. B. bei Anblick des Krankenhauses, einer Infusionsflasche (auch deren Farbe oder Geruch), einer Pflegefachperson oder bereits beim Einatmen der Krankenhausluft

Symptome

- Nausea ist eine subjektive Empfindung von Unwohlsein in Rachen- und/oder Magengegend, mit oder ohne Neigung zum Erbrechen
- Nausea kann einhergehen mit Schwitzen, Speichelfluss, Blässe und Tachykardie
- Emesis ist ein kräftiger Auswurf von Mageninhalt und/oder galliger Flüssigkeit aus dem Mund; als sog. »Trockenerbrechen« wird ein Brechakt ohne Auswurf von Mageninhalt bezeichnet

Therapie

- Die Therapie ist abhängig, wie stark emetogen die Chemotherapeutika sind [Gutjahr (2004)].

Unterschiedlich emetogene Chemotherapeutika

- *Stark emetogen:* Cisplatinum >70mg/m², Dacarbacine, Actinomycin D, Streptozotozin, Cyclophosphamide >1.500mg/m²
- *Mittelmäßig emetogen:* Cyclophosphamid, Ifosfamide, Arabinoside, Cisplatinum <70mg/m², Nitrosourea, Mitomycin C, Procarbazine
- *Schwach emetogen:* Methotrexate, 5-Fluorouracil, Vincaalkaloids, Chlorambucil, Etoposide, Teniposide, Busulfan, Malphalane Hydroxurea, 6-Thioguanin, 6-Mercaptopurine, Taxanes, Gemcitabine

- Medikamente gegen Nausea und Emesis nach ärztlicher Anweisung verabreichen
- *Prophylaxe von Nausea und Emesis:* Medikamente nicht erst applizieren, wenn der Patient bereits erbricht
- *Bei antizipatorischem Erbrechen:* Hilfe mit angsthemmenden Medikamenten oder allgemeinen angstlindernden Maßnahmen
- *Nebenwirkungen der Antiemetika* (s. Packungsbeilage): Kopfschmerzen, Müdigkeit, Obstipation, Diarrhö

21.2.2 Alopezie

Erscheinungsformen der Alopezie

In Abhängigkeit von Therapieplan, Medikamentendosierung, Allgemeinzustand und Haarbeschaffenheit vor Therapiebeginn kann das Haar schütter werden (teilweiser Haarausfall) oder vollständig ausgehen. Am meisten betroffen sind die Kopfhaare, es können aber auch Augenbrauen, Wimpern, Brust- und Achselbehaarung, Schamhaar sowie die Haare auf Armen und Beinen ausfallen.

Ursachen

- Zytostatika wirken auch auf normale Haarfollikelzellen mit hoher Teilungsaktivität
- Die zytotoxischen Medikamente können eine totale Atrophie des Haarbalgs verursachen, das Haar fällt aus; durch teilweise Atrophie des Haarbalgs wird eine Schwächung und Einschnürung des Haarschafts erzeugt

21

- Der Schweregrad einer Alopezie hängt in erster Linie von der Art des Zytostatikums ab
- Äußere mechanische Einflüsse, wie Haarwäsche und Kämmen, bringen das bereits geschwächte Haar leicht zum Brechen

---

Haarausfall beeinflussende Faktoren
- Applikationsart
- Dosis
- gesamter Therapieplan
- individuelle Faktoren

Symptome

- Der Haarverlust ist individuell sehr verschieden ausgeprägt und beginnt meist 2–4 Wochen nach Therapiebeginn; einige Tage vor Beginn des Haarverlusts kann die Kopfhaut besonders empfindlich sein oder auch etwas jucken
- Erneutes Haarwachstum tritt in Einzelfällen bereits unter fortgesetzter Therapie auf, im Allgemeinen aber erst etwa 2–4 Wochen nach Abschluss der Therapie
- Das neu gewachsene Haar kann sich in Farbe und Beschaffenheit vom ursprünglichen Haar unterscheiden – es ist dann oft weicher und dichter als zuvor
- In den meisten Fällen ist der Haarverlust vorübergehend
- *Bei Radiotherapie des Schädels:* teilweiser bis vollständiger Haarverlust, je nach Strahlendosis und individuellen Faktoren

Therapie

- Der Patient muss vor Therapiebeginn über den Haarverlust informiert werden
- Bei Kleinkindern haben oft die Eltern viel mehr Mühe mit dem Haarverlust, als die Betroffenen selbst
- Das Fehlen der Haarpracht und v. a. die kahle Kopfhaut, kann für Kinder und Jugendliche sowie auch für das Umfeld (Schule etc.) psychisch traumatisch sein
- Auf Wunsch kann ein Haarersatz Unterstützung bieten, insbesondere bei Jugendlichen und Adoleszenten, bei kleineren Kinder empfehlen sich coole Baseballcaps oder Tücher

Pflegerische Tipps bei Haarausfall
- Vor der Behandlung einen pflegeleichten Haarschnitt vorschlagen
- Haare mit einem milden Shampoo waschen (z. B. Babyshampoo) und vorsichtig mit einem Handtuch abtrocknen
- Haare vorsichtig kämmen
- Falls ein Haarersatz gewünscht wird, sollte frühzeitig ein Friseur oder Perückenspezialist kontaktiert werden, damit dieser die noch unbeeinträchtigte Frisur in Augenschein nehmen kann
- Neben dem Tragen eines Haarersatzes gibt es noch andere Möglichkeiten: modische Tücher, Hüte oder Baseballcaps
- Der Kopf sollte im Freien bedeckt sein, um im Sommer die Kopfhaut nicht zu verbrennen; wichtig: guter Sonnenschutz während der Chemotherapie und im Winter nicht zu viel Wärme verlieren

Kostenübernahme des Haarersatzes

Bei Haarersatz handelt es sich um eine ärztlich verschriebene Haarprothese, die in der Regel ganz oder teilweise vom Versicherer bezahlt wird. Die Versicherung vergütet nur bis zu einem gewissen Höchstbetrag, weshalb für besonders teuren Haarersatz eine Selbstbeteiligung in Kauf zu nehmen ist. Für den Haarersatz ist eine besondere Pflege nötig; entsprechende Informationen erhält man im Fachgeschäft.

21.2.3 Stomatitis aphthosa und Schleimhautentzündungen

Entzündungen
Einzelne Zytostatika und die Radiotherapie vermindern die **Mukosaneubildung** stark, weshalb es zu Schleimhautulzera und Entzündungen der Schleimhäute in Mund, Rachen und Magen-Darm-Trakt kommen kann. Folge davon ist, dass eine trockene und wunde Mundschleimhaut zur Eintrittspforte für Krankheitserreger (Bakterien, Viren oder Pilze) wird! Vor und während der Therapie müssen die Mundverhältnisse täglich kontrolliert werden.

Ursache

Das natürliche Gleichgewicht der Flora und der Schleimhäute ist durch direkte Schädigung der Schleimhautzellen durch Zytostatika und/oder Strahlen und eine indirekte Schädigung (durch Neutropenie) gestört.

21

Gradeinteilung

◘ Tab. 21.1 und ◘ Tab. 21.2 geben Auskunft über die Einteilung der Stomatitis.

Grad	Charakteristika
I	Rötung der Mundschleimhaut
II	Vereinzelte kleine Ulzerationen oder weiße Flecken, keine wesentlichen Probleme beim Essen und Trinken
III	Ineinanderfließende Ulzerationen oder weiße Flecken, die >25 % der Mundschleimhaut bedecken; Patient kann nur noch trinken
IV	Blutende Ulzerationen, die >50 % der Mundschleimhaut bedecken; Patient kann nicht mehr essen und nicht mehr trinken

◘ **Tab. 21.1** Stomatitisgradeinteilung. [Nach Glaus et al. (1997)]

Grad	Symptome
0	keine Probleme
I	schmerzhafter Mund, keine Ulzerationen
II	schmerzhafter Mund mit Ulzerationen; normales Essen möglich
III	nur Aufnahme von Flüssigkeit/pürierter Kost möglich
IV	Essen und Trinken nicht möglich

◘ **Tab. 21.2** WHO-Klassifikation der Stomatitis

Symptome

- Störung der Geschmacksempfindung
- Rötungen
- Wunde oder offene Stellen in Mund oder Rachen
- Zungenbrennen
- Schmerzen
- Gestörter Speichelfluss (Mundtrockenheit)
- Schluck-, evtl. Sprechstörungen
- Schwellung
- Weiße, flächenhafte Beläge (Soor) oder kleine rote Bläschen und Ulzera

Prophylaktische Pflegeinterventionen

- Gute und konsequente Mundpflege während der gesamten Chemotherapie (Krankenhaus und zu Hause)
- Mund- und Zahnpflege wird je nach Richtlinien der Kliniken unterschiedlich erfasst, dokumentiert und durchgeführt
- Ziele der Mundhygiene:
  - keine Karies, keine Schleimhautentzündung, kein Pilzbefall, frühes Erfassen von Störungen
  - Schleimhaut feucht und sauber halten, damit Schleimhautbarriere intakt und infektionsfrei bleibt; dies hilft, die Entstehung eines sauren Milieus im Mund zu verhüten und aus dem ein geeigneter Boden für Bakterienwachstum entstehen kann
  - Häufigkeit, Gründlichkeit, Regelmäßigkeit und Grundsätze der Prophylaxe sollten eingehalten werden!
- Mundtrockenheit kann vermieden werden durch:
  - viel Trinken (nicht zu viel süße Getränke)
  - Kaugummi kauen (zuckerfrei)
  - Eiswürfel lutschen

Pflegerische Tipps hinsichtlich Stomatitis aphthosa und Schleimhautentzündungen

- Angepasste Ernährung: eiweißreich, Milchprodukte – schützen die Schleimhaut
- Vermeiden von scharf Gewürztem, Saurem (z. B. Zitrusfrüchte), Knusprigem oder grob Geschnittenem; eher weiche Speisen
- Mund-/Lippenpflege: nicht nur die Mundschleimhaut trocknet aus, sondern auch die Lippen – es ist besonders wichtig, dass sie nicht spröde und rissig werden, deshalb können, solange die Schleimhaut intakt ist, ein normaler Pomadestift oder eine fettende Salbe benutzt werden

---

Therapie

Stomatitistherapie wird, je nach Richtlinien einer Klinik, unterschiedlich gehandhabt. Grundsätzlich gilt: genügend Schmerzmittel, oft Morphin parenteral vorübergehend.

21

21.2.4 Knochenmarkdepression

Knochenmarkdepression

- Während der Behandlung vermindern verschiedene Zytostatika und/oder die Radiotherapie die Zahl der Leukozyten, Thrombozyten und/oder der Erythrozyten, deshalb werden bei jeder Behandlung das Blutbild kontrolliert und, falls notwendig, die Zytostatikadosis angepasst
- Im Rahmen von Krebserkrankungen und/oder deren Behandlung kann es zu Mängeln bei der Produktion von Blutzellen kommen, die unter dem Begriff »Knochenmarkdepression« zusammengefasst werden
- Man spricht von Leukozytopenie (Infektgefahr), Thrombozytopenie (Blutungsgefahr) und Anämie (Blutarmut)

Für die Pflegefachperson sind diese Nebenwirkungen eine große Herausforderung. Durch eine frühzeitige Erfassung von Infektionen und Blutungen können **lebensbedrohliche Komplikationen** verhütet werden

Ursachen

- Maligne, vom Knochenmark ausgehende Erkrankungen
- Chemo- und/oder Strahlentherapie

Leukozytopenie

- Führt zu Infektionen
- Infektionsrisiko steigt bei Leukozytenzahl <1000/μl an und wird bei <500/μl hoch
- *Infektionsquellen:* Gastrointestinaltrakt, Haut
- *Nosokomiale Infektionsquellen:* Patient (Darmflora), Personal, Besucher, Blutderivate, Infusionen, Luft
- *Erreger:* Bakterien, Viren, Pilze
- Um Infektionen zu verhindern, müssen spezielle Vorsichtsmaßnahmen bezüglich Hygiene, Verhalten, Beschäftigung und Ernährung getroffen werden; in Abhängigkeit von der Klinik unterschiedliche Richtlinien

■ Prophylaktische Pflegeinterventionen

- *Ziel:* Schutz des gefährdeten Patienten vor Infektion durch Schaffung und Erhaltung eines keimarmen Milieus und durch Reduktion der Keime am Körper; Aufrechterhaltung bestmöglicher Lebensqualität
- Reduktion von Neuinfektionen (strenge Händedesinfektion)

- Einschränkung invasiver Prozeduren (z. B. wenige Injektionen, Vermeidung von Urinkathetern)
- *Drei* Möglichkeiten der räumlichen Prophylaxe: Einzelzimmer, Umkehrisolation, sterile Einheit mit klinikspezifischen Richtlinien für die Pflege

- **Risikofaktoren**
- Fieber von >38,5°C, Erkältungsanzeichen (Husten, Halsschmerzen, Frieren oder Schwitzen, Müdigkeit, Schwäche)
- Häufiges oder schmerzhaftes Wasserlassen
- Verletzungen oder wunde Stellen, die nicht heilen, rot werden oder anschwellen
- Kontakt mit einem anderen Kind mit Kinderkrankheiten

- **Therapie**
- Infektionsbehandlung:
  - Breitspektrumantibiotikatherapie muss umgehend bei den ersten klinischen Verdachtszeichen und noch vor Vorliegen der Kulturresultate und der Resistenzbestimmung eingeleitet werden. Bei großen Distanzen zum Zentrumskrankenhaus, wird empfohlen, die klinische Untersuchung mit Labor und Abstrichen in einem wohnortsnahem Spital durchzuführen, inklusive der ersten Antibiotikagabe
  - Bei Bedarf zusätzlich Antimykotika und Virostatikaapplikation
- Wachstumsfaktoren der Myelopoese z. B. G-CSF (»granulocyte growth stimulating factor«), GM-CSF (»granulocyte monocyte growth stimulating factor«), Interleukin-3, in Abhängigkeit von Diagnose und klinikspezifischen Richtlinien

Die pflegerischen Maßnahmen mit Verhaltensregeln für Pflegepersonal, Patienten und Besucher werden nach klinikspezifischen Richtlinien durchgeführt.

Thrombozytopenie

- **Symptome**
- Blutungen entstehen als Folge einer zu geringen Thrombozytenzahl oder zu wenig Gerinnungsbestandteilen
- Das Risiko spontaner Blutungen steigt mit abnehmender Thrombozytenzahl auf <20 G/l
- Blutungen entstehen v. a. in Nasen- und Mundschleimhäuten, Magen-Darm-Trakt, Haut und Zentralnervensystem
- Klinische Zeichen:
  - Auftreten von Petechien (kleine, rote, punktförmige Haut- oder Schleimhautblutungen)

21

— Schleimhautblutungen, Nasenbluten
— Überprüfung auf Blutbeimengung in Stuhl und Urin

- **Prophylaktische Pflegeinterventionen**
— Vermeidung von Aktivitäten, bei denen sich das Kind ernsthaft verletzen kann!
— Keine intramuskulären Injektionen
— Keine sportlichen Aktivitäten, die mit einer Verletzungsgefahr verbunden sind
— Keine antiaggregatorisch wirkenden Medikamente, z. B. Alcacyl/Aspirin
— Keine Einläufe, Suppositorien oder rektale Temperaturmessung
— Keine besonders harten (z. B. Brotkrusten), heißen oder scharfen Speisen
— Bei Obstipation Einsatz von Laxanzien nach ärztlicher Verordnung
— Verwendung einer weichen Zahnbürste; keine Zahnseide

- **Therapie**
— Thrombozytentransfusion nach ärztlicher Verordnung
— *Transfusionsreaktionen:* Schüttelfrost, Fieber, Unruhe, Beklemmungsgefühl, evtl. Atemnot, Kopf-, Gelenk-, Gliederschmerzen, Übelkeit, Erbrechen, Urtikaria, Hautrötung, Temperaturanstieg, Blutdruckabfall, evtl. Schockzeichen, Oligourie
— *Weitere Maßnahmen:* bei großen Hämatomen können Eisbeutel hilfreich sein, Druckverband bei blutenden Wunden; *bei Nasenbluten:* Rückenlehne aufrichten, Eisbeutel auf den Nacken legen, Nasenflügel an Nasenscheidewand pressen

Anämie

- **Symptome**
— Abhängig vom Ausmaß der Anämie und vom Allgemeinzustand des Patienten
— *Allgemeine Symptome:* Leistungsabfall, Müdigkeit, Atemnot, Tachykardie, Herzklopfen, Schwindel, Kopfschmerzen, spürbar klopfender Pulsschlag, Konzentrationsstörungen, Blässe

- **Therapie**
— Je nach Symptomen und Befinden des Kindes muss eine Erythrozytentransfusion verabreicht werden (in der Regel bei einem Hämoglobinwert von <60–70 g/l), diese erfolgt nach ärztlicher Verordnung
— *Transfusionsreaktionen:* hämolytische Transfusionsreaktion, Reaktionen gegen HLA-Antigene sowie Leukozyten- oder Plättchenantigene, Kreislaufüberlastung, Infektionen

- *Symptome:* Schüttelfrost, Fieber, Unruhe, Beklemmungsgefühl, Übelkeit, Erbrechen, Kopfschmerzen, Exantheme, evtl. Schockzeichen
- *Filtrierung der Erythrozytenkonzentrate:* Erythrozytenbeutel werden mit einem speziellen Transfusionsbesteck ausgerüstet, um Leukozyten zu entfernen
- *Bestrahlung der Blutkonserven:* bei immunsupprimierten Patienten sollten Blutpräparationen zur Vermeidung von Graft-versus-host-Reaktionen vor der Verabreichung bestrahlt werden – dadurch wird verhindert, dass Spenderlymphozyten die »fremden« Zellen des Empfängers attackieren und schädigen

21.2.5 Appetitlosigkeit

Appetitlosigkeit
- Appetitlosigkeit stellt ein häufiges und vorübergehendes Symptom dar; es kann mit der Erkrankung selbst zusammenhängen, ebenso aber auch mit den Nebenwirkungen der Therapie (wie Stomatitis, Nausea und Emesis, Veränderung des Geschmacksinns)
- Gerade während der Therapie ist eine ausreichende und ausgewogene (eiweiß-, vitamin- und kalorienreiche) Ernährung besonders wichtig – sie schützt vor Gewichtsverlust,liefert Energie, stärkt den Organismus und mildert die Nebenwirkungen der Therapie
- Ernährungstherapie beginnen, bevor die ersten Anzeichen einer Mangelernährung auftreten

Ursachen
- AppetitlosigkeitPsychische Gründe (Angst, Nervosität)
- Medikamente, welche die Geschmacksempfindung stören, wie z. B. einige Zytostatika, Analgetika
- Stomatitis
- Schmerzen
- Fieber
- Nausea
- Obstipation
- Tumorerkrankung selbst

Prophylaktische Pflegeinterventionen
- Trotz Appetitlosigkeit Aufforderung zur Nahrungsaufnahme

21

> ### Pflegerische Tipps bei Appetitlosigkeit
> — AppetitlosigkeitEssen anbieten, das der Patient grundsätzlich mag
> — Keine großen Mengen auf einmal essen, sondern häufiger kleine Mahlzeiten
> — Fruchtfrappé (energie- und eiweißreich)
> — Energiedrinks und Zusatznahrung in individueller Absprache mit der Ernährungsberatung
> — Essen ohne Zwang
> — Zwischen oder nach den Mahlzeiten trinken, nicht vor oder während des Essens, weil Flüssigkeit den Magen füllt und schnell sättigt
> — Falls Schmerzen bei der Nahrungsaufnahme bestehen, Vorgehen mit dem Arzt besprechen
> — Das Auge isst mit, deshalb sollte die Nahrung appetitlich zubereitet sein
> — Appetitverlust bei Chemotherapie verschwindet meist nach Therapieende, worüber der Patient informiert sein muss

Die individuellen **Ernährungsgewohnheiten** und eine qualitätserhaltende Ernährung sind sehr unterschiedlich. Deshalb sollten für Fragen die Ernährungsberatung oder die Pflegefachperson hinzugezogen werden.

21.2.6 Verdauungsstörungen

> ### Obstipation und Diarrhö
> Verdauungsstörungen, wie Obstipation und Diarrhö, schränken das Wohlbefinden ein. Eine optimale Behandlung ist nur möglich, wenn die zugrundeliegende Ursache erkannt ist.

Obstipation

Unter Obstipation versteht man das Ausbleiben der Stuhlentleerung während mehrerer Tage oder das abnorme Empfinden des Stuhlverhaltens (z. B. Unwohlsein, Appetitlosigkeit, Bauchschmerzen, schmerzhaftes Pressen beim Stuhlgang, harter und trockener Stuhlgang).

- **Ursachen**
- *Medikamente:* z. B. Zytostatika, wie Oncovin (Vincristin), Eisenpräparate, Opioide, Spasmolytika, Antidepressiva

- Stoffwechselstörungen, wie z. B. Schilddrüsenunterfunktion
- Schmerzen
- Lange Bettlägerigkeit, mangelnde Bewegung
- Flüssigkeitsmangel, faserarme Nahrung
- Psychische Einflüsse, wie z. B. Depressionen, Nervosität
- Neurologische Störungen, wie z. B. Rückenmark- oder Hirnnervenläsionen

- **Prophylaktische Pflegeinterventionen**
- *Faserreiche Nahrung:* Vollkornprodukte, Hülsenfrüchte, rohes Obst (z. B. Beeren), rohes Gemüse (z. B. Karotten-, Gurkensalat), gekochtes, faserreiches Gemüse (z. B. Lauch und grüne Bohnen, Dörrobst)
- Faserreiche Nahrung nur bei ausreichender Flüssigkeitszufuhr (regelmäßig über den Tag trinken)!
- Weglassen von Nahrungsmitteln, die eine stopfende Wirkung haben, wie Karottensuppe, weißer Reis, Weißbrot (Weißmehlprodukte), Schwarztee, Schokolade, Hartkäse, gekochte Eier, Heidelbeeren, Banane, geriebener Apel
- So viel körperliche Bewegung wie möglich
- *Psychische Maßnahmen:* kein Zeitdruck; auf die Wahrung der Intimsphäre achten
- Wenn Zeichen einer Verstopfung vorhanden sind, Vorgehen mit dem Arzt besprechen

- **Therapie**
Die Obstipation kann auf vielerlei Arten behandelt werden, meist werden **Laxanzien** mit unterschiedlichen Wirkungsweisen eingesetzt:
- *Osmotische Laxanzien:* nicht resorbierbar, wasserbindend; meist werden salinische Abführmittel verwendet
- *Einläufe:* wirken lokal im Darm; bei Thrombozytopenie und/oder Leukozytopenie nur nach Rücksprache mit dem Arzt
- *Gleitmittel:* Erleichterung des Stuhlabgangs durch »Schmiereffekt«; meist wird hierfür Paraffin oder Glyzerin verwendet
- *Füllmittel:* zellulosehaltige Stoffe, welche unter Aufnahme von Wasser quellen und somit das Volumen des Darminhalts bzw. des Darmes selbst vergrößern

Diarrhö

- *Gesteigerte Stuhlfrequenz:* drei oder mehr Stühle pro Tag, welche ungeformt sind, breiig bis flüssig
- Als Begleiterscheinungen treten meist Schmerzen bei der Stuhlentleerung oder Bauchkrämpfe auf
- Allgemeinbefinden meist beeinträchtigt, oft auch eine Elektrolytverschiebung; infolge des Wasserverlusts kann auch eine Exsikkose auftreten

21

■ Ursachen

- *Medikamente:* Zytostatika (Schleimhautbeeinträchtigung durch Methotrexat, Adriamycin, Daunorubicin), Antibiotika (Änderung der natürlichen Darmflora), Abführmittel
- Graft-versus-host-Reaktion (»graft versus host disease«, GVHD)
- Bestrahlung des Abdomen
- Entzündliche Darmerkrankungen
- Diätfehler
- Nahrungsmittelvergiftung

■ Therapie

Nach Ursachenklärung und auf ärztliche Verordnung beispielsweise:

- Medikamente, insbesondere bei GVHD
- Bei Patienten, die oral nicht genügend Flüssigkeit aufnehmen können, Flüssigkeitstherapie per Sonde oder i. v.
- Ernährung:
  - Weißbrot, Kartoffeln, Teigwaren, geschälter Reis, Grieß, Bananen (kaliumreich), geriebene Äpfel, Hüttenkäse, gekochte Eier, Haferflocken, Haferschleimsuppe, Mais, Trockengebäck, Schwarztee
  - leicht verdauliche, salzhaltige Gerichte essen und trinken
  - *zu vermeidende Nahrungsmittel:* Vollkornbrot und Müsli, Nüsse, Chips, gebratene und fettreiche Nahrung, rohes Obst und Gemüse, Obstsäfte, Dörrobst, Brokkoli, Zwiebeln, Kohl, scharfe Gewürze, große Mengen Milch
  - mehrere kleine Mahlzeiten am Tag
- Analhygiene:
  - die Haut ist – bedingt durch die Diarrhö – sehr empfindlich, daher sollte auf weiches, evtl. angefeuchtetes Toilettenpapier geachtet werden
  - *bei Schmerzen am Darmausgang (gereizte Haut):* nach jedem Stuhlgang Anus mit warmem Wasser reinigen, danach vorsichtig abtupfen, auch warme Sitzbäder lindern die Beschwerden; weiches Toilettenpapier benutzen, evtl. Fettsalbe um Anus auftragen (z. B. Bepanthen); vorher auf offene Stellen oder Blut im Stuhl achten!

21.2.7 Neuropathie

> **Neuropathie**
> Einige Zytostatika können zu einer **Störung der Nerven- und Muskelfunktion** führen (v. a. Vincristin, Velbe und Cisplatin).

Symptome

- Kribbeln (v. a. in den Fingern), Ameisenlaufen, Gefühllosigkeit, Muskelschmerzen, Muskelschwäche an Händen und Füßen (Schwierigkeiten, auf den Fersen zu gehen = Fußhebeschwäche bis Spitzfußstellung), Störung der Feinmotorik (feine Bewegungsabläufe, hauptsächlich auf die Hände bezogen) und der Sensibilität im Bereich der Hände und Füße, Gangunsicherheit, Muskelkrämpfe
- Veränderungen sind normalerweise reversibel

Prophylaktische Pflegeinterventionen

- Keine

Therapie

- Dosisreduktion oder Unterbrechung der Behandlung
- Physiotherapie und Ergotherapie
- Einsatz von Hilfsmitteln und Gehhilfen

21.2.8 Fatigue

Müdigkeit

Müdigkeit kann sich vielfältig manifestieren, z. B. als Schwäche, Erschöpfung, Schläfrigkeit oder Lustlosigkeit. Die Fatigue ist eine vorübergehende **Nebenwirkung von Chemo- oder Strahlentherapie.** Müdigkeit kann auch eine unmittelbare Folge der Erkrankung selbst sein. Wenn die Behandlung abgeschlossen ist, kehren die Kräfte allmählich wieder zurück. Wann, wie lange und wie stark ausgeprägt diese Nebenwirkung auftritt, ist individuell unterschiedlich und von der Art der Therapie abhängig.

Ursachen

- Erhöhter Energieverbrauch des Tumors und/oder der Metastasen
- Nichtbalancierte Produktion von Zytokinen, pathologische Ansammlung von Metaboliten, Knochenmarkinfiltration (Anämie)
- Chemotherapie selbst via Hypoplasie normaler Gewebe
- Infektion, Tumorfieber
- Mangelernährung, Dehydratation
- Schlafmangel
- Körperliche Überanstrengung
- Schmerzen

21

- Andere Medikamente, z. B. Analgetika, Antidepressiva, Neuroleptika, Sedativa, Hustenmittel, Schmerzmittel
- Elektrolytstörungen, Hyperkaliämie
- Strahlentherapie
- Angst, Nervosität, Depression, Langeweile während des Krankenhausaufenthalts
- Ungewissheit, unsichere Prognose, psychische Belastung durch die Krankheitsverarbeitung
- Finanzielle und familiäre Probleme

Symptome

- Müdigkeit, Schwindel, Kopfschmerzen, Schwäche, Nachlassen der Muskelkraft
- Jeder Mensch erlebt diese Symptome und ihre Auswirkungen unterschiedlich, beispielsweise ist Müdigkeit ein subjektives Empfinden und wird von den Betroffenen als unüberwindbares, anhaltendes Gefühl der Erschöpfung beschrieben
- Die Auswirkungen der Müdigkeit sind multidimensional und beeinträchtigen die Lebensqualität des Patienten

»Müdigkeit ist, was immer der Patient sagt, das es ist, wann immer er sagt, dass sie da ist.« [Glaus (1999)]

Prophylaktische Pflegeinterventionen

- *Kräfte einteilen:* gewohnte Aktivitäten nicht aufgeben, sondern den Kräften anpassen (so auch die Spielgruppe, den Kindergarten- oder Schulbesuch), Prioritäten setzen, Abbau von Stress
- *Kräfte sammeln:* ausreichender Schlaf, ausgewogene Nahrung, Entspannungsübungen, angepasster Umgang mit Belastungen
- Ausreichend trinken
- Ablenkung durch Besuche von Freunden, Spiele, nicht zu anstrengende Hobbys
- Bewegung an der frischen Luft
- Versuch, den normalen Tages- und Nachtrhythmus einzuhalten, Balance zwischen Aktivität und Ruhe finden, Ruhepausen einplanen, evtl. Mittagsschlaf, Aktivitäten auf Zeiten mit geringerer Müdigkeit verlegen
- Keine Überforderung, aber auch nicht »fallen lassen«

Therapie

Die Behandlung der Fatigue richtet sich immer nach den Ursachen. Deshalb ist eine **genaue Anamnese** sehr wichtig, zudem ein Gespräch mit dem Psychoonkologen.

Bedeutung von Müdigkeit für Pflegefachpersonen

Pflegefachpersonen können nicht, wie bei Übelkeit/Erbrechen, auf zahlreiche bewährte Handlungsmöglichkeiten oder Reservemedikamente zurückgreifen. Solides **Wissen** über die Zusammenhänge zwischen Erkrankung, Therapie und Müdigkeit sowie **Gesprächsvermittlung** sind wichtig.

21.2.9 Schmerzen

> **Schmerzen**
> — Bei Kindern treten Schmerzen häufig bei Diagnosestellung auf oder nach schmerzhaften Eingriffen.
> — Zur Linderung von Schmerzen durch Medikamente sind eine genaue Schmerzanamnese und Schmerzerfassung entscheidend.

Ursachen

- Tumorbedingt
- Interventionsbedingt, z. B. Knochenmarkpunktion, intrathekale Gabe von Medikamenten
- Kopfschmerzen als Nebenwirkung von Medikamenten
- Operationsbedingt
- Stress und Angst verstärken die Schmerzempfindung

Symptome

- Die Art, wie ein Mensch seine Schmerzen empfindet und sich darüber äußert, ist individuell unterschiedlich
- *Der Schmerz kann unterschiedlich ausgeprägt sein:* leicht, stark, unerträglich; pulsierend, brennend, stechend, ziehend, ausstrahlend, krampfartig usw.
- Die Schmerzerfassung erfolgt via Gespräch, Beobachtung, Evaluation, gute Beziehung des Patienten zur Pflegefachperson, Dolometer (Skala von 1–10; 1 = »keine Schmerzen«, 10 = »stärkster vorstellbarer Schmerz«)
- *Schmerzbeurteilung:* Lokalisation, Art, Intensität, Begleitfaktoren, psychosoziale Faktoren, Folgen, Verarbeitung, Verhalten des Patienten, Risikogruppen

»Schmerz ist, was der Patient sagt, und existiert, wann immer er es sagt.« [McCaffery et al. (1997)]

21

Prophylaktische Pflegeinterventionen

— Bei chronischen Schmerzen ist es von besonderer Bedeutung, dass Schmerzmedikamente regelmäßig, nicht erst bei Auftreten des Schmerzes, und nach Anpassung sinnvoll kombiniert verabreicht werden, und zwar gemäß WHO-Stufenschema (nichtopioide Analgetika, schwache Opioide, starke Opioide) und unter Berücksichtigung folgender Regeln:
  — »by the mouth«: per os (wenn nicht möglich: vaginal oder rektal außer bei Leuko- und/oder Thrombozytopenie)
  — »by the clock«: in regelmäßigen Intervallen
  — »by the ladder«: nach dem WHO-Stufenschema mit gezieltem Einsatz von Adjuvanzien
— Flachlagerung nach einer intrathekalen Gabe von Medikamenten, damit keine Kopfschmerzen entstehen

Therapie

— *Medikamentös:* schmerzlindernde Medikamente nach ärztlicher Anordnung
— *Alternativen:* Es existiert eine Reihe von psychischen und physischen Methoden zur Schmerzlinderung:
  — Ablenkung, z. B. Musik hören, malen, lesen
  — bei Gliederschmerzen z. B. warmes Bad, Wickel, Wärmekissen, Einreiben einer Salbe, Massage, minimale Mobilisation

21.2.10   Nephro- und Kardiotoxizität

Zur Nephro- und Kardiotoxizität ▶ Kap. 19 sowie einzelne Kapitel bzw. Literaturangaben.

21.3   Pflege von zentralen Venenkathetern

— Bei Notwendigkeit einer längerfristigen Chemotherapie wird ein vollständig unter der Haut liegender Zugang (ein sog. zentraler Venenkatheter, wie der Port-à-Cath) eingelegt; dieses System stellt eine große Erleichterung für Kind, Familie und Betreuung dar
— Als zentrale Venenkatheter (ZVK) gelten alle venösen Katheter, die zur Verabreichung von Infusionen und Medikamenten in die Hohlvene eingelegt werden. Zu unterscheiden sind zentrale Venenkatheter, die durch Punktion einer herznahen Vene in die obere Hohlvene vorgeschoben werden, vollständig implantierte zentrale Venenkatheter (sog. Portsystem), über einen Hauttunnel zur oberen Hohlvene geführte Katheter (z. B. Broviac-Katheter) und

durch Punktion einer peripheren Vene eingelegte zentrale Venenkatheter [Holach et al. (1999)].

21.3.1 Vollständig implantierbare Kathetersysteme

Argumente für vollständig implantierbare Kathetersysteme (Port-à-Cath)
- Schlecht zugängliche periphere Venen
- Einsatz gefäßreizender Zytostatika
- Häufige Blutentnahmen
- Wiederholte Injektionen und Infusionen von Zytostatika, Antiemetika, Antibiotika, evtl. hyperkalorische Ernährung, Transfusionen etc.
- Während der Infusionszeit kann das Kind beide Hände gebrauchen
- Bei nichtbenutztem Port-à-Cath ergeben sich keine Einschränkungen der Aktivitäten des Kindes

Komplikationen
- Bei Aspirationsproblemen von Blut führen Bewegungsübungen, Lagewechsel, Spülen mit Kochsalz- und/oder Heparinlösung sowie das Laufenlassen der Infusion zur Besserung
- Selten ist der Port-à-Cath (PAC) verstopft – mit Urokinase kann das System wieder durchgängig gemacht werden
- Hohe Infektionsgefahr (Infektion am Reservoir, an der Katheterspitze)
- Dislokationsgefahr der Nadel kann aus der Kapsel; Medikament oder Infusion laufen nicht in die Vene, sondern in das Gewebe (Parainfusion); vorzugsweise sollte bei Kleinkindern eine Zytostatikainfusion in Ruhelage via Portsystem durchgeführt werden
- Defekte Membran des PAC
- Veränderte Lage des PAC
- Unterbrechung des Kanalsystems (Leck – Darstellung mit Kontrastmittel)

Umgang mit dem PAC
- Hinweise zum Umgang mit einem PAC zu Hause: Wenn an der Einstichstelle eine Rötung, Schwellung oder blaue Flecken auftreten, Rücksprache mit dem Arzt notwendig
- Die Liegedauer der Nadel, die Häufigkeit eines Verbandwechsels, die Methode eines Verbandwechsels, das Vorgehen für die Punktion eines PAC, das Ziehen der Nadel, die Therapie von PAC-Infektionen, die Blutentnahme

und die Verabreichung von Medikamenten variieren – je nach Richtlinien der Klinik

▬ Der PAC wird nur von diplomiertem, erfahrenem Pflegepersonal und Ärzten benutzt; eine streng aseptische Arbeitsweise ist sehr wichtig!

▬ Der PAC muss immer mit einer Heparin-/Liquemin-Lösung geblockt werden, um die Bildung von Blutgerinnseln und damit eine Verstopfung des Katheters zu verhindern

21.3.2 Broviac- und Hickman-Katheter

▬ Broviac- und Hickman-Katheter (subkutan tunnelierte zentrale Venenkatheter) sind über mehrere Monate nutzbar und eignen sich daher besonders für lange andauernde und aufwändige Behandlungsformen (z. B. Stammzelltransplantation)

▬ Es handelt sich um relativ großlumige Katheter; diese haben auch den Vorteil, dass die zahlreichen erforderlichen Blutentnahmen ohne Punktion einer peripheren Vene erfolgen können [Holach et al. (1999)]

▬ Beide Katheter müssen an ihrer Eintrittsstelle in der Haut regelmäßig steril verbunden werden

▬ *Hinweise auf Katheterinfektion:* Rötung, Schwellung, Schmerzen im Bereich der Eintrittsstelle, Fieber [Holach et al. (1999)]

▬ *Vorteile:* kein Anstechen notwendig, zwei oder drei Katheterschenkel

▬ *Nachteile:* Infektionen, Obstruktionen, Thrombosen, Materialschäden, muss bei Nichtgebrauch regelmäßig gespült und verbunden werden

▬ *Umgang:* wie PAC (s. dort)

21.4   Chemotherapie

21.4.1 Allgemeine Informationen über Zytostatika

▬ *Bezeichnung:* »Zytostatika« von griech. »Zytos« = Zelle und »Stasis« = Stillstand

▬ Zytostatika sind körperfremde Substanzen, die die Teilung und damit die Vermehrung von Tumorzellen verhindern

▬ Zytostatika beeinflussen auch gesunde Zellen – was zu unerwünschten Wirkungen (sog. Nebenwirkungen) führen kann; v. a. sind jene Zellen betroffen, die sich schnell teilen, wie:
  ▬ Haarfollikelzellen
  ▬ Schleimhautzellen in Mund, Rachen und Magen-Darm-Trakt

- Zellen im blutbildenden Knochenmark (Verminderung der Leukozyten-, der Thrombozyten- und der Erythrozytenzahl)
- Die Auswirkung ist abhängig vom einzelnen Medikament, der Dosis, der Verabreichungsart und der Dauer
- Die Nebenwirkungen der Zytostatika sind in den meisten Fällen reversibel, d. h. die Erscheinungen bilden sich nach Wirkung der Chemotherapie vollständig zurück.

21.4.2 Applikation

Da in der Kinderonkologie in der Regel ein Zentralkatheter eingesetzt wird, verweisen wir zu dem Punkt »Vorbereitung zur Venenpunktion und Injektion« auf folgende Publikation: Margulies et al. (2002).

- Zytostatika werden unter speziellen Bedingungen des Arbeitsplatzes in der Abteilung oder von der Apotheke zubereitet
- Für die verschiedenen Handelsformen, die Auflösung, die Verabreichung, die Lagerung/Stabilität, die Nebenwirkungen, Medikamenteninformationen und spezielle Informationen gibt es fachliche Nachschlagewerke
- Aufgrund der ärztlichen Verordnung der Zytostatika (meist nach Richtlinien eines Studienprotokolls) wird die Zubereitung von zwei Pflegefachpersonen im Hinblick auf folgende Punkte kontrolliert:
  - Art des Medikaments
  - richtige Verdünnungslösung
  - korrekte Umrechnung und Volumen
  - richtiger Patient
  - Verfallsdatum
  - Haltbarkeit
  - errechnete Infusionsgeschwindigkeit
- Vor jeder Injektion oder Infusion von Zytostatika muss mit physiologischer Kochsalzlösung und Aspiration von Blut die korrekte intravenöse Lage der Kanüle bestätigt werden
- Zytostatika werden in der Regel langsam appliziert; bei länger andauernden Infusionen (30 min bis 24 h) werden die Zytostatika regelmäßig überwacht
- Weitere Maßnahmen – wie z. B. Monitoring, Kreislaufüberwachung, Urinkontrolle etc. – nach ärztlicher Verordnung

21.4.3 Schutzmaßnahmen

Für eine ausführlichere Darstellung sei auf folgende Publikation verwiesen: Margulies et al. (2002).

- Zytostatika reizen Haut, Augen, Schleimhäute und andere Gewebe
- Das Pflegepersonal, das mit Zytostatika umgeht, hat die beruflichen Expositionen und Richtlinien zu kennen
- Zahlreiche Studien und Forschungsprojekte dokumentieren Vorsichtsmaßnahmen zum Schutz des medizinischen Personals
- Ziel ist es, die Absorption durch direkten Hautkontakt und durch Inhalation der Medikamente den entsprechenden Richtlinien nach möglichst gering zu halten
- Jede Klinik hat ihre internen Weisungen über persönliche Schutzmaßnahmen, Zubereitung und Verabreichung von Zytostatika (z. B. Handschuhe), Entsorgung von Exkrementen (Stuhl, Urin, Erbrochenes), Wäsche, Materialien und Zytostatikaresten sowie dem Vorgehen bei Kontamination
- Schwangere und stillende Frauen müssen die Arbeit mit Zytostatika auf ein Minimum einschränken

21.4.4 Paravasat, Extravasat

- Ein Paravasat ist ein Austritt von Zytostatika aus der Vene in das Gewebe und kommt bei 0,5–6 % aller Patienten vor, die eine Chemotherapie erhalten [Margulies et al. (2002)]
- Nach intravenöser Applikation von Zytostatika können verschiedene lokale Probleme auftreten:
  - lokale Überempfindlichkeit; *Symptome:* Rötung, Urtikaria, Juckreiz (ohne Extravasat)
  - lokale Reizung = chemische Phlebitis; *Symptome:* brennende Schmerzen an der Injektionsstelle, Rötung, Schwellung, Verhärtung (ohne Extravasat)
- Bei Extravasation werden die Maßnahmen und die Dokumentation nach klinikspezifischen Richtlinien durchgeführt
- Zum Risiko der Gewebeschädigung bei Extravasation in Abhängigkeit vom Zytostatikum ◘ Tab. 21.3

🔲 **Tab. 21.3** Risiko der Gewebeschädigung bei Extravasation verschiedener Zytostatika. [Mod. nach Margulies (2002)]

Zytostatikum	Risiko		
	hoch	fraglich/gering	kein
Asparaginase			+
Bleomycin			+
Carboplatin			+
Cisplatin		+	
Cyclophosphamid			+
Cytarabin			+
Dacarbazin (DTIC)	+		
Dactinomycin	+		
Daunorubicin	+		
Doxorubicin	+		
Epirubicin	+		
Etoposid (VP 16)		+	
5-Fluorouracil		+	
Idarubicin	+		
Ifosfamid			+
Melphalan		+	
Methotrexat			+
Mithramycin	+		
Mitomycin C	+		
Mitoxantron		+	
Thio-Tepa			+
Vinblastin	+		
Vincristin	+		
Vindesin	+		
Vinorelbine	+		

21.5   Informationsvermittlung an Kind und Eltern

Eine erfolgreiche Informationsvermittlung ist die Grundlage für eine effektive Pflege. Informationsvermittlung muss sein:

- Bedürfnisorientiert
- Der Aufnahmefähigkeit angepasst
- Verständlich
- Dosiert
- Ohne Fremdwörter
- Mündlich und schriftlich
- Mehrmals
- Ergänzend

»Die große Mehrheit der Patienten und deren Angehörigen ist dankbar für eine offene, sachliche und anteilnehmende Informationspolitik und Gesprächsbereitschaft der Ärzte und Pflegefachpersonen. Dies wurde in Umfragen genügend bestätigt.« [Glaus et al. (1997)]

»Entscheidend bei der Informationsvermittlung sind in jedem Fall das Bedürfnis und der Wunsch des Patienten, zu welchem Zeitpunkt er wie viel über seine Krankheit erfahren möchte; zu berücksichtigen ist auch sein Recht auf Nichtaufklärung. Das lässt sich aber nur im individuellen Gespräch, im zeitlichen Verlauf und innerhalb einer Vertrauensbeziehung herausfinden.« [Margulies et al. (2002)]

21.6   Pflege zu Hause

Zu Hause werden Kind und Eltern mit Nebenwirkungen der Chemotherapie konfrontiert, ohne dass sie unter ständiger Überwachung durch das Krankenhaus stehen. Deshalb sind **Informationen und Hinweise** sehr wichtig, welche den Alltag zu Hause erleichtern und die Betroffenen unterstützen. Damit Eltern und Angehörige auf die vielen möglichen Nebenwirkungen vorbereitet sind, ist die Vollständigkeit der Informationen notwendig:

- Nebenwirkungen treten individuell verschieden auf
- Längst nicht alle bekannten Nebenwirkungen treten auf, auch nicht unbedingt gleichzeitig
- Sämtliche Nebenwirkungen klingen bei Beendigung der Therapie wieder ab
- Das Pflege- und das Ärzteteam stehen bei Fragen oder Problemen jederzeit zur Verfügung (24-stündiger Telefondienst in der Abteilung)
- Falls vorhanden, ist es empfehlenswert, eine krankenhausexterne Pflegeorganisation von Säuglingen, Kindern und Jugendlichen einzubeziehen, welche

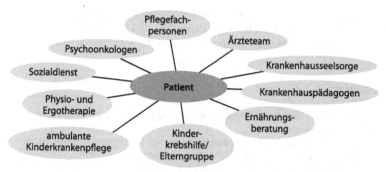

◘ Abb. 21.1 Interdisziplinäres Team bei der Langzeitbetreuung und Nachsorge von Kindern mit onkologischen Erkrankungen

Unterstützung anbieten kann; Ziel ist es, die qualifizierte Pflege zu Hause unter Einbeziehung des sozialen Umfeldes und mit Zusammenarbeit des behandelnden kinderonkologischen Teams zu ermöglichen; die Finanzierung erfolgt in der Regel durch die Versicherer

21.7 Langzeitbetreuung und Nachsorge

— Langzeitbetreuung und Nachsorge erfolgen durch das interdisziplinäre Team (◘ Abb. 21.1)
— Langzeitbetreuung bedeutet für die Pflegefachpersonen eine große Herausforderung, weil die Grenzen zwischen Pflegefachpersonen, Patient und Angehörigen oft verwischen
— Die Einbeziehung der Familie ist bei einer langen Betreuung von Anfang an sehr wichtig; ganzheitliche Begleitung und Betreuung der gesamten Familie sind angebracht

»Manchmal vermeiden Kinder auch Gespräche über Gefühle, weil sie nicht unangenehm auffallen möchten. Sie merken, dass ihre Krankheit die gesamte Familie belastet und möchten diese Belastung nicht noch vergrößern. Sie schweigen, um Eltern und Geschwister vor ihrem eigenen Leid zu schützen. Vielleicht haben sie auch Angst, von ihren eigenen Gefühlen überwältigt zu werden. Sie vermeiden ein Gespräch, obwohl sie es dringend nötig hätten. Therapeuten und Eltern sind hier in einer schwierigen Situation. Sie sollten das Schweigen des Kindes akzeptieren, ihm aber gleichzeitig die Tür zu einem Gespräch offen halten.« [Finger (1998)]

21

Für das onkologische Team sei abschließend das folgende Zitat wegweisend:
»Hoffnung ist für das Leben wie Sauerstoff für die Lunge. Wer keine Hoffnung
hat, erstickt an der Gegenwart. Hoffnung verändert die Welt.« [Fässler-Weibel (1991)]

Literatur

Bachmann-Mettler I (1983) Acht Merkpunkte für eine ganzheitliche Pflege von Tumorpatienten. Krankenpflege 10/83

Binggeli H (1998) Schmerz, Schmerztherapie – Erfahrungen und theoretische Grundlagen aus eigener und aus der Sicht von Betroffenen. Verlag Paul Haupt, Bern

Fässler-Weibel P (1991) Gelebte Trauer – Vom Umgang mit Angehörigen bei Sterben und Tod. Paulus Verlag, Freiburg

Finger G (1998) Mit Kindern trauern. Kreuz Verlag, Zürich

Glaus (1999) persönliche Mitteilung

Glaus A, Jungi WF, Senn HJ (1997) Onkologie für Pflegeberufe, 5. Aufl. Thieme, Stuttgart

Glaus A (1992) Gesund im Mund, Krankenpflege 9/92. SBK-ASI, Bern

Gutjahr P (2004) Krebs bei Kindern und Jugendlichen. Klinik und Praxis, 5. Aufl. Deutscher Ärzte-Verlag, Köln

Holach E, Gehrke U, Knigge-Demal B, Zoller E (1999) Kinderkrankenpflege. Huber Verlag, Bern

Juchli L (1991) Krankenpflege. 6. Aufl. Thieme Verlag, Stuttgart

Margulies A, Fellinger K, Kroner T, Geisser A (2002) Onkologische Krankenpflege, 3. Aufl. Springer Verlag, Berlin Heidelberg New York Tokio

McCaffery, Beebe A, Latham J (1997) Schmerz – Ein Handbuch für die Pflegepraxis. Ullstein Mosby, Berlin Wiesbaden

Tucker SM (1998) Pflegestandards Onkologie. Ullstein Medical, Wiesbaden

Kinderpsychoonkologie

Alain Di Gallo, Kerstin Westhoff

P. Imbach et al. (Hrsg.), *Kompendium Kinderonkologie*,
DOI 10.1007/978-3-662-43485-7_22, © Springer-Verlag Berlin Heidelberg 2014

22.1 Bedeutung innerhalb der aktuellen pädiatrischen Onkologie

- Dank der Fortschritte in der medizinischen Behandlung entwickelten sich die pädiatrischen Krebserkrankungen in den letzten Jahrzehnten von hauptsächlich akuten und tödlichen in über 70 % zu heilbaren Leiden, jedoch mit lange andauernden körperlichen, psychischen und sozialen Belastungen
- Anspruchsvolle und zunehmend erfolgreich angewandte Therapieformen, wie die hämatopoetischen Stammzelltransplantationen, bedeuten für die kranken Kinder und ihre Familien zusätzliche Herausforderungen
- Die pädiatrische Onkologie umfasst eine große Zahl verschiedener Krankheiten mit unterschiedlicher Symptomatik, Therapie und Prognose
- Die Folgen von Operationen, Zytostatikabehandlungen oder Bestrahlungen können zu langfristigen und bleibenden körperlichen, neuropsychologischen und psychosozialen Beeinträchtigungen führen
- Bei bestimmten Krankheiten bleibt das Rückfallrisiko auch nach jahrelanger Remission bestehen, und das Risiko von Zweittumoren ist nach Neoplasien und deren Behandlungen lebenslang erhöht
- Ein Kleinkind hat andere Bedürfnisse an seine Lebensqualität und seine Bezugspersonen als ein Schulkind oder ein in der Adoleszenz stehender Jugendlicher; alle Mitglieder der Familie sind betroffen – entsprechend vielseitig sind die Belastungen und Bedeutungen, die einer Krebserkrankung von den Patienten und ihren Angehörigen beigemessen werden

Was die Krebserkrankung eines Kindes bedeutet

- Für die gesamte Familie:
  - tiefe Erschütterung des emotionalen und sozialen Gleichgewichts
  - gemeinsames Ertragen heftiger und widerstrebender Gefühle, wie Angst, Wut, Vertrauen, Verzweiflung, Schuld, Hoffnung, Hoffnungslosigkeit oder Trauer
  - Notwendigkeit, Wertvorstellungen, Ziele und Zukunftserwartungen neu zu definieren
- Für den Patienten:
  - neue, unbekannte und bedrohliche Erfahrungen, verbunden mit oft angstvoll erlebten Trennungen
  - Angriff auf die körperliche und seelische Integrität und somit eine Beeinträchtigung des Selbstbildes und des Selbstwertgefühls

▼

- manifester oder drohender Verlust von Gesundheit, Sicherheit, Autonomie, Privatsphäre und Intimität, vertrauter Umgebung, Kontakten mit Gleichaltrigen, Schule und Hobbys, Haaren, Körperteilen oder Lebensjahren
- Für die Eltern:
  - Auseinandersetzung mit den körperlichen und seelischen Auswirkungen der Krankheit auf ihr Kind
  - Verpflichtung der Übergabe von Verantwortung an Fachleute im Krankenhaus/Gesundheitswesen, oft verbunden mit dem Gefühl des Verlustes eigener Kompetenz
  - *doppelte Herausforderung:* Bewältigung der persönlichen Sorgen und Ängste und gleichzeitig Unterstützung des kranken Kindes und der Geschwister sowie das »Mittragen« der Therapie
  - Gefährdung der Kommunikation bei unterschiedlichen Bewältigungsstrategien der Ehepartner
- Für die Geschwister:
  - Wahrnehmung der Veränderung beim kranken Bruder/bei der kranken Schwester
  - Ertragen der »Nebenrolle«, wenn sich die Aufmerksamkeit hauptsächlich auf die kranke Schwester oder den kranken Bruder richtet
  - Ambivalenz zwischen Schuldgefühlen und Eifersucht

Um dem kranken Kind und seinen Bezugspersonen eine biopsychosoziale Betreuung in optimaler Qualität anzubieten und um sie bei der Krankheits- und Krisenbewältigung zu unterstützen, müssen in der Kinderonkologie die medizinische Behandlung und die Pflege durch **umfassende psychosoziale Angebote** ergänzt werden.

22.2 Struktur

22.2.1 Konzepte

Die Psychoonkologie kennt zwei übergreifende Konzepte:
- *Konsiliarpsychoonkologie:* Die psychosozialen Mitarbeiter werden bei Bedarf oder vorab in Krisensituationen vom onkologischen Behandlungsteam hinzugezogen
- *Liaisonpsychoonkologie:* Die psychosozialen Mitarbeiter leisten ihre Tätigkeit in enger Kooperation mit dem onkologischen Behandlungsteam, und ihre

Einbeziehung stellt einen festen Bestandteil der Therapie und Betreuung aller Patienten und Familien dar.

Die **psychosoziale Liaison** hat sich in den meisten kinderonkologischen Zentren im deutschsprachigen Raum bewährt und etabliert. Sie fördert die Akzeptanz bei den betroffenen Familien und gewährleistet rechtzeitige Interventionen und die Möglichkeit zur Prävention schwerwiegender Störungen.

22.2.2 Mitarbeitende

Die psychoonkologische Betreuung erfolgt durch Fachpersonen verschiedener Berufsgruppen. Sie erfordert einerseits eine klar definierte **Aufgabenzuteilung**, andererseits eine offene und kontinuierliche interdisziplinäre **Kommunikation**. Die wichtigsten Aufgaben sind im Folgenden dargestellt.

Ärztliche und pflegerische Mitarbeiter

Diese legen neben der somatischen Betreuung einen Grundstein für die emotionale und soziale Unterstützung, und zwar durch:

- Konstanz der Behandlung und Pflege
- Vermittlung von Informationen
- Beziehungskontinuität

Kinderpsychiatrie/-psychologie

- Kinder- und jugendpsychiatrische/-psychologische Abklärungen mit Einbeziehung des familiären und weiteren sozialen Umfeldes (Schule, Gleichaltrige, Arbeitsplatz usw.)
- Spezifische neuropsychologische Testabklärungen
- Kurze, problemzentrierte Interventionen in Krisensituationen
- Langfristige Begleitungen
- Psychotherapie nach sorgfältiger Indikationsklärung
- Zusammenarbeit mit Hausärzten und Psychotherapeuten (z. B. bei vorbestehenden oder reaktiven psychischen/psychosomatischen Beschwerden).

Sozialarbeit

- Beratung und Unterstützung von Eltern oder jugendlichen Patienten in sozialen Schwierigkeiten
- Organisation der Geschwisterbetreuung
- Vermittlung von Hilfsmitteln, Pflegediensten und finanzieller Unterstützung
- Kontakte zu Arbeitgebern.

Krankenhauspädagogik

Die Krankenhauspädagogik dient der Stärkung der Eigenaktivität und des Selbstvertrauens des Patienten und der Schaffung einer Brücke zur Alltagswelt durch Kreativität, individuelle Spiele, Lern- und Förderprogramme.

- Krankenhausschule:
  - alters- und stufengerechter Unterricht schulpflichtiger Kinder und Jugendlicher während der Krankenhausaufenthalte und in der Tagesklinik
  - regelmäßige Kontakte zu den Klassenlehrern und Schulbehörden (Absprache von Lernstoff, Beschaffung entsprechender Lehrmaterialien, Wiedereinschulung, Einleitung stützender Maßnahmen, Klassenwechsel)
  - Gespräche mit Patienten und Eltern zu Schulfragen und schulischen Perspektiven
  - Schulbesuche
- Spiel- und Gestaltungspädagogik:
  - Entwicklung einer Vertrauensbasis durch ein regelmäßiges Beziehungsangebot bei Spiel und Gestalten
  - Förderung der spielerischen Verarbeitung belastender Krankenhauserfahrungen
  - Einbeziehung von Eltern und Geschwistern sowie Unterstützung in pädagogischen Belangen
  - Mitgestaltung einer kind- und jugendgerechten Atmosphäre im Krankenhaus.

Neben diesen Kernberufsgruppen leisten Seelsorge sowie kunst- und musiktherapeutische Verfahren einen bedeutenden Beitrag zur psychosozialen Arbeit. In manchen Kliniken bieten auch Elternvereine und Stiftungen stützende Aktivitäten sowie Selbsthilfegruppen für betroffene Familien an.

22.3 Praxis der Kinderpsychoonkologie

22.3.1 Leitlinien und Ziele

Seit mehreren Jahren bestehen international große Bemühungen, Standards für die psychosoziale Versorgung in der Pädiatrischen Onkologie und Hämatologie zu entwickeln. In diesem Zusammenhang erarbeitete die Psychosoziale Arbeitsgemeinschaft in der Pädiatrischen Onkologie und Hämatologie (PSAPOH) im Auftrag der Gesellschaft für Pädiatrische Onkologie und Hämatologie (GPOH) Standards für ein einheitliches Vorgehen in der psychosozialen Behandlung. Die Ergebnisse dieses Prozesses führten im Jahr 2008 zur Veröffentlichung der S3-Leitlinie »Psychosoziale Versorgung in der pädiatrischen Onkologie und Hämatologie« [1]. Darin sind fachliche und strukturelle Voraussetzungen sowie die wesentlichen Aspekte der psychosozialen Aufgaben und Dokumentation festgehalten. Es besteht heute Konsens über die Notwendigkeit der psychosozialen Versorgung krebskranker Kinder und ihrer Familien als integraler Bestandteil der medizinischen Therapie, auf die alle Patienten einen Anspruch haben. Die Leitlinie beschreibt ausführlich die Voraussetzungen, Aufgaben und Interventionen in der heutigen Kinderonkologie. Im vorliegenden Kapitel kann hingegen nur auf einige grundlegende diagnostische und therapeutische Aspekte der psychoonkologischen Praxis während des Krankheitsverlaufs eingegangen werden.

Im Zentrum der psychoonkologischen Arbeit steht die Förderung der Ressourcen des Einzelnen und der Familie während der Krise der Krankheit, der Therapie und – unter Umständen – des Sterbens, des Todes und der Trauer. Den Kern dazu bildet ein stützendes Beziehungsangebot, das sich nach den körperlichen, seelischen und sozialen Möglichkeiten des kranken Kindes und seines sozialen Umfelds richtet und dabei der individuellen Art und Fähigkeit für Bewältigung und Anpassung Rechnung trägt. Die Ziele der psychoonkologischen Arbeit bestehen in:

- Schaffung eines vertrauens- und bedeutungsvollen Dialogs
- Vermittlung von Informationen und Bereitstellung von Sachhilfe
- Förderung adaptiver und aktiver Krankheitsbewältigung sowie Mobilisation von Ressourcen zur Prävention oder Reduktion der Belastungen
- Behandlung und Begleitung in Krisensituationen.

22.3.2 Verlauf

Abklärungsphase

- Die Abklärung, die jeder psychoonkologischen Behandlung vorausgeht, dient dem Erkennen der Bewältigungs- und Anpassungsstrategien, die dem kranken Kind und seinem sozialen Umfeld zur Verfügung stehen; sie erlaubt auch das Vermitteln wichtiger Basisinformationen und eine erste Evaluation der Bedürfnisse der Familie im Rahmen der Psychoonkologie; das Ziel der Abklärung liegt nicht in einem Aufdecken von Konflikten, sondern hauptsächlich in der Schaffung eines stützenden Angebots
- Das Erstgespräch – wenn möglich mit der ganzen Familie – erlaubt dem Psychologen oder Psychiater einen ersten Einblick in den Umgang der Betroffenen mit den Belastungen der Krankheit und der Therapie, in die familiäre Beziehungen und in die Bewältigungsstrategien
- Die Abklärung ist in der Regel nach dem Erstgespräch nicht abgeschlossen – aufgrund der sich im Verlauf der Therapie oft rasch ändernden Situationen (z. B. medizinische Komplikationen, Beziehungskrisen, Rezidive) muss die Beurteilung ständig angepasst und aktualisiert werden.

Bereiche der psychoonkologischen Abklärung
- Familie:
  - sozioökonomische Lage (Wohnort und -situation, Schule, Beruf, Finanzen u. a.)
  - soziales Netz
  - vorbestehende Ressourcen und Belastungen
  - Befindlichkeit und Zusammenhalt
  - kulturelle, ethische und religiöse Werte
  - intrafamiliäre Kommunikation
  - Kommunikation nach außen, Flexibilität der Grenzen
  - gegenseitige Zuordnungen von Verantwortung und Erwartungen
- Patient (und evtl. Geschwister)
  - emotionaler, kognitiver und körperlicher Entwicklungsstand
  - Art und Reifegrad der wichtigsten individuellen Bewältigungsstrategien
  - Bewältigung früherer kritischer Lebensereignisse
  - Informationsstand
  - hauptsächliche Ängste und Sorgen
  - Selbstwertgefühl, Körperbild
  - Compliance (Bereitschaft zur Zusammenarbeit)
  - Beziehungen zu Eltern, anderen Erwachsenen, Geschwistern, Gleichaltrigen, Behandlungsteam
  - Fähigkeit zur Nutzung von Beziehungen zur Stabilisierung des eigenen seelischen Gleichgewichts
- Eltern (bzw. Stellvertreter und weitere bedeutsame Bezugspersonen):
  - wichtigste Bewältigungsstrategien
  - Umgang mit früheren kritischen Lebensereignissen
  - Informationsstand
  - Compliance sowie Vertrauen in Behandlung und Behandlungsteam
  - hauptsächliche Befürchtungen
  - Paarbeziehung (Kommunikation, Emotionalität, Erwartungen)
  - Beziehung zum kranken Kind und den Geschwistern
  - Informationsstil gegenüber den Kindern
  - Fähigkeit und Bereitschaft sich mitzuteilen sowie Angebote aus dem eigenen Umfeld und von der Psychoonkologie anzunehmen.

In der praktischen Arbeit lässt sich die Phase der Abklärung oft nicht klar von der Phase der Behandlung/Begleitung abgrenzen. Beide gehen ineinander über. Um Missverständnissen und Enttäuschungen vorzubeugen, ist es jedoch wichtig, die **Bedürfnisse und Erwartungen jeder Familie** an die Psychoonkologie rechtzeitig

22

zu diskutieren und festzuhalten. Die Verantwortlichkeiten für die verschiedenen Aufgaben müssen innerhalb des Behandlungsteams und mit der Familie geklärt werden. Eine Person kann in der Regel nicht allein alle psychoonkologischen Funktionen übernehmen (z. B. Vertrauensperson für Patient und stark belastetes Geschwisterkind sein).

Behandlungsphase

- Die psychoonkologische Begleitung oder Behandlung erfolgt individuell; eine Standardisierung des Vorgehens ist schwierig, da sich die Bedürfnisse der Familien sowie die Verläufe der Krankheiten und Therapien stark unterscheiden; das Angebot muss niederschwellig sein, und die Familie muss wissen, wie, wann und wo die Mitarbeiter des psychoonkologischen Teams verfügbar sind
- Für Familien, mit denen keine feste Zusammenarbeit vereinbart werden kann, bietet manchmal eine regelmäßige Präsenz der psychoonkologischen Mitarbeiter auf der Abteilung eine Möglichkeit für vertrauensbildende Kontakte (»Ganggespräche«).

22.3.3 Grundhaltung

In der psychoonkologischen Arbeit steht nicht eine primär psychiatrische, sondern die psychoreaktive Problematik, ausgelöst durch die lebensbedrohende Erkrankung eines Kindes, im Vordergrund. Der psychoonkologische Zugang ist entsprechend nicht in erster Linie problemorientiert, sondern ressourcenorientiert und informativ. Das Ziel liegt in der Förderung der aktiven und konstruktiven **Bewältigungsmuster** und in der **Vorbeugung** schwerwiegender psychischer Belastungs- und Entwicklungsstörungen oder sozialer Notlagen.

Bei der psychoonkologischen Betreuung zu beachten:
- Wohlwollende und stützende Grundhaltung
- Offenheit für alle Themen
- Respekt vor adaptiven und seelisch (überlebens-)notwendigen Abwehrmechanismen (z. B. partielle Verdrängung)
- Ehrliche und situationsadäquate Informationen sowie Antworten auf Fragen mit Rücksicht auf Alter und Entwicklungsstand des Kindes und die individuelle Lebenssituation der Familie
- Keine Verharmlosung, keine nicht einzuhaltenden Versprechen, kein voreiliger Trost
- Sorgfältiger Umgang mit kultureller Differenz
- Balance zwischen Mitgefühl und Abgrenzung

22.4 Belastungen und mögliche Interventionen

Die Heterogenität der onkologischen Erkrankungen, die unterschiedlichen Therapien und Verläufe sowie insbesondere das weite Entwicklungsspektrum der Patienten vom Säuglingsalter bis zur Adoleszenz und die vielfältigen Strukturen, Ressourcen und Vorbelastungen der betroffenen Familien erfordern eine sorgfältige **individuelle Beurteilung** der psychoonkologischen Bedürfnisse. Die folgende Zusammenstellung spezifischer Belastungen und Anforderungen, mit denen die Patienten und ihre Angehörigen während des Verlaufs der Krankheit konfrontiert werden, kann höchstens eine Orientierungshilfe bieten. Das Gleiche gilt für die möglichen Reaktionen und die vorgeschlagenen psychosozialen Interventionen.

22.4.1 Vor der Diagnose

Belastungen

- Unbekannte, evtl. schmerzhafte und behindernde Krankheitssymptome
- Unvertraute und schmerzhafte Untersuchungen
- Vorahnungen
- Wartenmüssen

Anforderungen

- Ertragen der Ungewissheit
- Kooperation bei den diagnostischen Untersuchungen
- Angemessener Dialog innerhalb der Familie.

Reaktionen

- Angst, Verunsicherung, Verwirrung
- Bemühen der Eltern, die Kinder ihre eigenen Sorgen nicht spüren zu lassen.

Interventionen

- *Orientierungshilfen:* emotional, organisatorisch, informativ.

22.4.2 Diagnosestellung

Belastungen

- Existenzieller Einbruch in die Lebenswelt der Familie
- Gewissheit der lebensbedrohenden Erkrankung
- Konfrontation mit der Prognose und der bevorstehenden Therapie.

Anforderungen

- Kontrolle der Emotionen
- Auseinandersetzung mit Diagnose, Therapie, Nebenwirkungen und Prognose
- Aufnahme und Verarbeitung wichtiger Informationen
- Adaptation des Familienlebens an die neue Situation
- Information von Bekannten, Schule, Arbeitgeber usw.

Reaktionen

- *Überschwemmung mit Gefühlen:* Schock, (Todes-)Angst, Ohnmacht, Hilflosigkeit, Kontrollverlust, Zorn, Schuldgefühle, Schuldzuschreibungen
- Verleugnung
- Fluchtwunsch

Interventionen

- Orientierungshilfen und Informationen
- Einfühlsames Aufnehmen der Emotionen ohne voreilige Beruhigung oder Ratschläge
- Unterstützung einer offenen Kommunikation

22.4.3 Therapiebeginn

Belastungen

- Therapievorbereitungen (zentraler Venenkatheter, Simulation der Radiotherapie usw.)
- Übergabe von Kompetenz und Verantwortung an das Behandlungsteam
- Aussicht von tage- bis wochenlangen Krankenhausaufenthalten
- Therapienebenwirkungen (die subjektiv manchmal erst das Gefühl von Krankheit vermitteln)
- Einwilligungsverfahren bei Protokollbehandlungen (»written informed consent«)
- Auseinandersetzung mit Wunsch/Empfehlung alternativer Therapieformen

Anforderungen

- Auseinandersetzung mit Therapie, Nebenwirkungen und noch wenig vertrautem Behandlungsteam
- Adäquate Betreuung und Stützung des Patienten durch die Eltern
- Einbeziehung und Information der Geschwister

Reaktionen

- Angst vor den therapeutischen Eingriffen und den Nebenwirkungen (z. B. Schmerzen, Übelkeit, Haarverlust)
- Regression
- Überprotektionismus des Patienten durch die Eltern

Interventionen

- Individuelle, problemzentrierte Begleitung von Patient und Familie
- *Supportive Maßnahmen:* Vorbereitung auf medizinische Interventionen, Linderung der Furcht vor medizinischen Eingriffen durch Entspannungstechniken
- Besprechung alternativer Therapiewünsche und -empfehlungen.

22.4.4 Therapieverlauf

Belastungen

- Lange Therapiedauer
- Körperliche und emotionale Erschöpfung
- Verändertes Aussehen (u. a. Haarverlust, Gewichtszu- oder -abnahme)
- Psychische Veränderungen (hochdosierte Kortikosteroidtherapie)
- Komplikationen und Verschiebungen
- Trennung der Familie (Patient – Eltern – Geschwister)
- Fehlende Kontakte zu Freunden
- Fehlzeiten in der Schule
- Wenig Zeit der Eltern für die Geschwister
- Elterliche Probleme am Arbeitsplatz
- Ungewisser Ausgang.

Anforderungen

- Anpassung und Organisation des Familien-, Schul- und Berufsalltags
- Flexibilität (z. B. bei kurzfristigen Therapieverschiebungen)
- Klare und kontinuierliche Erziehungshaltung gegenüber dem kranken Kind
- Einbeziehung der Geschwister
- Zeit der Eltern für die Paarbeziehung und die Wahrnehmung eigener Interessen.

Reaktionen

- *Patient:* Regression, Ängste/Phobien, sozialer Rückzug, Depressivität, Selbstwert- und Körperbildstörungen, Therapieverweigerung

- *Eltern:* Erschöpfung, Depressivität, Ängste, Schlafstörungen, psychosomatische Beschwerden, Paarkonflikte, Konzentration der Aufmerksamkeit auf das kranke Kind, Vernachlässigung der Geschwister
- *Geschwister:* Eifersucht, Schuldgefühle, forcierte Selbstständigkeit, soziale Isolation, Schulversagen, psychosomatische Beschwerden, hypochondrische Ängste.

Interventionen

- Stützung des Therapieverständnisses und der Bereitschaft zur Zusammenarbeit
- Förderung der Eigenverantwortung
- Unterstützung der intrafamiliären Kommunikation
- Stärkung der individuellen und familiären Ressourcen sowie Förderung der Adaptation an die krankheits- und therapiebedingten Veränderungen des Familienlebens
- Psychotherapeutische Begleitung bei gegebener Indikation
- Unterstützung der Eltern in pädagogischen Belangen mit Einbeziehung der Geschwisterkinder
- Schulische Förderung, Kontakte zur Schule des Patienten und ggf. der Geschwister
- Supportive Maßnahmen (Entspannungstechniken, kunst- und ausdruckstherapeutische Verfahren)

22.4.5 Chirurgische Eingriffe

Belastungen

- Furcht vor dem Eingriff und dem Ergebnis
- Postoperative Schmerzen und Komplikationen
- Verlust der Körperintegrität, Verstümmelung

Anforderungen

- Aushalten der Angst und Ungewissheit vor dem Eingriff
- Auseinandersetzung mit körperlicher Veränderung/Beeinträchtigung/Behinderung
- Motivation für postoperative Nachsorge (z. B. Physiotherapie)
- Unterstützung des Kindes durch die Eltern in der Auseinandersetzung mit möglicher Behinderung

Reaktionen

- Akute Belastungsreaktionen
- Längerfristige depressive Entwicklungen, Selbstwert- und Körperbildstörungen
- Nichtertragenkönnen und Verleugnung der Behinderung, Tabuisierung
- Mangelhafte Compliance bei der postoperativen Rehabilitation

Interventionen

- Präoperative Vorbereitung (Informationen, Bilderbücher, Spiele usw.)
- Unterstützung bei der Schmerzbewältigung, interdisziplinäre Schmerzbehandlung
- Förderung der emotionalen Verarbeitung der körperlichen Veränderung/Beeinträchtigung/Behinderung
- Unterstützung der Rehabilitationsmaßnahmen
- Hilfen bei der Wiedereingliederung und der Beschaffung von Hilfsmitteln

22.4.6 Radiotherapie

Belastungen

- Bestrahlungsvorbereitungen (Anpassen und Tragen von Hilfsmitteln zur Zielbestimmung, z. B. Gesichtsmasken; Simulation)
- Fremdes Behandlungsteam und fremde Umgebung
- Unbekannte »Maschinen«
- Wenig fassbare Behandlungsform (man spürt nichts, hört nichts)
- Sedierung/Narkose bei Kleinkindern
- Nebenwirkungen (abhängig von Dosis und Lokalisation, z. B. Übelkeit/Erbrechen, Schwindel, Durchfall, Hautreizungen, Müdigkeit)
- Spätfolgen (v. a. neuropsychologische Beeinträchtigungen nach Kopfbestrahlung)

Anforderungen

- Kooperation mit dem Behandlungsteam
- Ruhig liegen in manchmal unbequemer Lage
- Aushalten des Alleinseins während der Bestrahlung
- Auseinandersetzung mit möglichen Spätfolgen

Reaktionen

- Isolationsangst, Panikgefühle
- Wehr- und Hilflosigkeit

Interventionen

- Information und Vorbereitung (Besuche der radiotherapeutischen Abteilung, Anfassen der Apparate, Bildmaterial)
- Spielerisches Üben des »ruhigen Liegens« und des Bestrahlungsvorgangs (Rollenumkehr, »Bestrahlen« von Plüschtieren)
- Supportive Maßnahmen (Autosuggestionstechniken)

22.4.7 Hämatopoetische Stammzelltransplantationen

Belastungen

- Hochrisikotherapie, manchmal »letzte Chance«
- Lebensbedrohliche Komplikationen (Toxizität der Therapie, Infekte, Graft-versus-host-Reaktion)
- Isolation, Trennung der Familie
- Spenderabklärungen bei Familienmitgliedern
- Warten bei Fremdspendersuche
- Unterschiedliche Bedeutung für spendende und nichtspendende Geschwister, Einflüsse auf die gegenseitigen Beziehungen
- Langfristige Risiken (Rezidiv, chronische Graft-versus-host-Reaktion, Immunsuppression)

Anforderungen

- Auseinandersetzung mit den Risiken und Spätfolgen
- Durchstehen einer langen Hospitalisationsdauer mit Isolation
- Organisation der Familie (oft »zwei Wohnorte«)
- Auseinandersetzung mit »fremd und eigen«

Reaktionen

- Akute, oft von starker Regression geprägte Belastungsstörungen
- Körperbildstörungen
- Mittel- oder langfristige Schwierigkeiten bei der Nahrungs- und Medikamenteneinnahme
- Erschöpfungszustände der Eltern bei langer Hospitalisation des Patienten und entsprechender Präsenzzeit
- Hohes Verantwortungsgefühl bei spendenden Geschwistern, Schuldgefühle bei schlechtem Ausgang
- Gefühle der Vernachlässigung bei nichtspendenden Geschwistern

Interventionen

- Einbeziehung der gesamten Familie in die Vorbereitungen
- Organisatorische Maßnahmen (Kinderbetreuung, Präsenz der Eltern im Krankenhaus, Arbeitsplatzprobleme usw.)
- Kontinuierliche, stützende Begleitung während der Isolation
- Thematisierung des Einflusses der Transplantation auf die spendenden und nichtspendenden Geschwister und die intrafamiliären Beziehungen
- Supportive Maßnahmen (Entspannungstechniken, kunst- und musiktherapeutische Verfahren)

22.4.8 Therapieende

Belastungen

- Verlust der »Sicherheit« durch die Therapie
- Furcht vor Rückfall
- Hohe Erwartungen an die Rückkehr in den Alltag

Anforderungen

- Lösung vom Behandlungsteam und Wiederaufnahme der Selbstverantwortung
- Schulische und soziale Wiedereingliederung, evtl. Neuorientierung und Auseinandersetzung mit veränderten schulischen und/oder beruflichen Perspektiven
- Umgang mit Rezidivängsten, gegenseitigen Erwartungen an und Vorstellungen über das Familienleben

Reaktionen

- Angststörungen (Angst vor Rezidiv, Schulphobie, soziale Ängstlichkeit, Perspektivlosigkeit usw.)
- Erschöpfung (kann oft erst jetzt »zugelassen« werden)
- Familiäre Konflikte (unterschiedliche gegenseitige Erwartungen und Vorstellungen bei der Rückkehr in den Alltag)

Interventionen

- Interdisziplinäres Therapieabschlussgespräch
- Klärung von Befürchtungen, Hoffnungen und Erwartungen an die Zukunft
- Unterstützung bei der Wiedereingliederung
- Stationäre Rehabilitationsmaßnahmen (etablierte Kompetenzzentren in Deutschland)

22.4.9   Langzeitremission, Heilung

Belastungen

- Rezidivangst
- Langzeitfolgen (Behinderungen, Infertilität usw.)
- Probleme in der Schule, am Arbeitsplatz

Anforderungen

- Integration der Krankheits- und Therapieerfahrungen in die persönliche und familiäre Biographie
- Umgang mit Langzeitfolgen

Reaktionen

- Angststörungen
- Depressive Entwicklungen
- Psychosomatische Beschwerden
- Selbstwertstörungen
- Beziehungsstörungen
- Verleugnende Bewältigungsstrategien

Interventionen

- Integrationsfördernde Maßnahmen (Informationen, Klärung offener Fragen; Umgang mit Ängsten, Selbstzweifeln und Körperbildstörungen)
- Problemzentrierte psychiatrisch/psychologische Abklärungen und Therapien

22.4.10   Rezidiv

Belastungen

- Existenzielle Bedrohung
- Tiefe Verunsicherung (»alles beginnt von neuem«)
- Wissen um die Erfolglosigkeit der Erstbehandlung
- Ernste oder infauste Prognose
- Einstellung auf erneute belastende kurative Therapie und/oder Auseinandersetzung mit Palliation, Sterben und Tod

Anforderungen

- Aufnahme und Verarbeitung der Informationen
- Kontrolle der Emotionen, Wiederaufbau von Motivation und Hoffnung
- Auseinandersetzung mit der neuen Ausgangslage und dem neuen Therapieprotokoll

- Kommunikation innerhalb und außerhalb der Familie
- Adaptation des Familienlebens an die neue Situation

Reaktionen

- *Einbruch heftiger Gefühle:* Schock, Angst, Verzweiflung, Ohnmacht, Wut, Resignation, Schuldzuweisungen
- Fluchtwunsch

Interventionen

- Orientierungshilfen
- Einfühlsames Aufnehmen der Emotionen ohne voreilige Ratschläge (eine vorbestehende Beziehung zur Familie ist oft sehr hilfreich)
- Unterstützung beim Wiederaufbau von Vertrauen und Motivation
- Förderung einer offenen und ehrlichen Kommunikation mit Einbeziehung der Geschwister

22.4.11 Sterben, Tod, Trauer

Belastungen

- *Krankheitssymptome:* Schmerzen, Dyspnoe, Lähmungen usw.
- Verständnislosigkeit, Sinnlosigkeitsgefühle
- Existenzieller Verlust
- Trennung und Isolation

Anforderungen

- Abschied nehmen, gehen lassen (»loslassen«)
- Sterbebegleitung zu Hause oder im Krankenhaus
- Trauerarbeit
- Neustrukturierung.

Reaktionen

- Verleugnung, Angst, Verzweiflung, Wut, Sehnsucht, Schuldgefühle
- Festhalten an der verlorenen Beziehung, Unfähigkeit zur Neustrukturierung des Selbst, pathologische Trauer.

Interventionen

- Begleitung des Patienten und seiner Angehörigen unter Berücksichtigung der familiären Bedürfnisse und Möglichkeiten
- Kontinuierliches Beziehungsangebot
- Ertragen des Haderns und der »Fragen ohne Antworten«

- Förderung der Einbeziehung der Geschwister in den Sterbe- und Trauerprozess
- Unterstützung der offenen Kommunikation und des Dialogs, verbal wie nonverbal (z. B. Zeichnungen, Körperkontakt, stille Präsenz)
- Mithilfe bei der Bereitstellung der bedürfnisgerechten palliativen Behandlung
- Anschlussgespräch(e) mit den Angehörigen des verstorbenen Kindes

22.5 Behandlungsteam

- Die Tätigkeit in der pädiatrischen Onkologie erfordert die Zusammenarbeit zahlreicher Berufsgruppen, verschiedener Abteilungen und oft auch verschiedener Krankenhäuser in der Auseinandersetzung mit Kindern und ihren Angehörigen in existenziell belastenden Lebenssituationen
- Die Arbeit stellt höchste Ansprüche an alle Teammitglieder und an die interdisziplinäre Kommunikation:
    - intensive und komplexe Abläufe in Therapie und Pflege
    - evtl. starke Veränderungen der Arbeitsbelastung innerhalb kurzer Frist (Neuerkrankungen, Rezidive, Komplikationen)
    - ungewisser Ausgang der Krankheit; Heilung und Tod stehen oft nahe beieinander
    - Berufsgruppen werden aufgrund der Aufgabenzuteilung von den betroffenen Familien unterschiedlich wahrgenommen
    - neben der Behandlung des Patienten oft auch eine intensive Auseinandersetzung mit seinen Angehörigen
    - Allgegenwart von Sterben und Tod sowie die Konfrontation mit den eigenen Grenzen
- Die Herausforderungen bergen das Risiko von individuellen Überlastungen und Konflikten im Behandlungsteam, gerade auch im Bereich der Schnittstellen zwischen somatischer und psychosozialer Medizin
- Um der Gefahr von Missverständnissen, Schuldzuweisungen und Projektionen vorzubeugen, muss die psychoonkologische Arbeit im Rahmen des gesamten onkologischen Behandlungskonzepts erfolgen; diese Integration erfordert eine strukturierte und regelmäßige gegenseitige Informationsvermittlung (z. B. bei Rapporten), daneben ist, hauptsächlich in Krisensituationen (z. B. bei medizinischen Komplikationen, Rezidiven, Eskalation eines innerfamiliären Konflikts), die Möglichkeit für eine rasche und informelle interdisziplinäre Kommunikation notwendig; andernfalls droht eine mehrgleisige Betreuung ohne Schnittpunkte oder – im Extremfall – eine Spaltung des Teams

- Voraussetzungen für eine konstruktive Kooperation sind Kenntnis der individuellen Aufgaben sowie Verständnis und Respekt für die Arbeitsweise der anderen Berufsgruppen; die Zusammenarbeit hält sich erfahrungsgemäß nicht von selbst aufrecht, sondern muss von allen Beteiligten in einem ständigen Prozess gefördert werden
- Regelmäßige Abteilungsbesprechungen, Teamsupervisionen und gemeinsame Weiterbildungsveranstaltungen sind Bestandteile der Arbeit

Literatur

www.awmf.org/uploads/tx-szleitlinien/025-002k.pdf

SIOP-Working-Committee on Psychosocial Issues in Pediatric Oncology. Guidelines: 1993–2004 and ICCCPO 2002

Bürgin D, Di Gallo A (1998) Pädiatrische Psychoonkologie. In: Meerwein F, Bräutigam W (Hrsg) Einführung in die Psychoonkologie. Huber, Bern, S 143–157. Oppenheim D (1996) L'enfant et le cancer. Bayard Edition, Paris

Schreiber-Gollwitzer BM, Schröder HM, Niethammer D (2002) Psychosoziale Begleitung von Kindern und Jugendlichen mit malignen Erkrankungen. Monatsschrift der Kinderheilkunde 150:954–965

www.kinderkrebsinfo.de (informative Website mit vielen guten und nützlichen Links für Betroffene und Fachpersonen)

www.icccpo.org/articles/psychosocial.html

www.icccpo.org/articles/standards-of-care.html

Serviceteil

P. Imbach et al., *Kompendium Kinderonkologie*,
DOI 10.1007/978-3-662-43485-7, © Springer-Verlag Berlin Heidelberg 2014

Stichwortverzeichnis

O

P